AF577462

Pilze in der Homöopathie und der Naturheilkunde

Anneliese Barthels

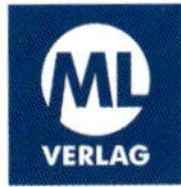

Wichtiger Hinweis
Die selbstständige Ausübung der Heilkunde (z. B. Homöopathie, Akupunktur, etc.) stellt rechtlich eine Ausübung der Heilkunde dar. Sie ist daher nur Ärzten und Heilpraktikern gestattet. Dieses Fachbuch wendet sich ausschließlich an medizinisch ausgebildete Fachkreise.

Die Autorin hat große Sorgfalt auf die Angaben, insbesondere Dosierung, Indikationen und Warnhinweise, verwendet. Dennoch entbindet dies den Anwender dieses Werkes nicht von seiner eigenen Verantwortung bezüglich der Verwendung der Informationen. Alle Informationen entsprechen dem Erfahrungsschatz und Fachwissen der Autorin und beruhen auf dem derzeitigen Wissensstand.

Weder die Autorin noch der Verlag können für eventuelle Nachteile und Schäden eine Haftung übernehmen, die aus den im Buch genannten Hinweisen resultieren. Bei schwerwiegenden physischen oder psychischen Erkrankungen ist der Besuch eines Arztes angeraten.

Gender-Hinweis
Aus Gründen der besseren Lesbarkeit wird auf eine geschlechtsspezifische Differenzierung verzichtet. Entsprechende Begriffe gelten im Sinne der Gleichbehandlung grundsätzlich für alle Geschlechter. Die verkürzte Sprachform beinhaltet keine Wertung.

2. Auflage 2022

Druck: Generál Nyomda Kft., H-6727 Szeged

www.ml-buchverlag.de

ISBN (Buch): 978-3-96474-603-0
ISBN (E-Book/PDF): 978-3-96474-604-7

Inhaltsverzeichnis

Vorwort

Anneliese Barthels betritt in ihrem Buch über die Pilze in der Homöopathie ein neues Gebiet homöopathischer Heilmittel, in dem sie sich der großen Familie der Pilze nähert. Welchem Naturreich gehören Pilze an? Sie sind eine eigene Spezies mit Merkmalen des Pflanzen-Reiches, des Tier-Reiches und natürlich des Mineral-Reiches und was ist das Gemeinsame?

Zu jeder Zeit waren Pilze in der Natur ein Mysterium, ihnen haftet etwas Geheimnisvolles an, sie wurden daher in Alchemie und spirituellen Traditionen verwendet, um mit dem Reich jenseits unseres Bewusstseins in Kontakt zu kommen. Diese Geheimnisse sind auch für Homöopathen wichtige Erkenntnisse und diesen versucht Anneliese Barthels mit ihren jahrelangen Forschungen auf die Spur zu kommen.

In diesem Buch erfahren wir über die alten Traditionen von Mythologie und Alchemie der Pilze. Auch die Verwendung von Pilzen als psychoaktive Mittel finden einen Raum und fassen das Erleben mit den unterschiedlichen „Substanzen" gut zusammen. Wichtig sind auch die Informationen über große Wertigkeit der Pilze für den Waldboden und die Natur.

Gleichzeitig erhalten wir in dem Buch auch phytotherapeutische und naturheilkundlichen Tipps über die Behandlung von Pilzerkrankungen, die für jeden Homöopathen in der täglichen Praxis von Bedeutung sind. Pilze können, wie wir in der Studie erfahren, sowohl Parasiten sein, als auch heilende Qualitäten haben. Über den Prozess von Zerstören und Stärken und Harmonisieren lernen wir das Reich der Pilze kennen.

Eine wichtige Zusammenfassung ist auch die Pilzvergiftung, welche Symptome erscheinen nach Einnahme von giftigen Pilzen? Denn auch die Vergiftungssymptome spielen eine wesentliche Rolle im Arzneimittelbild der Pilzmittel.

Das Hauptaugenmerk dieser Studie liegt natürlich auf den homöopathischen Prüfungen, die wir „HAMSE" nennen, mit der Bedeutung der homöopathischen Arzneimittel-Selbsterfahrungen. Diese wurden präzise nach den Anweisungen von Samuel Hahnemann im „Organon", dem Basiswerk der homöopathischen Heilkunst, durchgeführt.

Haben wir doch in der Homöopathie schon einige Pilzmittel zur Verfügung aber natürlich längst nicht genug, um ansatzweise das Naturreich der Pilze zu verstehen. Der Fundus an Mittel wurde daher erweitert durch verschiedene Prüfungen.

Die Autorin verfügt über jahrzehntelanges umfangreiches Wissen mit der Homöopathie, daher ist sie in der Lage geordnete Aussagen über Differenzialdiagnosen vorzunehmen, die auch für den Anfänger in der Homöopathie sehr hilfreich sind. Sei es der Bezug zu den unterschiedlichen Spalten des Periodensystems oder zum Tierreich oder zu den Empfindungen der Familien des Pflanzenreichs. Dadurch wird dieses Buch zu einem umfangreichen Lehrbuch, das nicht nur über die Pilzmittel in der Homöopathie spricht, sondern noch hilfreich beim Verständnis der uns bis jetzt zur Verfügung stehenden Materia Media ist.

Eine Ansammlung von Fällen zeigt die Praxis der homöopathischen Arbeit und die möglichen Heilungsverläufe bei Patienten.

Die Autorin hat einen wichtigen Beitrag zum gemeinsamen homöopathischen Bauwerk geleistet, dafür gebührt ihr Anerkennung und Dank. Mögen durch die Kenntnisse der neuen homöopathischen Mittel vielen leidenden Menschen weiter geholfen werden können.

Anne Schadde
www.anne.schadde.de
München, 13. August 2017

Am Anfang stand die Idee

Eine Patientin erzählte ihre Krankheitsgeschichte und stieg tief in ihre Empfindungen und Symptome – tranceähnlich:

„Meine Schnupfenanfälle kommen immer wieder. Ich fühle mich von ihnen bedroht und attackiert. Wenn die Symptome am Höhepunkt sind, bin ich in einer ausweglosen Situation. Am liebsten würde ich flüchten, davonlaufen, aber ich stecke fest. Die allergischen Anfälle überfallen, die attackieren mich. Sitze da, angewurzelt und fühle mich wehrlos, hilflos. Eine mir nicht fassbare Macht scheint sich mir überzustülpen, gegen die ich ohnmächtig bin. Nichts hilft, nichts hat bisher heilenden Erfolg gebracht. Ich bin in großer Verzweiflung. Nach einer gewissen Zeit sind die allergischen Anfälle wieder weg, als wäre nichts gewesen. Ich vergleiche sie mit einer großen Feuersbrunst, die über die Landschaft fällt. Die Bäume stehen angewurzelt an ihrem Ort, sind hilflos und können vor der Bedrohung nicht weglaufen. Wehrlos müssen sie sich den Angriff über sich ergehen lassen. Sie werden vom Feuer ausgehöhlt, doch ohne Rauch, Hitze und Qualm. Sie tun mir sehr leid. Anschließend wird es dunkel, ganz finster, ganz still und nichts mehr bewegt sich. Dann ist alles vorbei und der Alltag beginnt von Neuem, der Kreislauf des Lebens setzt wieder ein."

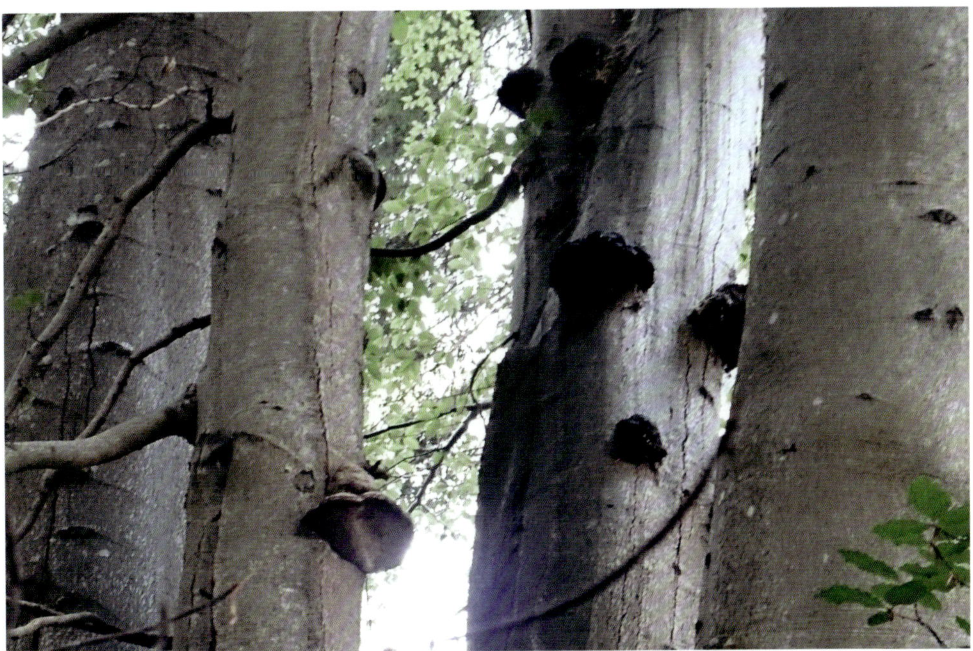

Buchen mit Zunderschwamm

Zur Supervision von diffizilen Fällen saß ich mit einer größeren Gruppe von Homöopathen zusammen. Es war eine Life-Anamnese, die uns großes Kopfzerbrechen machte. Diese Krankengeschichte und die auffallenden Empfindungen haben in mir die Idee eines Baumpilzes hervorgerufen – das Bild eines Zunderschwammes, der den Baum verbrennt ohne Hitze, Feuer und Qualm, ihn zersetzt, zur Asche werden lässt.

Die Beschreibungen der Patientin ließen mich folgendes überlegen: Pilze wurden von alters her eingesetzt, um tranceähnliche Zustände hervorzurufen. Schamanen benutzten sie, um in die geistige Welt, auch Zwischenwelt genannt, vorübergehend sehen zu können oder zu reisen.

Die Patientin erzählte von ihren Symptomen wie in Trance.

Der Zunderschwamm war früher wichtig zum Feuermachen und auch, um das Feuer transportieren zu können. Der entzündete Schwamm glüht lange Zeit, auch heute wird er bei Naturritualen statt Räucherkohle genommen.

„*Brennt wie Zunder*" ist eine Redewendung, und damit meint man, dass etwas schnell Feuer fängt und ein großes Feuer verursacht.

Der Zunderschwamm wächst an abgestorbenen oder kranken Bäumen, ist selten an scheinbar gesunden Bäumen zu finden. Ist er von diesem Pilz befallen, dann verrottet er sehr schnell, wird bröselig und zerfällt wie Staub. Das Holz wird der Natur zurückgegeben und der Kreislauf für neues Leben beginnt.

Die Patientin empfand ihre Krankheit wie eine vernichtende Feuersbrunst, ohne Hitze, Rauch und Qualm.

Damals hatten wir in der Supervision ein anderes Arzneimittel ausgearbeitet, doch die Idee vom Zunderschwamm als passende Gabe hat mich nicht mehr losgelassen. Beim Recherchieren fand ich keine homöopathische Zubereitung, geschweige denn eine Beschreibung einer homöopathischen Arzneimittelprüfung.

Bis zu diesem Zeitpunkt war für mich jeder einheimische Pilz, der an der Rinde eines Baumes zu finden war und sich wie ein Krebsgeschwür zeigte, ein Zunderschwamm. Von nun an betrachtete ich diese „Holzgeschwüre" intensiver und stellte fest, dass es viele Arten davon gibt, viele unterschiedliche Wuchsformen, Farben, Größen, Härtegrade und Namen.

Nach der Ernte der Ursubstanz für die Arzneimittelherstellung hat ein Pilzexperte die wirkliche Benennung und Identität bestätigt, den *Birkenporling Piptoporus betulinus* und der *Buchenporling Fomes fomentarius*, wobei der Buchenporling als der echte Zunderschwamm bezeichnet wird. Alle anderen Arten sehen sehr ähnlich aus, gelten aber nicht als echter Zunderschwamm.

Zu gleicher Zeit wurde die Geschichte mit der Gletschermumie Ötzi publik, der Mann aus dem Eis der Ötztaler Alpen. Wissenschaftler vermuten, dass er mindestens 3000 v. Christus gelebt hat. In seinem Gepäck fand man unter anderem Teile eines Zunderschwamms und auch eines Birkenporlings. Viele Vermutungen wurden geäußert, warum er wohl diese Pilze dabei gehabt haben könnte. Als Mittel gegen Magenschmerzen oder auch als psychoaktives Mittel, als Stärkungsmittel u. ä., war Ötzi ein Schamane?

Ich brannte wie der „Zunder", hatte Feuer gefangen und wollte beide Pilze für die Homöopathie gewinnen.

Drei Pilzarten wurden in der Zwischenzeit von mir mit einer Gruppe verrieben und von zwei Arten eine ausführliche HAMSE (homöopathische Arzneimittel-Selbst-Erfahrung) durchgeführt. Während dieser Zeit bin ich in den Pilzuntergrund gestiegen, in das Labyrinth des Minotaurus, folgte den unterirdischen Fäden der Mycele.

Es wären die Fäden der Ariadne notwendig gewesen, um mich nicht vollkommen zu verirren und um wieder aus der Tiefe heraus zu kommen.

Die Welt der Pilze und der angrenzenden Gebiete haben mich ihren Bann gezogen und wollte sie in ihrer Tiefe verstehen. Viele Zusammenhänge zeigten sich: verwoben, wie das Geflecht der Pilze im Waldboden, vernetzt, riesengroß, geheimnisvoll, versteckt. Die

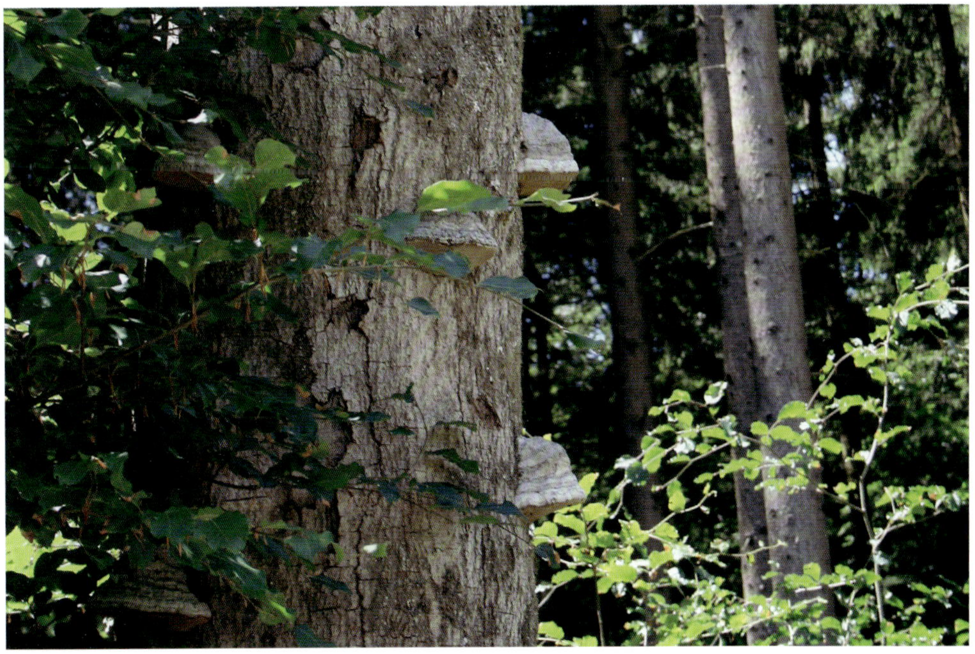

Buchen mit Zunderschwamm

Pilze wollen gesucht, entdeckt und wie ein Schatz gehoben werden. Es war ein Abtauchen in das Archaische, in den Moder, (Mutter, Mutterboden, aus dem wieder Neues geboren wird), ein Abtauchen in das Zwischenreich, aber auch in die plutonische Welt der Schätze und seines Reichtums. Vom ersten Impuls bis heute sind 10 Jahre vergangen; eine Zeit intensiver Arbeit mit Rückzug, Erfahrungen und Stille. Die Pilze haben mir viel erzählt und einigen Patienten bereits in der Heilung beigestanden. Ihre Wesensart ist, ihre Früchte an die Oberfläche erst dann zu bringen, wenn sie reif sind. Sie können lange unterirdisch im Verborgenen bleiben, sie warten ab, bis die Zeit und das Klima passend sind. Dann aber kommen sie schnell an die Oberfläche; sprichwörtlich: Sie schießen wie die Pilze aus dem Boden. Es ist gleichsam ein Aufsteigen aus dem Untergrund, aus dem Unsichtbaren.

Die große Kraft ihrer arzneilichen Wirksamkeit steht der Menschheit nun zur Verfügung. Einige Pilze sind bereits als homöopathische Arzneimittel gut geprüft, schon lange in Gebrauch und nicht mehr wegzudenken.

Neben den homöopathisch aufbereiteten Arzneimitteln steht das große Spektrum der Pilzprodukte in pulverisierter Form. Die Erfahrungen und das Wissen der Mykotherapie bieten einen großen, wertvollen Schatz. Er soll Anregung sein soll, weitere Pilze für die Homöopathie zu studieren.

„Seht ihr den Mond dort stehen?
Er ist nur halb zu sehen
Und ist doch rund und schön!
So sind gar manche Sachen,
die wir getrost belachen,
weil unsre Augen sie nicht sehen."

(Aus dem Lied „Der Mond ist aufgegangen" von Mathias Claudius)

Vorwort zur 2. Auflage

Seit Erscheinen der 1. Auflage bis zum jetzigen Zeitpunkt begegnen mir immer wieder interessante Skripten, Bücher und Sendungen im Fernsehen über das Leben und Wirken der Pilze. Die Faszination über Pilze teilen also viele Menschen mit mir. Merlin Sheldrake, Wissenschaftler und Biologe, hat eine Dissertation über Pilze geschrieben und äußerte sich: „Pilze bewohnen eine vernetzte Welt, durch ihre Labyrinthe führen unzählige Fäden. Ich habe so viele, wie es mir möglich war, verfolgt. Aber es gibt Winkel, in die ich mich nicht hineindrängen konnte, so sehr ich mich darum auch bemühte. Pilze sind uns so nah und doch so rätselhaft. Pilze lassen uns zu Randbereichen vieler Rätsel rollen."

Die Welt der Pilze veranlasst, vieles neu zu überdenken, das Ökosystem, die Intelligenz des Lebens, Evolution, Licht und Schatten, Geburt und Tod, Netzwerk und Individualität. Sie gibt Antworten und man steht wieder vor neuen Fragen. Die Welt der Pilze erscheint uns einfach und verblüfft mit einem ausgeklügelten, hochintelligenten Systemen mit vielen Rätseln.

Pilze helfen uns beim Abbau von Abgestorbenen, aber auch von Umweltgiften, entsorgen Schwermetalle und wachsen bei hoher Radioaktivität. Nach dem Atomangriff auf Hiroshima sollen nach kurzer Zeit auf dem unwegsamen verseuchten Boden der Pilz Matsutake gewachsen sein. Viele Versuche laufen bereits, die Fähigkeiten der Pilze wirksam einzusetzen z. B. in der Müllentsorgung. Sind sie Alleskönner, sind sie Organismen der Superlative?

Aber so einfach wie es klingt, die Pilze für uns arbeiten zu lassen, ist es nicht. Sie sind sensible und eigenwillige Wesen. Sie brauchen bestimmte Voraussetzungen, bestimmte Temperaturen und Nachbarschaften, damit sie gedeihen können. Wer nur mal ein Hefegebäck zubereiten will, macht die Erfahrung, dass der Pilz Hefe das eine mal gut arbeitet und den Teig aufgehen lässt, ein andermal mit dem gleichen Rezept bleiben die Gebäcke flach und zäh.

In der Corona-Pandemie konnte ich vielen Patienten helfen mit Mitteln aus der Pilzwelt. Symptome der Coronapatienten, die bereits seit Wochen negativ getestet wurden, aber trotzdem nicht auf die Beine kommen, alles schwarz sehen und meinen vor dem Abgrund zu stehen, kann der Schopftintling (Coprinus comatus Copr-c) homöopathisch aufbereitet helfen, wieder zu Kräften zu kommen und wieder Zuversicht schöpfen zu können. Patienten, die unter der Isolation durch den Lockdown leiden, depressiv werden oder angriffslustig und aggressiv, können Pilzarzneien helfen, in den Ausgleich zu kommen und Frieden zu finden, wobei der Reishi (Ganoderma lucidum Ganod-l) hier seine Gewichtung zeigt. Patienten, die unter der Spaltung der Gesellschaft leiden, die sich bis in die Familien zieht, können Pilzarzneien helfen. Um das Immunsystem zu stärken, helfen Extrakte von Vitalpilzen.

In einer Arbeitsgruppe haben wir geforscht über die Zeitqualität der Corona-Pandemie. Um den Zeitgeist besser zu verstehen wählten wir nach dem Ähnlichkeitsprinzip der Homöopathie ein ähnliches Mittel. Wir haben uns auf das Reich der Pilze konzentriert und dann den Reishi-Pilz ausgewählt, ihn homöopathisch potenziert und anschließend eine homöopathische Arzneimittel-Selbsterfahrung gemacht. Diese Arbeit wird in einem eigenen Kapitel beschrieben.

Pilze will ich nicht mehr missen als Helfer in der Praxis. Sie sind große Heiler, Ausgleicher und Seelentröster Einige neue Erfahrungen habe ich in dieser Auflage mit einfließen lassen.

Möge dieses Buch dazu beitragen, die Wunderwerke und Leistungen der Pilze aus dem Verborgenen an das Licht zu bringen.

Mögen die Pilzarzneien dazu beitragen, vielen Menschen Genesung und Gesundheit zu bringen, in die Selbstverantwortung zu gehen und bei der Reise zum Höheren Bewusstsein sie zu ermutigen und stärken.

Anneliese Barthels
München, Februar 2022

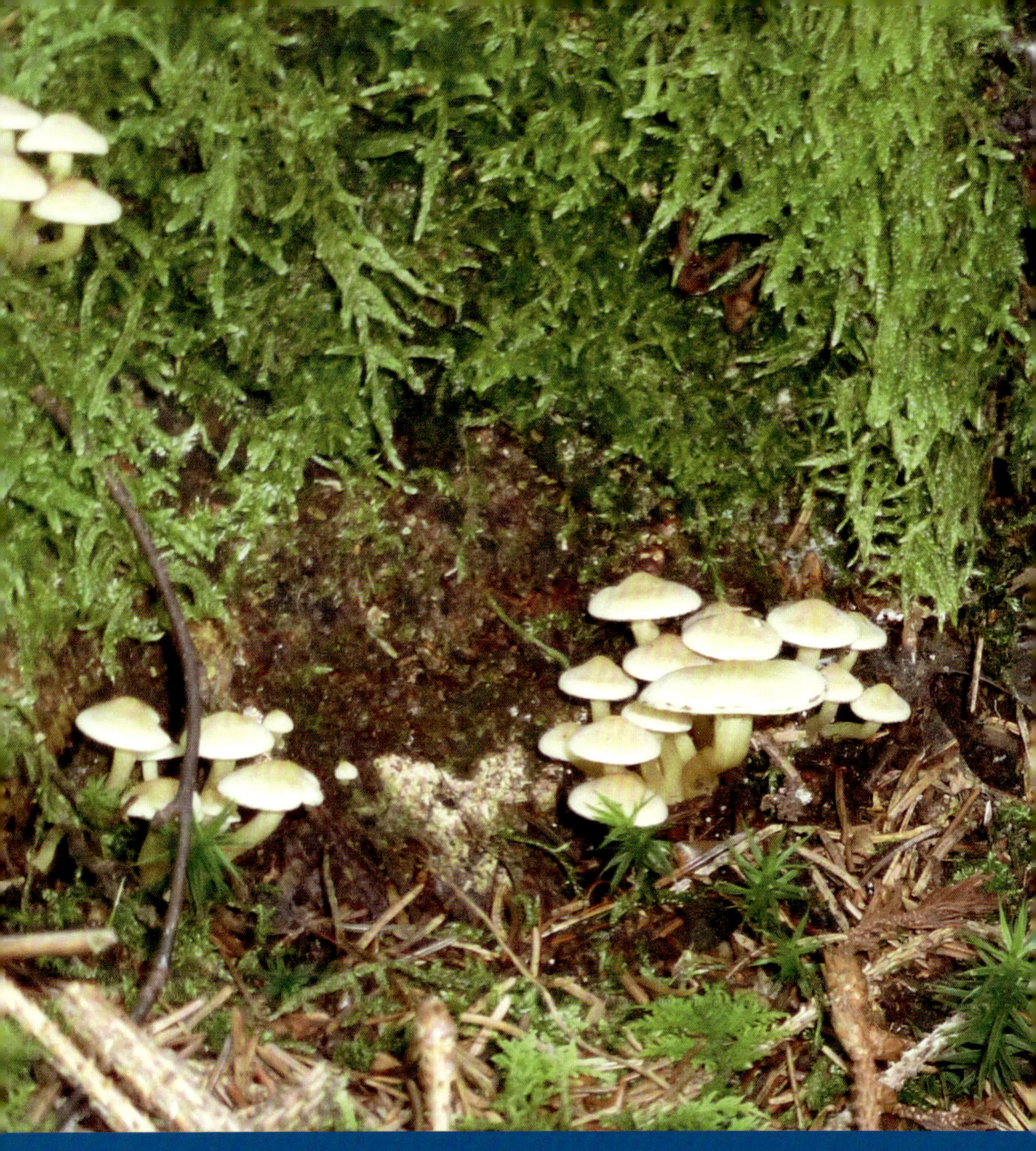

I. Pilze im Allgemeinen und in der Naturheilkunde

1. Pilzgattungen – Überblick

Wir unterscheiden 5 Klassen:

- Klasse: *Myxomycetes* (Schleimpilze)
- Klasse: *Archimycetes* (Urpilze)
- Klasse: *Phycomycetes* (Algenpilze)
- Klasse: *Ascomycetes* (Schlauchpilze)
- Klasse: *Basidiomycetes* (Trägerpilze)

Die letzten beiden Klassen, die auch als höhere Pilze gelten, sind als Heil- und Vitalpilze interessant. Sie sind weiter unterteilt:

Die mit blauer Schriftfarbe genannten Beispiele sind als homöopathische Mittel erhältlich.

1.1 Relevante Pilze in der Heilkunde

1.1.1 Zygomycota – Jochpilze

Zygomycetes

Mucorales (Mucor)

1.1.2 Ascomycota – Schlauchpilze – Ascomycetes

Euascomycetes = Ascomycetidae – echte Schlauchpilze

- Clavocipitales / Pyrenomycetes (Sec, Ergot; LSD 25, Cordiceps spec)
- Eurotiales (Schimmelpilze: Asper-n, Penic-g)
- Lecanorales (Flechten: Clad-p, Cetr., Usn., Stict.)

Hemiascomycetes = Endomycetidae

- Endomycetales (Hefepilze: Cand-a, Cand-k, Can-p, Tonul)

1.1.3 Basidiomycote – Basidienpilze

Ustilaginomycetes – Brandpilze

- Ustlaginales – brandpilzartige ((Ust)

Basidomcetes – Ständerpilze

- Agaricales – Blätterpilze (z. B. Agar, Agar-pa, Agar-ph, Muscin, Copr-c)
- Strophariacae – Täuschlinge (Psil, Psil-s)
- Boletales – Röhrenpilze (z. B. Bol-e, Bol-la, Bol-s)
- Cantareliales – Leistenpilze (Cant-c = Pfifferling)
- Lycoperdales – Stäublinge (Bov)
- Phaliales – Rutenpilze (Phal)
- Polyporales – Porlinge (Polyp-n, Polyp-o, Polyp-p, Fom-f,, Pipt-b)
- Russulares – Täublingsartige / Sprödblätter (Russ)

2. Der Pilz – Pflanze oder Tier?

In alten Fachbüchern ist die Gattung der Pilze bei den niederen Pflanzen eingeordnet. Die Beschreibungen finden wir häufig in der Kategorie, in der auch die Algen, Moose, Flechten und Farne stehen.

Die Pilzforschung steckt noch in den Kinderschuhen. Ungefähr erst vor 50 Jahren hat man der Gattung Pilz ein eigenes Reich zugeordnet. Ihre umfangreichen Fähigkeiten im Abbau von Abfallstoffen, von umweltschädlichen chemischen, radioaktiven und Arzneimittelprodukten in Gewässern und Böden, will man sich zunutze machen. Ein Schleimpilzforscher hat ein Labyrinth aufgebaut, ähnlich dem, wie wir es in Ikea-Filialen finden. Ein Schleimpilz ist durch das Chaos ohne Mühe und „Verlaufen" am anderen Ende angekommen.

Viele Wirkstoffe, die wir bei Pflanzen finden, werden häufig mit Hilfe der Pilze hergestellt, die in den Blättern der Pflanzen leben

Matthioli, der Leibarzt des Sohnes des Kaisers Ferdinand I., bekannt auch durch seine vielen botanischen Studien, schrieb 1590 in seinem „Kreuterbuch" „von allerley Schwämmen: *„Schwämme sind weder Kräuter noch Wurzeln, weder Blumen noch Samen, sondern nichts anderes als eine überflüssige Feuchtigkeit des Erdreiches, der Bäume, der Hölzer und anderer fauler Dinge, darum sie auch eine kleine Zeit währen, denn in sieben Tagen wachsen sie, vergehen auch sonderlich, aber kriechen sie hervor, wann es donnert."*

2.1 Pflanzenmerkmale

Licht

Pflanzen richten ihr Wachstum zum Licht aus, manchmal drehen die Blütenköpfe sich in Richtung des Sonnenlaufs. Pilze meiden das Licht. Nur die Ausreifung der Fruchtkörper und Sporen geschieht im Hellen, wobei meistens auch direkte Sonneneinstrahlung vermieden wird. Sie lieben das sanfte Dämmrige im Schatten der Bäume.

Licht und Zuckerherstellung

Mit Hilfe des Sonnenlichtes können Pflanzen selbst Zucker erzeugen, denn sie besitzen Chlorophyll, das die Voraussetzung für die Photosynthese ist. Pilze besitzen kein Chlorophyll, sie wachsen an Orten, wo kaum Licht vordringen kann. Sie brauchen also einen Lieferanten, der ihnen den Zucker bietet. Viele bilden eine Symbiose mit bestimmten Pflanzen, bilden ein Pilz-Wurzelgeflecht und tauschen abgebaute Mineralien gegen Zucker. Andere sind parasitär, durchdringen einen pflanzlichen Wirt, der aus Zellulose besteht. Um die langkettigen Zucker, die Polysaccharide, verwerten zu können, sind sie mit bestimmten Enzymen ausgestattet, die das tote oder schwache pflanzliche Material abbauen, ähnlich dem Vorgang einer Verdauung.

Pilze sind dadurch immer von einem Wirt abhängig, sind nicht autark wie die Pflanzen.

Fortpflanzung

Einige niedere Pflanzen wie Farne, Moose und Algen vermehren sich über Sporen, wie auch die Pilze, alle höher entwickelten aber über Samen.

Das Pilzmycel verbreitet sich unterirdisch in Form von Hyphenbildung, eine Einsprossung in das umliegende Material oder Gewebe. Nur wenn optimale Bedingungen (Temperatur und Feuchtigkeit) herrschen, bildet der Pilz mit großer Geschwindigkeit einen Fruchtkörper, den er an die Oberfläche, an das Licht, bringt, lässt Sporen reifen und übergibt sie dem Wind zur Ausbreitung. Die Sprossen sind sehr widerstandfähig, können wiederum lange auf optimale Bedingungen warten, bis sie keimen. Sie bilden Hyphen und dringen in den Boden oder in ihren Wirt ein. (Bestimmte Bakterien wie zum Beispiel die Clostridien oder Protozoen bilden Sporen und können in dieser Form in unwirtlicher Umgebung lange überleben).

Die Pflanzen brauchen sehr lange, bis sie ihre Samen bilden können, benötigen in der Blütezeit eine Befruchtung und die Samen sind auf optimale klimatische Verhältnisse zum Keimen angewiesen.

Wuchsform

Die Pflanzen besitzen Wurzeln, Stängel, Blätter, Blüten und Früchte mit Samen. Pilze weisen diese Merkmale alle nicht auf. Sie bestehen aus Pilzgeflecht und Fruchtkörper.

2.2 Tiermerkmale

Nahrungsaufnahme und Verdauung

Tiere sind bei der Nahrungsaufnahme auf Opfer angewiesen, die pflanzlichen oder tierischen Ursprungs sind. Ihr Verdauungstrakt befindet sich im Körper, in dem sie die Nahrung aufbereiten und verdauen. Die Pilze sitzen in ihrer eigenen Nahrung, scheiden von dort ihre Verdauungsenzyme nach außen aus, zersetzen und nehmen sie über die Körperoberfläche auf. Die weit verzweigten Fäden, die Pilzmycele, ermöglichen durch die große Oberfläche eine optimale Nahrungsaufnahme. Sie sind ähnlich unseren Gedärmen mit den vielen Windungen und Darmzotten, die eine Oberflächenvergrößerung bewirken.

Sexualität

Bei einem Großteil der Tiergattungen gibt es männliche und weibliche Geschlechter. Bei einigen niederen Vertretern wie zum Beispiel bei den Schnecken entscheidet sich das Geschlecht erst kurz vor der Kopulation, wer den männlichen oder weiblichen Part annimmt.

Die Pilzhyphen verzweigen sich, sie dringen in das Erdreich oder in den Wirt ein, bilden ein großes Netzwerk. Sie treffen dabei auch auf das Netzwerk eines anderen Pilzes, sie suchen sich, treffen sich zielgenau und verschmelzen miteinander (Anastomose). Die Verschmelzung der Hyphen ist der verbindende Knoten, durch das das Mycel erst zum Mycel wird und ein Netzwerk bilden kann. Mit der Bildung des Netzwerkes verbindet er sich nicht nur mit seiner eigenen Art, sondern auch mit anderen Arten. Die Hyphen können beim Zusammentreffen unterscheiden, ob die andere Art eine feindselige Spezies oder ein sexuell verträglicher Partner ist. Sie können mit anderen Mycelwerken verschmelzen, wenn beide genetisch ähnlich sind. Ohne Zielsuche gäbe es kein Mycel, ohne Mycel gäbe es keine Anziehung zwischen den Paarungstypen. Viele Pilze bilden pflanzliche und tierische Hormone, um Einfluss auf ihre Begleiter zu nehmen, um sich attraktiv zu machen. Um mit Pflanzenwurzeln zu verschmelzen, setzen Pilze Substanzen frei, die beim Pflanzenpartner die Immunabwehr außer Kraft setzen, da sie ihnen sonst nicht in die Nähe kommen könnten. Nur so ist eine Mykorrhiza-Partnerschaft möglich

Fortbewegung

Bei der Nahrungsbeschaffung ist es den Pilzen nicht möglich, ihren Ort zu verlassen. Nur die sich ausbreitenden Pilzfäden können neue Felder innerhalb seines Wirtes betreten. Ist die Nahrung aufgefressen, in der sie sitzen, bedeutet dies auch für sie der Tod. Die Tiere können auf ihre Nahrung zugehen, suchen und jagen, was ein wichtiges Wesensmerkmal ist. Es gibt auch räuberische Pilze, die Fadenwürmer einfangen und verzehren. Sie werfen einen chemischen Köder aus, lassen ein klebriges Netz wachsen, an denen die Fadenwürmer hängen bleiben, andere produzieren Hyphenschlingen, die sich bei Berührung in Zehntelsekunde aufblasen und die Beute festhalten. Besondere Eigenschaften zeigen die Schleimpilze, die mit ihrem Körper die Nahrung umfließen und sich somit vom Fleck bewegen. Sie zeigen ähnliches Verhalten wie Amöben.

Chitin

Das Polysacharid Chitin finden wir bei den Gliederfüßlern und auch in einigen Fischskeletten vor, aber auch bei fast allen Pilzarten.

3. Der Schwamm

Im süddeutschen Gebiet werden sie als Schwammerl bezeichnet. Ähnlich wie ein Badeschwamm saugen sie das Wasser auf. Der Waldboden, der durchwachsen ist von Pilzfäden, ist dadurch ein großer Wasserspeicher. Die Fähigkeit, alles aufzunehmen und zu speichern hat den Nachteil, dass auch die Gift- und Schadstoffe gebunkert werden. Seit der Tschernobylkatastrophe wird vor dem Verzehr von Waldpilzen gewarnt, denn sie enthalten radioaktive Stoffe. Zusätzlich werden viele Schwermetalle und Pflanzengifte nachgewiesen. Über ihre Fruchtkörper entsorgen sie die Gifte des Waldbodens. Wer Wildpilze sammelt, trägt somit auch die Umweltgifte nach Hause. Rotwild und Wildschweine lieben auch die Waldpilze und äsen die Kappen ab. Fleisch vom Wild ist deshalb ähnlich verseucht.

Kältegefühl

Pilze fühlen sich kühl an. Forscher haben nachgemessen, dass die Fruchtkörper immer um einige Grad kühler sind als ihre Umgebungsluft. Je wärmer der Tag, desto größer ist der Temperaturunterschied. In Laboratorien erforschte man, dass die Kälte ein Kick zur Bildung des Fruchtköpers und des Sporenflugs ist. (Botaniker Nicholas P. Money)

Kälte ist ein hochwertiges Symptom in der Pilzfamilie. Agaricus fühlt Eiseskälte in der ganzen Wirbelsäule, breitet sich über den ganzen Rücken aus, Gefühl, als ob kalter Wind darauf bliese, kalte Extremitäten und Erfrierungssymptome.

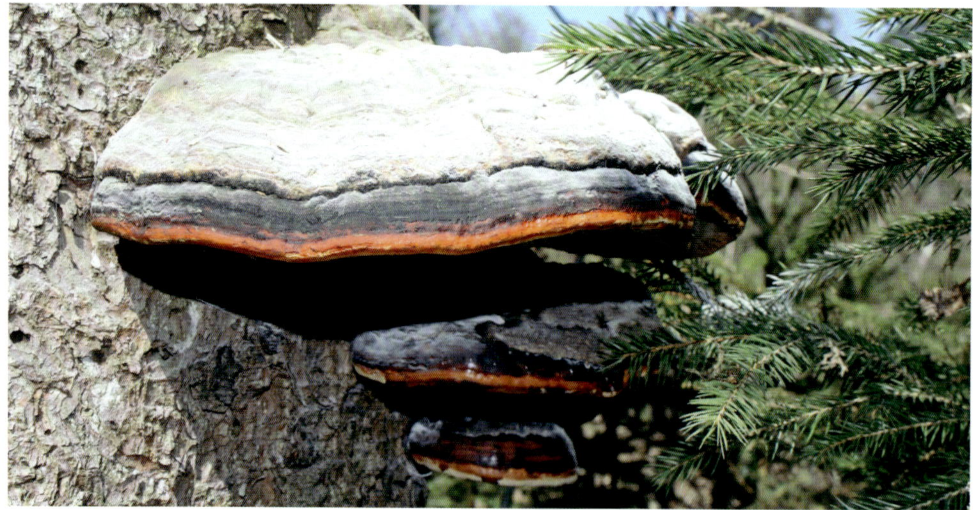

Rotrandiger Fichtenporling (Fomitopsis pinicola)

4. Pilze und der Sieg über den Geschwächten

Der Baumpilz durchdringt einen angeschlagenen oder kränklichen Baum mit seinen Mycelfäden, er hat seine Sporen auf ungeschütztes oder verwundetes Gehölz gesetzt und durchdringt seinen Wirt. Wie ein feines Spinngewebe durchzieht er das kranke Holz und fängt bereits an, es abzubauen, obwohl der Baum noch grünt und Früchte hervor bringen kann. Es ist ähnlich einem Ringkampf von zwei ungleichen Gegnern, wobei der Baumpilz als Sieger hervorgeht.

Das von Pilzen zersetzte Holz ist porös und je mehr die Zersetzung dem Ende zugeht wird es federleicht. Zum Schluss bleibt trockenes Pulver übrig, ähnlich der Asche, die bei einer Verbrennung zurückbleibt, in diesem Fall aber ohne Flammen.

Das Pilzmycel stirbt mit dem Wirtsbaum ab. Die Sporen hat der Fruchtkörper mit dem Wind bereits in alle Richtungen verstreut, um sich neue angeschlagene Bäume zu suchen, wo sie Fuß fassen und wachsen können.

Patienten mit Pilzerkrankungen, ob Nagel- oder Hautpilz, Darmpilz, Vaginalmykose oder Mundsoor kommen hilfesuchend in die Praxen mit den unterschiedlichsten Symptomen, die sie extrem in ihrem normalen Leben einschränken. Ein gestörtes und schwaches Immunabwehrsystem ist die Ursache, dass der Pilz die verschiedenen Organe infizieren kann. Die Lebenskraft ist geschwächt, in Disharmonie. Pilzerkrankungen sind keine akuten Erkrankungen, sie sind durchwegs chronisch, meist Folge einer verzögerten

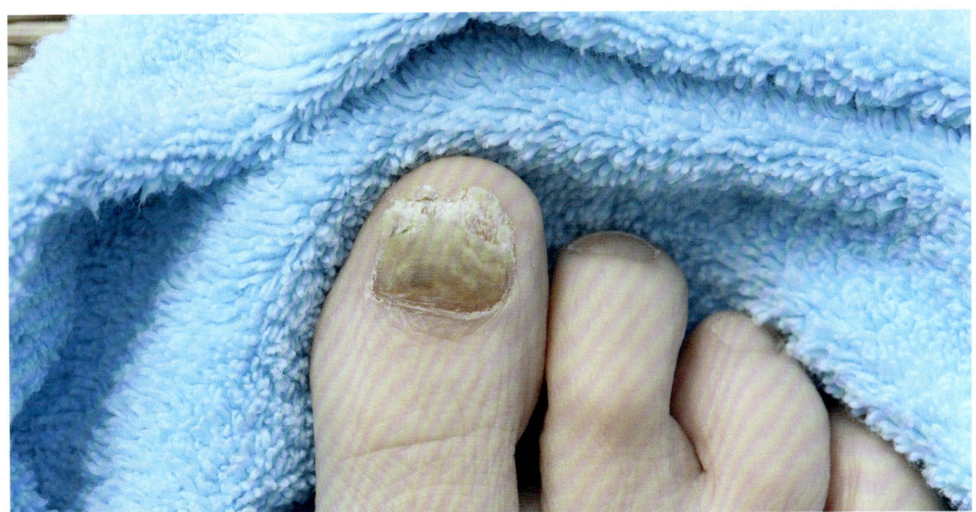

Nagelpilz

Rekonvaleszenz und als solche auch ganzheitlich und miasmatisch in der Praxis zu behandeln. Werden Mykosen nur lokal behandelt mit Salben und Tinkturen, zeigen sich immer wieder Rückfälle und zu dem kommt es zum Fortschreiten in eine noch tiefere Pathologie. Wichtig ist, dass man das „Urübel" in der Therapie mit dem Arzneimittel erreicht. Schwere Mykosen zeigen sich bei geschwächten Krebs- und Aids-Patienten, oder bei Patienten, die sogar immunsuppressive Medikamente einnehmen müssen. Das Schreckgespenst nach jeder Chemotherapie ist Herpes, Cryptococcose und Soor.

Die pilzbefallenen Bäume sind dem chronisch kranken Menschen ähnlich.

Die Krankheit, die die Lebenskraft im lebenden Organismus nicht selbsttätig überwinden kann, schreitet voran. Hahnemann, der Vater Der Homöopathie, schrieb in der Einleitung des Organons 6. Auflage:

... *Noch mehr; die größten Peiniger unsers irdischen Daseins, die Zunder zu den unzähligen Krankheiten, unter denen seit Jahrhunderten und Jahrtausenden die gepeinigte Menschheit seufzt, die chronischen Miasmen (Psora, Syphilis, Sykosis), nimmt die verstandlose Lebenskraft im Körper ohne Bedenken auf, vermag aber keins derselben nicht einmal zu mindern, geschweige denn eigenthätig wieder aus dem Organism zu entfernen; vielmehr läßt sie dieselben darin wuchern, bis der Tod oft nach einer langen, traurigen Lebenszeit dem Leidenden die Augen schließt.*

Die verordneten Pilzkuren, die meist aus Weglassen von allen Kohlehydraten und Aufbau der gesunden Mikroflora im Darm bestehen, sind oft langwierig und sind von Rückfällen begleitet. Nach den lang andauernden und selbstkasteienden Diäten treten die alten plagenden Symptome wieder auf, sobald kohlenhydrathaltige Nahrung gegessen wird. Meistens greift man dann doch zu den chemischen, den Körper schwächenden Mitteln mit Nebenwirkungen. Jedermann kann sich ausrechnen, dass nach einer weiteren Schwächung das Tor für die nächste Pilzinfektion geöffnet wird.

... *Mit dieser (der Homöopathik) ist es ganz anders. Sie kann jeden Nachdenkenden leicht überzeugen, dass die Krankheiten der Menschen auf keinem Stoffe, keiner Schärfe, d. i. auf keiner Krankheits-Materie beruhen, sondern daß sie einzig geistartige (dynamische) Verstimmungen der geistartigen, den Körper des Menschen belebenden Kraft (des Lebensprincips, der Lebenskraft) sind. Die Homöopathik weiß, dass Heilung nur durch Gegenwirkung der Lebenskraft gegen die eingenommene, richtige Arznei erfolgen kann, eine um desto gewissere und schnellere Heilung, je kräftiger noch beim Kranken seine Lebenskraft vorwaltet. Die Homöopathik vermeidet daher selbst die mindeste Schwächung.*

Hahnemann, Vorrede zum Organon, 6. Auflage, Paris, Ende Februar 1842

4.1 Pilze als Parasiten

Der bekannteste Parasit unter den Pilzen, das Mutterkorn (Claviceps purpurea oder Secale cornutum), ist ein ausgesprochener Schmarotzer auf dem Getreide und einiger Grassorten, dazu sehr giftig. Die schwarzen länglichen Gebilde wurden mit dem Getreide gemahlen und verseuchten das Brotmehl. Der Bestandteil Ergot-Alkaloid war für Massenvergiftungen besonders im Mittelalter verantwortlich. Bekannt unter dem Namen Antoniusfeuer oder Ergotismus litten die Vergifteten an heftigen Durchblutungsstörungen mit allen Folgeerscheinungen, Halluzinationen, denn das Ergotamin verengt die Gefäße. Auf dem Isenheimer Altarbild wird ein von Antoniusfeuer gepeinigter Bürger sehr eindrucksvoll dargestellt. (Symptome siehe Arzneimittel Secale)

Die Pilze, deren Fruchtkörper wir an den noch lebenden Bäumen finden, haben ihre Lebensbedingungen im Holz gefunden und zersetzen ihren Wirt. Sie brauchen den Zucker zum Leben, den sie selbst nicht herstellen können und finden ihn dort. Holz ist Zellulose, ein langkettiges Polysaccharid, was aber erst zusammen mit dem Lignin die besten Eigenschaften bekommt. Lignin alleine ist ein braunes Pulver ohne mechanische Stabilität. Zusammen mit Zellulose hat das Holz eine enorme Druck- und Zugfestigkeit, ist bei Sturm biegsam und dies erlaubt dem Baum viele Meter hoch zu wachsen und den Unwettern zu trotzen.

Die Baumpilze spalten mit ihren Enzymen die Zellulose des Holzes. Wenn das braune Lignin übrig bleibt, das noch die ursprüngliche Form des Baumstammes aufrecht erhält, eine querrissige Struktur zeigt und dann erst langsam zerbröckelt, spricht man von einer Braunfäule (z. B. Lärchenporling Laricifomes officinalis, Fichtenporling Fomitopsis pinicola).

Eine Reihe von Pilzen besitzen Enzyme, die in der Lage sind, sowohl die Zellulose, als auch das Lignin abzubauen. Diese sind verantwortlich für die Weißfäule des Holzes (z. B. Seitlinge, Austernpilze, Buchen- und Birkenporling).

4.2 Saprophyten – Parasiten

Wachsen die Pilze auf dem noch lebenden Baum, haben sie parasitäre Eigenschaften. Sie ernähren sich von den Säften und Substanzen des vitalen Wirtes. Es bedeutet: Sich am gedeckten Tisch bedienen, den Gastgeber aussaugen und schwächen, ohne etwas zurückzugeben. Wenn der Baum austrocknet und abstirbt, der Pilz auf dem toten Gehölz wächst, ist er ein Saprophyt. An umgefallenen und abgestorbenen Stämmen und Stümpfen kann jeder Waldspaziergänger die Fruchtkörper in verschiedenen Formen und Farben betrachten.

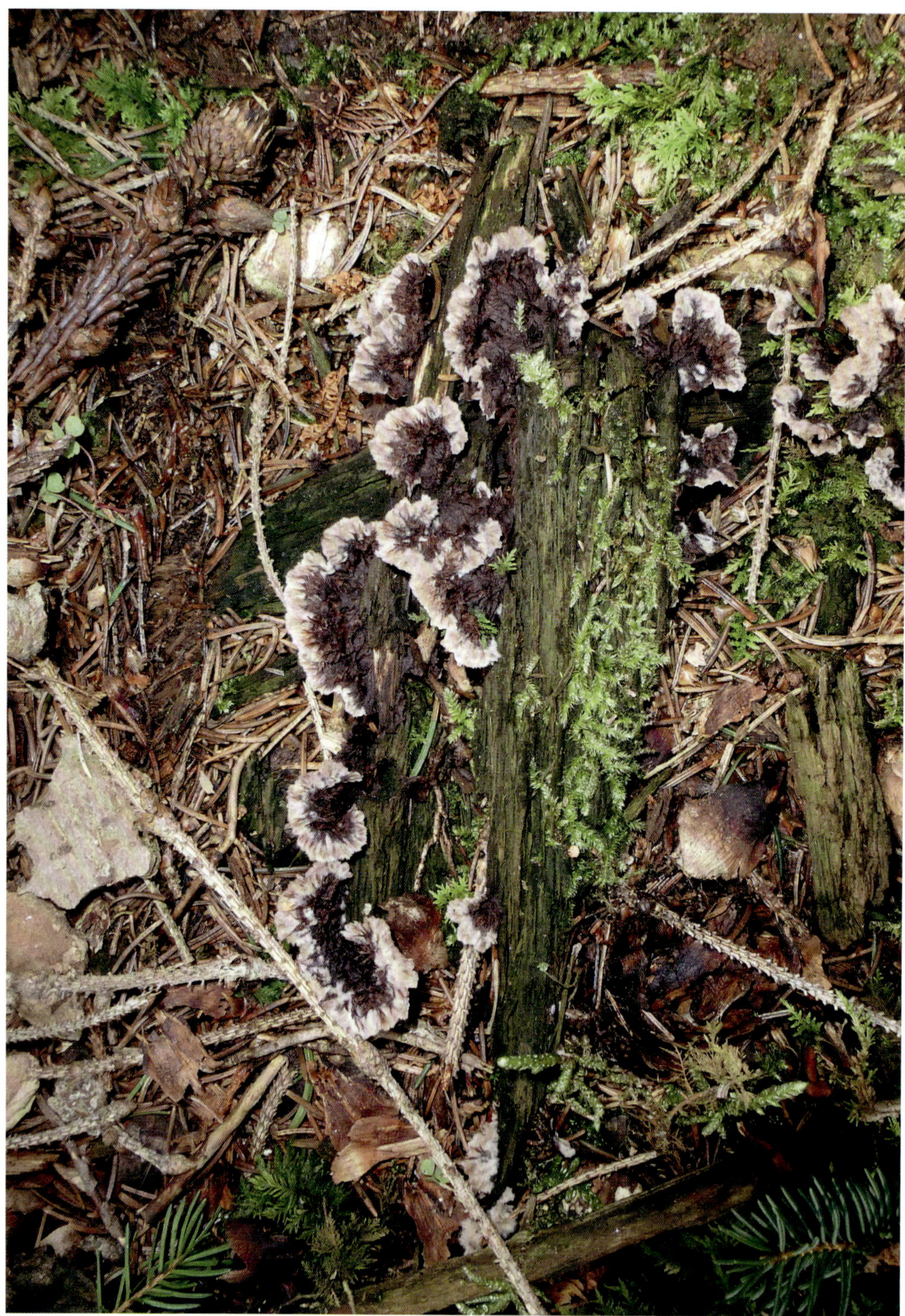

Trameten auf Fichtenholz

In der Tierwelt unterscheiden wir Räuber, die andere Tiere jagen für ihre Nahrung und die Aasfresser, die sich bereits verendete Tiere suchen. Ähnlich verhalten sich auch die Pilze: Sie befallen schwächere und tote Bäume. Nur läuft alles in einem viel langsameren Tempo und längerem Zeitraum ab.

Er bewirkt das, was unsere Verdauungsenzyme mit der Nahrung machen: Zerstückeln, zerkleinern bis zu ganz kleinen Bausteinen. Die Baumpilze verdauen sozusagen das abgestorbene Holz. Je schwächer der Baum ist, um so schneller breitet sich das Pilzmycel im Holz aus, desto schneller stirbt der Baum ab. Es ist ein Kräftemessen und irgendwann mal siegt immer der Pilz und der Baum stirbt. Der nächste Sturm wirft ihn um und er wird noch weiter von anderen Lebewesen benutzt, er wird Wohnung, Kinderstube. Moos und Gras wächst darüber und der Pilz verdaut und zerlegt weiter das Übriggebliebene.

Ist der Mensch selbst nicht auch im Gefüge der Ökologie ein Parasit? Vielleicht sogar der größte und der bedrohlichste Parasit? Betrachten wir das Ausbeuten der Bodenschätze, das Abfischen der Meere, das Zurückdrängen der Wildtiere durch Rodungen und Besiedelungen, das Abholzen der Urwälder, um Monokulturen aufzuforsten. Der Nutznießer ist der Mensch, er bedient sich an der vermeintlich nie endenden Fülle und gibt nichts zurück. Er sitzt wie das Pilzmycel im angeschlagenen Baum, der zwar nach außen noch grüne Blätter zeigt und Früchte trägt, aber innerlich bereits ausgehöhlt ist und beim nächsten großen Sturm umfällt. Mit dem Wirt aber stirbt auch der Parasit. Das sollten wir bedenken und für Gleichgewicht in unserer Umwelt sorgen.

Im Zwischenmenschlichen finden wir auch das Prinzip von Wirt und Parasit. Die Menschen, die die Rolle des Wirtes übernehmen, lassen sich aussaugen, benutzen, ausnutzen, sie geben von ihrer Substanz, gehen oft über ihre Grenzen, um geben und dienen zu können, alles allen recht machen zu können. Das geschieht im Arbeitsleben, in der Wirtschaft, in der Dienstleistung genauso wie im Privaten, innerhalb der Familie. Die Menschen saugen und werden ausgesaugt, bis sie im burn-out sind. Auch viele Suchterkrankungen (siehe auch Esssucht und Verlangen nach Zucker bei Candidose im Darm) haben parasitäre Energien.

Das Krebsgeschwür ernährt sich von den Säften des noch gesunden Organismus, so lange, bis es mit dem Wirt zugrunde geht, es hat parasitäres Verhalten. Die Überlegung, Parasitenmittel in der Krebstherapie einzusetzen ist nichts Neues: Die Mistel ist ein beliebtes und häufig eingesetztes Krebstherapeutikum. In der Mykotherapie werden einige Pilzpräparate von bestimmten Pilzsorten zur Krebstherapiebegleitung angeboten.

Der Knollenblätterpilz mit seinem hochwirksamen Gift zeigt gute Therapieergebnisse in der Krebsbehandlung.

Während der Zeit der HAMSE kamen viele Themen vor von Selbstwert, Wert meiner Arbeit, von Geben und Nehmen, Nähe und Abwehr, absichtslosem Idealismus bis zur Naivität, Schwäche, sich ausgesaugt und ausgehöhlt fühlen.

4.3 Pilze als Symbionten

Die Pilze brauchen Zucker und Polysaccharide für ihre Nahrung und wachsen direkt in oder auf der Nahrungsquelle.

Die Symbionten-Pilze gehen mit dem Wirt in Partnerschaften und bilden mit den Haarwurzeln der Pflanzen und Bäume Mycorrhizae, ein enges, filziges Mycel-Wurzelgeflecht. Sie lösen mit ihren Enzymen die Mineralien aus dem Humus, so dass sie „mundgerecht" aufbereitet zur Aufnahme über die kleinen, feinen Wurzeln der Pflanzen sind. Sie selbst bekommen von ihren Partnern Zucker, den sie selbst nicht herstellen können. Die Pflanzen sind in der Lage, über Photosynthese Zucker zu produzieren, aber die notwendigen Mineralien aus dem Humus können sie nicht eigenständig aufschlüsseln. Beide, mit unterschiedlichem speziellem Können, sind voneinander abhängig, sind im Austausch, im harmonischen Gleichgewicht von Geben und Nehmen.

„Ich bereite Dir die Mineralien auf und Du gibst mir dafür den Zucker!"

Aber nicht nur Mineralien und Zucker sind die symbiotischen Grundlagen. Die Pilze helfen den Pflanzen bestimmte Wirkstoffe herzustellen, um sich vor Krankheiten oder Schädlingen zu schützen. Pilze sind somit wichtig für das „Immunsystem" der Pflanzen.

Sie leben in einer echten ausgeglichenen Symbiose, eine ausgeglichene Lebensgemeinschaft. Verbinden sich Pflanzen mit einem leistungsfähigen Mycorhiza-Partner, nehmen sie mehr Phosphor auf und wachsen schneller. Ein Experiment zeigte, dass der Geschmack der Erdbeeren beeinflusst wurde, je nachdem die Pflanze mit unterschiedlichen Gemeinschaften von Mycorhiza-Pilzen gezüchtet wurde. Auch die Hummeln wurden stärker oder schwächer angezogen.

Das Pilzgeflecht umwebt die Wurzelhärchen der Bäume wie Watte. Manche suchen sich nur bestimmte Wirte aus. Sie bilden Hyphen (lange Fäden) in alle Richtungen und treffen so auf die Wurzeln des Nachbarbaumes. Am Nachbarn werden weitere Geflechte gebildet. So können über die unterirdischen Hyphenleitungen nicht nur Nährstoffe zwischen den Bäumen ausgetauscht werden, sondern auch Informationen (siehe Kommunikation der Pflanzen und Bäume).

Diese Abhängigkeit, keiner kann ohne den anderen, macht die Kultivierung von Pilzen schwierig, denn das Miteinander von Pflanzen und Pilzen haben wir noch nicht begriffen. Auch die Fruchtbarkeit des Bodens hängt von den lebenden Mikroorganismen ab, besonders von den Pilzen.

Die intensivste Symbiose sieht man in der Verbindung von Pilz und Alge, die wir als Flechten zu sehen bekommen.

Aus J. R. R. Tolkien, Herr der Ringe:

„Für Dich, kleiner Gärtner und Freund der Bäume", sagte sie zu Sam,
„habe ich nur ein kleines Geschenk.
In diesem Kästchen ist Erde aus meinem Obstgarten.
Wenn Du es aufhebst und zu guter Letzt wieder in Deine Heimat kommst,
dann mag es Dich vielleicht belohnen.
Selbst wenn Du alles unfruchtbar und verwüstet vorfinden solltest,
wird es wenige Gärten in Mittelerde geben,
die so blühen und gedeihen wie dein Garten,
wenn diese Erde dort verstreut ist.

Als er zurückkehrt, findet er dort verwüstetes Auenland vor:

„So pflanzte Sam Schösslinge an allen Stellen,
an denen besonders schöne oder geliebte Bäume vernichtet worden waren,
und an die Wurzel eines jeden legte er ein Körnchen des kostbaren Staubs aus seinem Kästchen.
Den ganzen Winter blieb er so geduldig, wie er nur konnte,
und versuchte sich abzuhalten, ständig umherzulaufen und nachzuschauen,
ob etwas geschehe.

Der Frühling übertraf seine höchsten Erwartungen.
Seine Bäume begannen zu sprießen und zu wachsen,
als ob die Zeit es eilig hatte und in einem Jahr soviel schaffen wollte
wie sonst in zwanzig."

5. Die Mykotherapie – ein wichtiger Baustein in der Naturheilkunde

In der Traditionellen Chinesischen Medizin (TCM) ist die Pilzheilkunde seit Jahrtausenden bekannt. Sie werden zur Gesundheitsvorsorge und zur Behandlung von Krankheiten eingesetzt, vor allem in der Krebstherapie als Begleitelement nicht mehr wegzudenken.

In der Euphorie und in dem Glauben, dass die Pharmazie uns nun endlich den Schlüssel zur bleibenden Gesundheit liefert, ist das alte Heilwissen in Vergessenheit geraten. Der Wissensschatz über Heilkräuter, Öle, Steine, Mineralien und Pilze wurde nur noch von wenigen Menschen weiter getragen, meist wurden sie belächelt und als schrullig bezeichnet. Erst als in Europa die Akupunktur und das Wissen über die TCM interessant wurde, beschäftigte man sich auch mit der Heilkraft der Pilze und erkannte ihren überaus großen Wert in der Heilkunde.

Die komplexe Zusammensetzung vieler Wirk- und Inhaltsstoffe, die von Natur aus im Pilz vorhanden sind, wurde in Forschungen bestätigt und auch ihre Wirkung in der Heilanwendung bewiesen.

Pilze sind die Alleskönner und man sollte glauben, dass sie dem Menschen sehr gewogen sind, dass sie uns hilfreich zur Seite stehen. Allein das Auffinden und die Anwendung des Penicillins aus dem Penicilliumpilz hat viele Menschenleben gerettet.

In der Mykotherapie setzt man aber keine einzeln extrahierte Wirkstoffe ein, sondern man verwendet den ganzen Pilz in Form von Trockenpulver oder von Extrakten, wo die Zellstruktur der Pilze aufgeschlüsselt ist und somit die Bioverfügbarkeit sich erhöht. Manche bevorzugen auch den Pilz als Teeaufguss, andere lieben den Pilz, soweit möglich, frisch als Speisepilz.

Die Indikationen sind unterschiedlich, wenn es auch viele Überschneidungen gibt und so mancher ragt in einer bestimmten Wirkrichtung sehr prominent hervor. Bestimmte Vitalpilze spielen ihre Stärken oft erst im Zusammenspiel mit anderen aus, ein erfahrener Mykotherapeut weiß dies optimal auszunutzen.

Allgemein besitzen sie einen ganzheitlich regulierenden Einfluss auf den Organismus und die Kombination mit anderen naturheilkundlichen Verfahren und Präparaten ist problemlos möglich.

Sie helfen beim Entgiften, Entsäuern, Entschlacken und unterstützen die Ausleitungsorgane, sie optimieren das Mikrobiom im Darm und sind dadurch hilfreich bei vielen Verdauungsbeschwerden, Unverträglichkeiten und allergischen Erkrankungen. Sie stimulieren die Lymphozytenreifung, regen die Antikörperproduktion und die Phagozytose an und spielen dadurch für das Immunsystem eine große Rolle. Sie regulieren den Hormon- und Neurotransmitterstoffwechsel und wirken auf das vegetative Nervensystem, dadurch werden psychische Instabilitäten ausgeglichen, der Patient wird stressresistenter. Einige enthaltene Polysaccharide sind hochwirksam bei Autoimmun- und Tumorerkrankungen. Die Pilzpräparate während Strahlen- und Chemotherapie zusätzlich gegeben helfen dem Patienten den Therapiestress besser zu überstehen. Die typischen Zivilisationskrankheiten wie Diabetes Typ II, Bluthochdruck, Arteriosklerose, Adipositas, Hypercholesterinämie und Gicht, gegen jede Erkrankung ist ein Pilz gewachsen.

„Wer Pilze isst, lebt länger!" oder „Wer Pilze isst, hat ein niedrigeres Risiko, eine Demenz zu entwickeln!", darüber sind Bücher geschrieben worden und die Forschungsarbeiten darüber dauern an. Der Raupenpilz Cordyceps, Hericium zusammen mit Gelee royal sollen die Demenz verhindern und sogar die Gedächtnisleistung verbessern.

Man sollte nicht so lange warten, bis eine hochgradige Diagnose gegeben wird, man sollte vielmehr sich auf eine gesunde Lebensweise einstellen. Aber jeder Mensch hat so bestimmte Organschwächen oder Empfindlichkeiten. In diesen Fällen können uns die Pilze bereits bei der Vorbeugung zur Seite stehen, dass es nicht zu chronischen Krankheiten kommt.

Die auf lebenden und gefällten Bäumen wachsenden Pilze
sind ziemlich geeignet für den Genuss
und bisweilen auch für die Medizin.
Die vom Nussbaum helfen gegen Würmer,
die von der Buche gegen erkälteten und verschleimten Magen,
die von der Weide gegen Lungen- und Milzleiden
sowie gegen den Schleim vor den Augen,
die von dem Birnbaum sind gut gegen die Grind

Hildegard von Bingen

6. Der Heil- oder Vitalpilz

Einige Baum- und Heilpilze kennen wir sogar als schmackhafte Pilze in der Küche wie den Austernpilz, den Stachelbart, das Judasohr, den Reishi oder den Shitaki. Vielen werden Heilkräfte zugesprochen und gerade in letzter Zeit sind auf dem Markt verschiedene Pilztrockenpräparate in Form von Kapseln, Pulvern und Presslingen. Die Mykotherapie hat eine große Anhängerschaft auch in den westlichen Ländern gefunden, denn in China und Japan hat sie eine langjährige Tradition. In der Krebstherapie ist sie fast schon die vierte Säule geworden neben Chirurgie, Chemotherapie und Strahlentherapie. In den Fachforen und -zeitschriften werden Besserungen und Heilungen von vielen chronischen Krankheiten berichtet.

Reishi (Glänzender Lackporling, Ganoderma lucidum)

Als *„Pilz der Unsterblichkeit"* gilt der Glänzende Lackporling (Ling Zhi oder im Japanischen Reishi). Wer ihn verzehrt, wird ewige Jugend erreichen und unsterblich werden.

Zusammen mit der Wurzel Ginseng kann das Gleichgewicht der Energien im Körper eines Kranken wieder hergestellt werden, hat allgemein ausgleichende und harmonisierende Wirkung. Wenn man die Indikationenliste des Pilzpräparates durchliest, hat man den Eindruck, dass er ein Allrounder mit breiter und tiefer Wirkkraft ist, der auch die Wirkkräfte der anderen Vitalpilze noch verstärken kann. Nicht ohne Grund wurde dieser Pilz in China hoch geehrt. Neuere Forschungen haben ergeben, dass die Verfügbarkeit des Reishi-Extraktes für den Körper sich erhöht, gibt man 6 – 12 g Vitamin C täglich dazu.

Lindert unter anderen die Beschwerden von Osteoporose und rheumatischen Erkrankungen, ist schmerzlindernd und muskelentspannend, vermindert das Risiko von Thrombenbildung, stabilisiert das Herz-Kreislaufsystems, bei Autoimmunerkrankungen, Hepatitis A, B und C, wichtig bei Erschöpfung, Hämorrhoiden, Übergewicht, Nahrungsmittelunverträglichkeiten und Nervenschwäche. Er hilft der Leber beim Entgiften, um toxische Metalle und Pestizide loszubekommen und schützt dabei auch das Organ. Bei Fettleber und in den Zeiten von Nahrungsmittelreduktion zum Abnehmen unterstützt er den Fett- und Zuckerstoffwechsel. Bei verzögerter Rekonvaleszenz nach Infektionskrankheiten hilft er dem Patienten sich schneller zu erholen. Die immunstärkenden und immunmodulierenden Eigenschaften des Reishi sind dem hohen Gehalt von dem Polysaccharid Betaglucan zuzuschreiben, was die Proliferation der T- und B-Lymphozyten verbessert. Bei geistiger Erschöpfung, wo die Menschen neben sich stehen und sich nicht mehr konzentrieren können hat er sich bewährt.

Reishi und die Alge Chlorella ergänzen sich besonders gut bei Entzündungen. In Versuchen wurde nachgewiesen, dass dieses Paar stärker und effektiver wirkt als Cortisonoder andere antiinflammatorische Mittel.

Der „Lichtbringer“, wie er auch genannt wird, ist bei Depression eine natürliche Hilfe, denn er wirkt ausgleichend auf das vegetative Nervensystem, wirkt positiv auf die Schilddrüsenfunktion, die oft für eine Depression verantwortlich ist. Alle Begleitsymptome einer Depression wie Schlafstörungen, Herzrasen Schwitzen oder Magen-Darm-Beschwerden verbessern sich zusätzlich. Zusammen mit Cordyceps kann das Glückshormon Serotonin erhöht werden.

Enthält Lentinan und deshalb ein wichtiger Begleiter bei der Tumortherapie. Verwendet werden getrocknete gemahlene Fruchtkörper in Pulverform, in Tee, Fruchtsäften oder Suppen eingerührt oder in Kapselform mit täglicher Dosis von 4–5 g. Die Behandlungsdauer soll nicht unter 4 Monaten betragen.
(siehe auch unter Kapitel 6 „Wirk- und Inhaltsstoffe, Ganoderma in den Zeiten der Corona“)

Shiitake (Lentinula edodes)

Der Shiitake-Pilz steht dem Reishi nicht nach. Er ist auch lebensverlängernd und nährend, wird auch der König der Heilpilze, oder Pilz des Winters oder Duftender Pilz genannt. Die Fruchtkörper findet man an den Stämmen von harten Hölzern wie Buche, Eiche und Walnuss. Nach dem Champignon ist er der meist gezüchtete Speisepilz. Da er die Fließeigenschaften des Blutes verbessern kann, ohne die Gefäßwände anzugreifen, wird er zur Vorbeugung von Schlaganfall und Herzinfarkt eingesetzt. Während der Corona-Epidemie bewährte er sich zur Vorbeugung von Thrombosen, Zur Stärkung des Immunsystems, Autoimmunerkrankungen, Allergien, bei Erkrankungen der Bauchspeicheldrüse, Tumorerkrankungen, zur Senkung des Cholesterins, Magengeschwüre und bei Haut- und Augenentzündungen sind weitere Anwendungsgebiete; enthält Lentinan und deshalb ein wichtiger Begleiter bei der Tumortherapie. Die in ihm enthaltenen milden und ausgleichenden Stimulatoren des Immunsystems machen ihn wertvoll bei autoaggressiven Immunerkrankunen.

Chaga Pilz (Inonotus obliquus)

Wie verkohlte Gebilde befinden sie sich parasitär an der Birke. Die große Bandbreite an Indikationen lässt an Reishi und Shiitake erinnern. Besonders in Russland und Sibirien hat er eine lange Tradition in der Heilanwendung. Er wurde eingesetzt bei Erkältungen, Muskel- und Gelenkschmerzen, Erkrankungen des Alters, zur Wundheilung, Menstruationsbeschwerden und carcinogenem Geschehen. In der Traditionellen Chinesischen Medizin wird er als Tonikum mit ausgleichender und anregender Wirkung eingesetzt. Durch seine entzündungshemmende, antibakterielle und antivirale Wirkung setzt man ihn gerne bei Magen-Darm-Erkrankungen, bei chronischer Gastritis, Colitis ulcerosa und Ulcus ventriculi ein. Die Analyse seiner Bestandteile zeigt hohe Anteile von Mineralien, Vitamine, Polysacchariden und Triterpenen. Ein hoher Anteil von Germanium hält die Haut jung.

Agaricus blazei murill (Abkürzung ABM, Sonnenpilz, Mandelpilz)

Der Mandelpilz ist mit dem Champignon verwandt und unterstützt die körpereigene Abwehr wie kein anderer Pilz. Er enthält Beta-Glucane in unterschiedlichen Strukturen (siehe Kapitel Wirk- und Inhaltsstoffe), die im Labor direkte Wachstumshemmung von Krebszellen bewirken. Deshalb ist er hilfreich zur Prävention und begleitender Behandlung bei Krebserkrankungen. Weitere Indikationen sind unter anderem bei trägem Darm, bei Allergien und Hauterkrankungen, Asthma, Diabetes, Angina pectoris und Erschöpfung. Bei Diabetes Typ 2 wirkt er ausgleichend auf den Blutzuckerspiegel. Depressionen können von Entzündungen durch Infektionen oder durch das metabolische Syndrom ausgelöst werden. Durch seine entzündungshemmende Wirkung im Darmbereich wirkt er somit positiv auf die Stimmung.

Coprinus comatus (Schopftintling)

Er wächst auf heimischen Wiesen und Waldrändern. Im frischen jungen Zustand ist er weiß, aber mit dem Altern, was sehr schnell geht, zersetzt er sich und sieht aus wie schwarze Tinte.

Er wird zur Senkung des Blutzuckerspiegels eingesetzt, (ist wirksam bei Diabetes I und II), Durchblutungsstörungen, Darmflorastörungen, hemmt die Brustkrebszellen. Durch seine stoffwechselregulierende Eigenschaft wird er weiter bei Fastenkuren zur Gewichtsregulation eingesetzt. Coprinus schützt die Gefäßwände und verbessert die Kapillardurchblutung, schützt vor Thrombose, gerade diese Wirkung macht ihn wertvoll bei allen Zivilisationskrankheiten. Siehe auch unten unter HAMSE Coprinus comatus, Studie C.

Cordiceps sinensis (Chinesischer Raupenpilz)

Dieser Pilz ernährt sich nicht von Holz, sondern befällt unter der Erde eine bestimmte Raupenart, tötet sie und treibt fingerförmige Fruchtkörper an die Oberfläche.

Er ist ein Fitmacher und Stimmungsaufheller, er steigert die Leistungsfähigkeit und die Ausdauer, steigert die sexuelle Aktivität, fördert die Leistungsfähigkeit und verkürzt die Rekonvaleszenzzeit nach Infektionskrankheiten. Zusammen mit dem Reishi wirkt er ausgleichend auf das Hormonsystem. Durch seinen Inhaltsstoff Tryptophan, eine Vorstufe, des Botenstoffes Serotonin, wirkt er natürlich gegen Depression. Das Mycel des Cordyceps enthält die Substanz GABA (Gamma-Aminobuttersäure), ein Neurotrasmitter, der sich ebenfalls positiv auf die Stimmung auswirkt. Außerdem hemmt er das Enzym MAO (Monoaminooxydase), dadurch wird das Dopamin nicht mehr so rasch abgebaut.

Der Muntermacher wird auch als Dopingmittel im Sport eingesetzt.

Als Vitalpilz wird er eingesetzt begleitend zur Krebstherapie, wo er die Nebenwirkungen der Chemotherapie abmildert, zur schnelleren Regeneration, bei Immunschwäche und Aids, zur Entgiftung, bei Fettstoffwechselstörungen, Depression und Erschöpfungszuständen.

Einnahmetipp bei Depression und allen Erschöpfungszuständen: Reishi zusammen mit Cordyceps. Häufig sind noch Magen-Darm-Beschwerden dabei, in diesen Fällen den Hericium dazu nehmen. Bewährt haben sich die zusätzlichen Gaben von antioxydativen Wirkstoffen wie Coenzym Q 10 und OPC (Oligomere Proanthocyanide).

Coriolus versicolor (Schmetterlingstramete)

Dieser Pilz ist bei uns weit verbreitet, aber weil er ungenießbar ist, wird ihm meist keine Beachtung geschenkt. Er ist weder wählerisch bei der Auswahl des Holzes, noch des Klimas. So finden wir ihn an gefällten Stämmen, in Obstgärten und an den Balken im dunklen Bergwerk. Daher ist er auch als Bauholzschädling bekannt.

In Korea wird er erfolgreich ergänzend zur Tumorbehandlung eingesetzt, ein Heißwasserextrakt aus dem kultivierten Mycel wird in Japan seit Mitte der 1970er Jahre bei Krebserkrankungen genutzt. Der Pilz enthält das Polysaccharid K oder Krestin und ist eine geschützte Rezeptur einer Firma. Die Glycoproteinmoleküle bestehen aus einer Hauptkette von beta(1-4)Glucan und Seitenketten von beta(1-3) und beta(1-6). Es soll die Aktivitäten der natürlichen Killerzellen und T-Zellen über eine Hochregulierung von Interleucin-2 oder Interferon-gamma erhöhen. Auch mildert er die Nebenwirkungen der Chemo- und Strahlentherapie, unterstützt die Leberfunktion, hilft bei der Immunabwehr gegen Viren und Candida. Weitere Indikationen sind Diabetes, Rheuma, Infekte der oberen Luftwege, Herzkranzgefäßerkrankungen, Ödeme, Tinnitus, Wechseljahresbeschwerden und Darmentzündungen.

Hericium erinaceus (Igelstachelbart)

Diesen Namen hat er wegen der äußeren Form, er sieht aus wie ein zotteliger Badeschwamm. Als Wundparasit befällt er auch lebende Bäume und verursacht die Weißfäule.

In China stellt man aus dem Mycel Tabletten gegen Magen- und Zwölffingerdarmgeschwüre her und sollen sogar gegen Magen- und Speiseröhrenkrebs helfen.

Extrakte aus den Pilzen wirken ausgleichend und regulierend bei Magen- und Darmproblemen, besonders, wenn die Beschwerden bei nervlichen Belastungen auftreten. Zur Prävention von Tumorerkrankungen (Magen-, Darm-, Speiseröhrenkrebs, Hautkrebs), begleitend bei Nervenerkrankungen, beruhigend bei Ängsten, innere Unruhe und Schlafstörungen und immunmodulierend bei Einnahme.

Inhaltsstoffe des Hericium können die Regeneration der Nervenzellen und das Wachstum der Nervenfasern positiv beeinflussen. Deshalb wird er bei den Krankheiten wie Alzheimer, Parkinson und Multipler Sklerose eingesetzt.

Magenprobleme sind oft vergesellschaftet mit Ängsten, Stress und Depression. Hericium bringt das „Bauchhirn“ in Gleichgewicht, verbessert das Darmmilieu und bringt verschiedene Nervenbotenstoffe wieder in Harmonie. Da das Glückshormon Serotonin

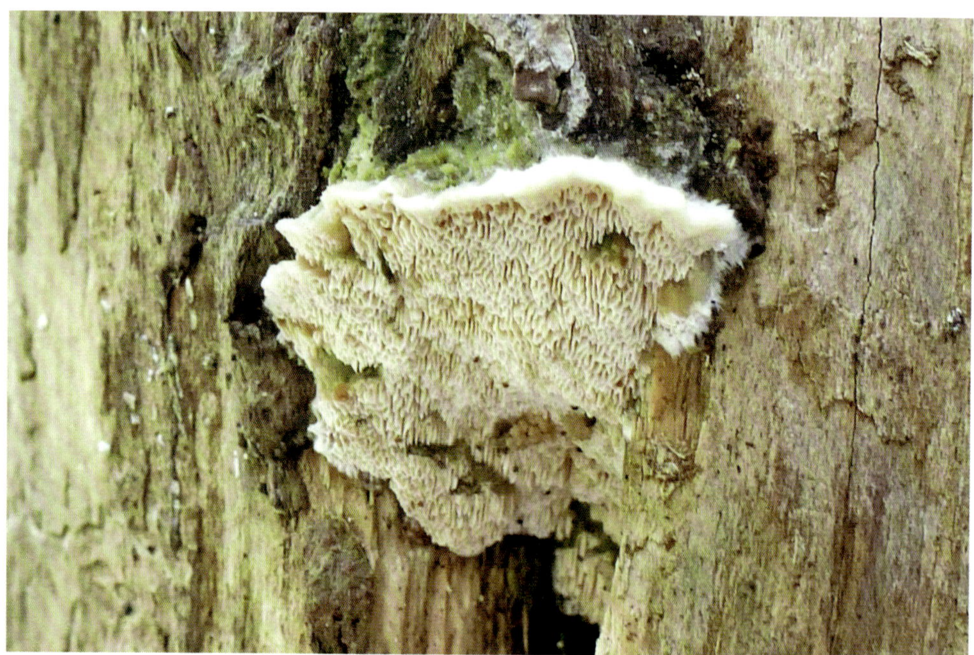

Stachelbart

zu 90 % im Darm gebildet wird und Hericium dies positiv beeinflusst, ist er auch ein wichtiger Pilz gegen Depression.

Viele nervöse Erkrankungen haben ihre Ursache mit Problemen im Darm, deshalb ist Hericium ein Grundlagen- Heilpilz bei allen Beschwerden, die mit dem Nervensystem zu tun haben.

Maitake (Klapperschwamm, „tanzender Pilz“, Grifola frondosa)

Im Altertum wurde er mit Gold aufgewogen, deshalb wurden auch die Fundstellen streng geheim gehalten. Durch den hohen Gehalt an Polysaccharid Beta-Glucan wird das Immunsystem gestärkt (Kapitel 6, Wirk- und Inhaltsstoffe).

Zur Prävention und begleitenden Behandlung von Brust,- Lungen-, Leber-, Bauchspeicheldrüsen- und Prostatakrebs, zur Verbesserung der Verträglichkeit von Strahlen- und Chemotherapie. Er unterstützt das Skelettsystem bei Osteoporose, denn Maitake enthält die Vorstufe von Vitamin D, das Ergosterin. Zur Gewichts- und Blutdruckregulierung, zur Vorbeugung und nach Herzinfarkt zeigt sich Maitake als wichtiges Heilmittel. Er kann die Einlagerung von Fett im Gewebe vermindern und wird bei Übergewicht gerne eingesetzt. Maitake zusammen mit Coprinus und Shiitake sind sie die Fasten- und Diätbegleiter zur Gewichtsreduktion, wobei nicht nur die Pfunde besser purzeln, sondern der Blutzuckerspiegel reguliert wird, die Durchblutung gefördert und das Fett abgebaut wird. Ist der Augenmerk während der Diät auch der Blutfettregulation, kann der Pleurotus noch dazu genommen werden.

Pleurotus ostreatus (Austernseitling, Austernpilz, Ping Gu, Kalbfleischpilz)

Der Name Austernpilz ist der Oberbegriff für viele Seitlingarten. Der Austernpilz enthält sehr viel hochwertiges Beta-Glucan, dass er sogar bei der Herstellung des reinen Beta-Glucans als Auszug verwendet wird. Er mindert im Körper den oxidativen Stress und schützt die Körperzellen. Sein Inhaltsstoff Lovastatin reguliert den Fettstoffwechsel, senkt die Blutfettwerte und das ohne Nebenwirkungen. In China verwendet man ihn getrocknet zur Stärkung der Venen und zur Entspannung der Sehnen. Im Falle der tumor- und entzündungshemmenden Wirkung schnitt er in der Forschung gleich gut mit Cisplatin und Diclofenac ab. Indische Wissenschaftler untersuchten das Extrakt auf antibiotische Wirkung und stellten stark wachstumshemmende Eigenschaften gegen menschenpathogene Bakterien und Pilze fest. Sie haben auch ein Antibiotikum aus Austernpilzen isoliert.

Polyporus umbellatus (Eichhase, Grifola umbellata)

Eng verwandt mit dem Birkenporling Pipt-b; (siehe unten HAMSE Pipt-b,k Studie A).

Wächst in dichten Büscheln auf dem Boden von Laubwäldern und so ein Büschel kann bis zu 20 kg wiegen. Die Fruchtkörper verderben sehr schnell und werden allein schon wegen des stinkenden Geruchs ungenießbar. Er gilt als Parasit und Saprophyt.

In der chinesischen Volksheilkunde wusste man ihn schon vor 2.000 Jahren zu schätzen. In der modernen Mykotherapie setzt man ihn zur Förderung der Entwässerung und des Lymphflusses ein, zur Regulierung des Blutdrucks, Verbesserung des Haarwachstums nd der Hautstruktur, Unterstützung in der Krebsprävention und -behandlung, Modulation des Immunsystems, bei Hämorrhoiden und Übergewicht. Nicht bei Dialysepatienten einsetzen!

Auricularia polytricha (Mu Er, Hei Mu Er, Judasohr)

Der ohrmuschelförmige Pilz wächst als Schwächeparasit auf absterbendem Holz des Schwarzen Holunders, seltener auch auf Buchen und Weiden. In alten Kräuterbüchern wurde er als „Fungus Sambuci" geführt, wobei Umschläge bei Augenentzündungen beschrieben wurden. In der chinesischen Küche gilt er als Leckerbissen und wird Chinesische Morchel bezeichnet, hat eine lange Tradition als Kultur- und Heilpilz.

Chinesische Wissenschaftler haben festgestellt, dass die im Judasohr enthaltenen Polysaccharide die Bildung von DNA (Desoxyribonukleinsäure) und RNA (Ribonukleinsäure) in menschlichen Lymphzellen fördern. Als Nahrungsergänzung wird dieser Pilz eingesetzt zur Erhöhung der Fließfähigkeit des Blutes bei Thromboseneigung, bei Arteriosklerose und Durchblutungsstörungen, Blutdrucksenkung, Hämorrhoiden, Libidostörung, Wechseljahresbeschwerden, Krebserkrankungen von Haut und Prostata, Entzündung von Haut und Schleimhäuten, Tinnitus, Cholesterinsenkung, Übergewicht und Migräne.

Laricifomes officinalis (Fomitopsis officinalis, Lärchenschwamm, Apothekerschwamm)

Im Altertum war er ein Allheilmittel und bereits Dioskurides hat ihn bei verschiedenen Erkrankungen eingesetzt. Seine Einsatzmöglichkeiten reichten vom Knochenbruch bis Schlangenbiss, Ruhr, Gelbsucht, Schwindsucht und Nierenproblemen. Der Parasit auf der Lärche wurde teuer gehandelt und ist heute vor dem Aussterben bedroht. Er enthält hochkonzentriert Agaricinsäure, die sehr bitter schmeckt. Früher war er eine wichtige Zutat des altbekannten Schwedenbitters.

Pleurotus ostreatus (Austernseitling, Austernpilz)

Die Familie der Seitlinge ist sehr artenreich. Die Bezeichnung „Austernpilz“ ist ein Sammelbegriff. Sie wachsen parasitär büschelweise auf abgestorbenem Holz von Laubbäumen. In erster Linie sind sie als Speisepilze bekannt. Zur Zeit laufen Forschungen, ob sie auch als mykologische Bodensanierer eingesetzt werden können, vor allem bei Verunreinigungen des Bodens mit Teer oder Altöl.

Durch den hohen Gehalt von hochwertigen Beta-Glucanen wird er in der Pharmazie gebraucht, um aus ihnen reines Beta-Glucan herzustellen. Sie enthalten viele Vitamine und Mineralien und senken das den Cholesterinspiegel.

Indische Wissenschaftler haben die antibiotische Wirkung von verschiedenen Großpilzen geprüft, wobei der Austernseitling als Zweitbester abschnitt. Verschiedene Pilzextrakte wurden eingesetzt gegen E. Coli, Cholera-Vibrionen, Typhus-Salmonellen und andere menschenpathogene Bakterien. Zusätzlich zeigte das Extrakt des Austernseitlings eine große Hemmwirkung gegen Aspergillus niger (schwarzer Schimmel), gegen grampositive und gramnegative Bakterien. Inzwischen wurde bereits das Antibiotikum Pleurotin aus den Austernpilzen isoliert.

Enoki (Samtfußrübling)

Seine einfache Kultivierung macht ihn besonders für die Forschung attraktiv, ist als Speise- und Heilpilz bekannt.

Er besitzt immunmodulierende Eigenschaften, stimuliert unter anderem die Interferon-Gamma-Produktion und ist deshalb bei Allergien, Infekten und zur Krebstherapiebegleitung interessant. Beim Chronischen Müdigkeitssyndrom als Folge vom Pfeiffer´schen Drüsenfieber bewährt er sich mit seiner vitalisierenden Wirkung.

Poria cocos (Kiefernschwamm)

In der Traditionellen Chinesischen Medizin nimmt Poria cocos einen großen Stellenwert in der Heilkunde ein wegen seiner Wirkung auf Nieren, Milz und Herz. Er reguliert den Wasserhaushalt im Körper, regt die Ausleitung von gestauter Flüssigkeit und Schleim an, unterstützt die Diurese. Dabei werden die wertvollen Mineralien nicht ausgeschieden, noch kommt es zur Austrocknung. Er wirkt allgemein beruhigend auf das Herz und auf den Geist, bei Erschöpfung und Antriebslosigkeit ist er stimulierend.

Kleine Indikationszusammenfassung der Heilpilze als kleiner Wegweiser durch die Hauptwirkungen

- Allergien: ABM, Enoki, Reishi
- Angstzustände: Cordyceps, Hericium, Reishi
- Arteriosklerose und Herz-Kreislauf-Erkrankungen: Auricularia, Cordyceps, Reishi, Shiitake
- Arthrose: ABM, Cordyceps, Reishi, Shiitake
- Atemwege: Cordyceps, Coriolus, Reishi
- Autoimmunerkrankungen: ABM
- Blasenerkrankungen: Cordyceps, Coriolus, Polyporus
- Bluthochdruck: Polyporus, Reishi, Shiitake
- Borreliose: Coriolus
- Burnout und Erschöpfung: Cordyceps, Enoki, Hericium, Reishi
- Darmprobleme und allg. Gastro-Intestinaltrakt: Chaga, Champignon, Coprinus, Cordyceps, Coriolus, Hericium, , Reishi, Shiitake
- Demenz: Hericium, Reishi
- Depression: ABM, Cordyceps, Hericium Reishi
- Diabetes: ABM, Coprinus, Maitake
- Durchblutungsstörungen: Auricularia, Reishi, Shiitake
- Entgiftung, auch von Schwermetallen: ABM, Maitake, Reishi
- Entzündungen: Reishi + Chlorella
- Fettstoffwechsel-Unterstützung: Auricularia, Maitake, Pleurotus, Reishi, Shiitake
- Harnsaure Diathese: Reishi, Shiitake
- Herpes: Reishi + Propolis
- Hauterkrankungen: ABM, Auricularia, Chaga, Coriolus, Hericium, Polyporus
- Immunsystem: ABM, Champignon, Coriolus, Reishi, Shiitake
- Klimakterium: Cordyceps, Hericium, Reishi
- Leber-Galle: Coriolus, Hericium, Reishi, Shiitake
- Neurologische Erkrankungen: ABM, Cordyceps, Hericium, Reishi
- Nierenerkrankungen: Cordyceps, Coriolus, Poria
- Osteoporose: Maitake, Shiitake
- Prostataerkrankungen: ABM, Champignon, Maitake
- Rheumatischer Formenkreis: ABM, Champignon, Maitake
- Schilddrüsenerkrankungen: ABM, Cordyceps, Shiitake
- Thrombose-Vorbeugung: Auricularia, Reishi
- Tumor-Erkrankungen und Begleitung von Chemotherapie und Bestrahlung: Alle
- Übergewicht: Hericium, Maitake, Pleurotus, Polyporus
- Verdauungsprobleme: Coriolus, Hericium, Pleurotus, Reishi, Shiitake

7. Wirk- und Inhaltsstoffe

Polysaccharide

Inhaltsstoffe, die den Pilzen die Heilkraft verleihen sind Polysaccharide, genauer Vielfachzucker mit unterschiedlicher Zusammensetzung, die allgemein als Antioxidantien wirken. Die biologisch hoch aktiven Stoffe sind im Fruchtkörper und im Mycel nachzuweisen. Wissenschaftler haben festgestellt, dass sie entzündungshemmende, immunmodulierende, antivirale und antitumorale Wirkung haben, Blutdruck und Blutzucker senken können und auch das Cholesterin im Blut kontrollieren. Im Agaricus brasiliensis (Brasil Egerling) hat man 17 verschiedene Polysaccharide nachgewiesen, von denen sieben eine Antitumorwirkung zeigten, im Austernpilz wies man 16 Polysaccharide mit unterschiedlicher Antitumorwirkung nach. Die Tumorhemmung lag zwischen 8–100 % bei Tierexperimenten.

Beta-Glucan

Ein besonderes Polysaccharid soll noch hervorgehoben werden, das Beta-Glucan. Frau Dr. Michaela Döll, eine Expertin für sekundäre Pflanzen- und Pilzinhaltsstoffe, hat über Tumorhemmung und Immunmodulation der Pilzpolysaccharide in mehreren Publikationen geschrieben. Wichtig ist nach ihren Untersuchungen, wie die Glucosemoleküle miteinander verknüpft und wie lange die Ketten sind. Wirksam sind die (1,3)-β-D-Glucane, sowie diese mit β-1,6-Verzweigungen. Der isolierte Stoff wird bereits als Monopräparat und auch als Zusatz in immunstimulierenden Präparaten im Handel angeboten und zeigt im Einsatz sehr gute Erfolge. Die Beta-Glucane haben Einfluss auf das spezifische und unspezifische Abwehrsystem, vor allem hemmen sie die immunsuppressiven Faktoren. Beta Glucan finden wir nicht nur in den Pilzen, sondern auch in Hafer, Gerste und einigen Algensorten.

Lentinan

ist auch ein Beta-Glucan, das vorwiegend im Reishi-, Shiitake- und Chaga-Pilz vorkommt. Wissenschaftler entdeckten, dass dieser Stoff die körperliche Immunabwehrreaktion gegen Tumore auslösen kann. Tumorgewebe kann vom Immunsystem erkannt und bekämpft, die Neubildung verhindert werden.

Krestin

Krestin ist ein proteingebundenes Polysaccharid, das man vor allem im Fruchtkörper von Coriolus versicolor gefunden hat. Kann ähnlich wie das Lentinan die Neubildung von Krebszellen verhindern.

Terpene

sind Kohlenstoffverbindungen mit unterschiedlicher Struktur, die man hauptsächlich auch in Pflanzen findet wie z. B. das Menthol (mit schmerzstillender Wirkung). Sie können antiviral, antimykotisch, antioxydativ, fungizid und auch antikarcinogen wirken oder das Cholesterin senken.

Das Ergothionein

eine schwefelhaltige Aminosäure und ***Polyphenol***, wirkt als freier Radikalenfänger.

Lektine

Pilze, die sich nur bestimmte Baumpartner suchen oder nur in deren Nähe wachsen, brauchen die Lektine zur „Partnersuche". Oft besitzen sie auch antibiotische Wirkung und dienen der Kommunikation zwischen den Zellen. Im Speisepilz wirken sie immunstärkend, ausgleichend und sind in der Tumortherapie hoch wirksam.

Antimykotische Wirkstoffe

Weiter besitzen die Pilze antimykotische Stoffe, um sich vor dem kleinen Bruder Schimmelpilz schützen zu können.

Cyclosporin

Cyclosporin ist ein immunschwächender Wirkstoff. Als Immunsuppressivum macht dieser Wirkstoff Organtransplantationen möglich.

Myriocin

Dieser Wirkstoff wurde in pilzverseuchten Wespen gefunden. In China wurden diese als Hausmittel für ewige Jugend verzehrt. Eine künstliche Nachbildung wird als Medikament gegen Multiple Sklerose eingesetzt.

Duftstoffe

Auch unsere unsensible menschliche Nase kennt den typischen Pilzgeruch eines Waldes.

Der Trüffel besitzt ein Pheromon, was, wenn es Männer verwenden, sie attraktiv für Frauen erscheinen lässt. Er enthält das männliche Geschlechtshormon Androsteron im hohen Maße, das dem humanen männlichen Geschlechtshormon chemisch sehr ähnlich ist. Er lädt damit viele Tiere zum Fressen ein. Bären, Schweine, auch Rotwild graben die Erde auf, um an die Pilze zu kommen.

Der Stinkmorchel sendet einen aashaften Geruch aus, der die Fliegen anlockt. Die Besucherfliegen helfen die Sporen zu verbreiten.

Das Adlerholz, ein äußerst kostbares, seltenes Räucherholz, entfaltet nach einer Verletzung im Harz den einzigartigen Duft. Der entsteht nur, wenn der Baum auch noch zusätzlich von bestimmten Schlauch- oder Schimmelpilzen infiziert ist.

Chitin

Das Chitin, ein Polysacharid, das wir vor allen in den Krustentieren, Insekten und auch zum Teil in den Weichtieren finden, wirkt ausgleichend auf den Fettstoffwechsel, bindet Schwermetalle und erleichtert die Ausscheidung von Giften. Chitin wird in der Pharmaindustrie als Grundstoff zur Herstellung von Glucosamin verwendet, ein Arzneimittel gegen Arthrose.

Mineralien

Kalium, Calcium, Mangan, Eisen, Kupfer, Selen, Zink und Phosphor

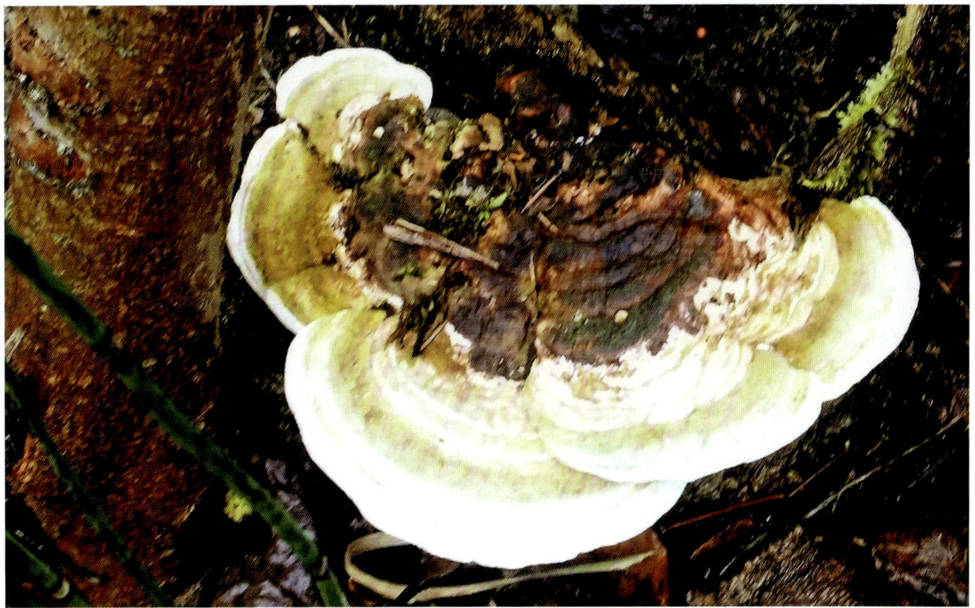

Tramete auf Weidenstumpf

Vitamine

B2, B12 und Vorstufe von Vitamin D.

Geben und Nehmen: Sie zerstören den Wirtsbaum und geben „Ewige Jugend", stärken und harmonisieren. Sie sind das Krebsgeschwür des Wirtsbaumes und sind hilfreich beim Menschen bei Tumorerkrankungen.

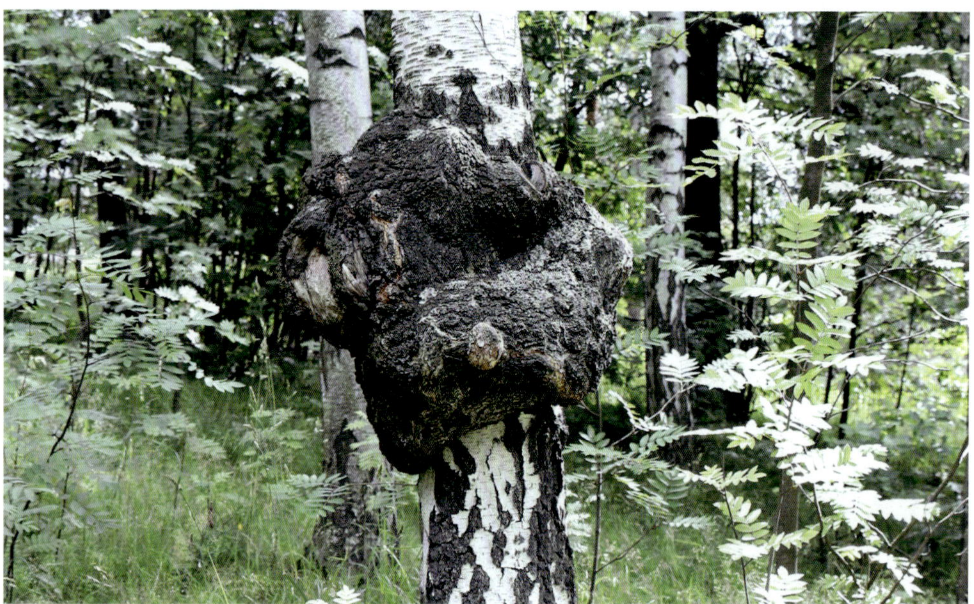

Chagapilz auf Birkenstamm

8. Amanita phalloides, Agaricus phalloides, Knollenblätterpilz

Amanita phalloides zertifiziert nach Riede

Indikation: alle Tumore

Gute Ergebnisse werden erzielt in der Stabilisierung von Patienten, die keine zytostatische Chemotherapie oder Strahlentherapie erhielten. Von einer präventiven Einnahme ohne Tumorgeschehen wird abgeraten – die Biologie findet immer Auswege.

Wirkungsweise:
Im klassischen Sinn wird Amanita phalloides als Mittel gegen die Todesangst eingesetzt. Im molekularen Sinn wurde dieses Mittel neu entdeckt zur Hemmung des Wachstums spezifisch von Tumorzellen. Im Extrakt von Amanita phalloides befindet sich ein Wirkstoff, der die RNA-PolymeraseII in allen Zellen hemmt – Amanitin. Die RNAPolymeraseII wird in Zellen des Erwachsenen nur zu einem geringen Anteil (10 %) genutzt. Eine Hemmung von ca. 50 % dieser Moleküle (entspricht ca. 100 mL D2, oder 1.000 mL D3 oder 10.000 mL D4) im Körper hat keinen erkennbaren Effekt auf die normalen Körperzellen. Tumorzellen hingegen schalten ihre Gene so, dass die RNAPolymeraseII voll ausgelastet ist. Eine Hemmung dieses Enzyms führt also zu einer Aktivitätshemmung der Tumorzelle. Da das Immunsystem im Allgemeinen mithilft, Tumore zu entfernen, besteht die Möglichkeit der Stabilisierung und Heilung.

Wirkung von Amanitin auf solide Tumore und Metastasen:
Tumorzellen nehmen durch ihren erhöhten Stoffwechsel Amanitin vermehrt aus der Blutbahn auf. Der Tumor zieht sich rasch zusammen und die Lage kann sich verändern. Dies führt auch dazu, dass der Tumorschmerz sich ändert. Ein unbehandelter Tumor erscheint im Sonogramm als „Raumforderung". Während der Therapie ändert sich die Dichte des Tumorgewebes. Mit vermehrter Aufnahme von Amanita sterben auch einige Zellen ab. Dies kann dazu führen, dass das Tumorgewebe löchrig durchsiebt wird mit Flüssigkeits-gefüllten Zysten. Im Abbau-Stadium wird der Tumor weniger durchblutet. Wenn dieser Zustand des Abbaus erreicht wird, empfiehlt es sich, geringer zu dosieren.

Rezeptierung:
Herbamed AG bietet „nach Riede" zertifizierte Dilutionen an mit abgestimmten Wirkstoffgehalt.

Die Dilutionen D2, D3 und D4 sind rezeptpflichtig und nur unter sorgfältiger und strenger ärztlicher Kontrolle anzuwenden. Fehlerfreiheit und hohe Qualität erreicht man durch die Rezeptierung z. B. 50 ml Amanita phalloides (zert. Riede) D2 fl.

Einnahme:
Die per linguale Aufnahme ist empfohlen, ca. 3 Minuten im Mund behalten, dann schlucken. Von der Mundschleimhaut kann die Droge ihren freien Weg zu den stoffwechselaktivsten Zellen finden. Falls die Droge über den Darm aufgenommen wird, gelangt sie zuerst zur Pfortader und wird von der Leber abgefangen.

Dosierung:
Genügend Wirkstoff befindet sich für die Tumorbehandlung in flüssigen Formen der D2, D3 und D4. Die Droge reichert sich an und kann nur langsam vom Körper abgebaut werden. Erst nach etwa sechs Monaten ist eine einmal verabreichte Dosis wieder vollständig abgebaut.

In der Prophylaxe nach einer Operation, die keine offensichtliche Tumormasse im Körper zurücklässt sind 5 Tropfen der D4 pro Tag über 5 Jahre meist ausreichend, um die verbliebenen Tumorzellen am Wachstum zu hindern, und dem Immunsystem alle Chancen zu geben, sie abzubauen.

Die Maximaldosis bei großen und schnellen Tumoren beträgt anfangs 4x 20 Tropfen der D2 pro Tag. Langfristig können 4x 10 Tropfen der D2 pro Tag gut vertragen werden, dies entspricht etwa 50 ml pro Monat. Durch ein Therapie-Monitoring wird die wirksame Dosis erkannt. Eine Überdosierung ist zu vermeiden. Mit der Aufnahme von insgesamt maximal 100 ml der D2, 1.000 mL der D3 oder 10 Litern der D4 sollte der Tumor angegriffen sein, ohne dass Nebenwirkungen auftreten.

Nebenwirkungen:
Durch die Droge wird der gesamte Stoffwechsel des Körpers angeregt. Der Angriff auf den Tumor kann auch eine lokale Schwellung verursachen. Lymphknoten können im Abbaustadium anschwellen, es kann Fieber auftreten, Blutungen sind möglich. Beim Auftreten von sehr heftigen Reaktionen empfiehlt sich eine Therapiepause von einigen Tagen.

Dr. Isolde Riede
Privatdozentin
riede@tumor-therapie.info
Im Amann 9
88662 Überlingen

Stand Januar 2014

Ausgewählte Quellen:

- *Riede, I. (2010), Erfahrungen mit der Amanita Therapie.*
- *Die Biochemie der Tumorzelle*
- *Das Management der Tumorerkrankung*
- *Amanita Therapie eines Mamma-Karzinoms*
- *Switch the Tumor Off: From Genes to Amanita Therapy*

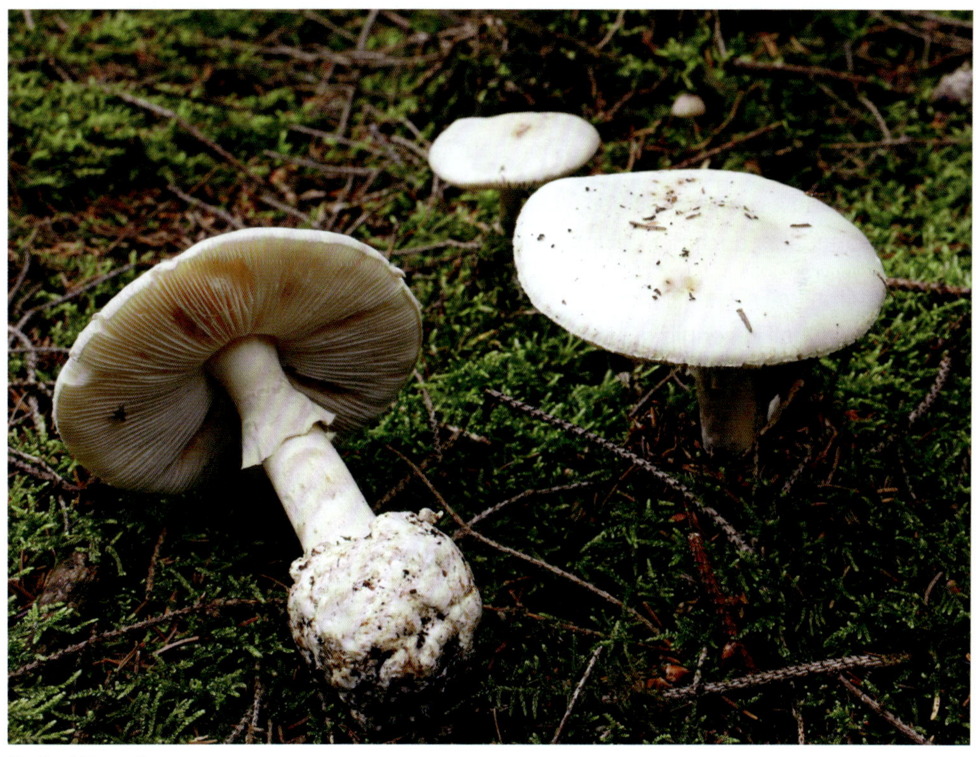

Knollenblätterpilz

9. Pilzvergiftung (Mycetismus) und Pilzgifte

Wer gerne in den Wald geht und Pilze sammelt, braucht die mindeste Kenntnis, welche Pilze als Speisepilze verwendet werden können und welche man lieber stehen lässt. Pilzsammler sagen: „Man kann jeden Pilz essen, manche isst man nur einmal!" Außerdem braucht man die Kenntnisse der Zubereitung, denn manche müssen länger gekocht werden, damit sie genießbar werden, coprinhaltige Pilze dürfen nicht zusammen mit Alkohol genossen werden (Tintlinge). Außerdem kann nur ein einzelner bitterer Pilz das ganze Gericht ungenießbar machen.

Die meisten Pilzgifte verursachen Übelkeit, Erbrechen und Schwäche, Magen-Darmprobleme, Durchfälle, häufig zeitnah nach dem Genuss. Nur der grüne Knollenblätterpilz (Agaricus phalloides zeigt erst nach 6 – 8 Stunden, manche Quellen geben 24 Stunden an, die Wirkung seines tödlich wirkenden Giftes mit Kreislaufversagen und Zerstörung der Leber.

Sehr langsam wirkend ist das Gift des Fuchsigen Röteltrichterlings, der seine tödlichen Vergiftungserscheinungen oft erst nach einer Woche zeigt. Der Patient hat Hautrötungen, Schmerzen und Missempfindungen an Händen und Füßen und er wird sich kaum mehr an das Pilzgericht vor einer Woche erinnern und die Ursache erkennen können.
Das Ergotin vom Mutterkorn wirkt auf das Nervensystem, auf die Gehirntätigkeit, verursacht Durchblutungsstörungen, dadurch kommt es zum Absterben der äußeren Gliedmaßen, meistens sind als erstes die Zehen betroffen.

Genschädigend ist der Schimmelpilz Weißer Rasling, der auch auf essbaren Pilzen vorkommen kann, aber auch der Olivbraune Milchling.

Das Gyromitrin im Frühjahrslorchel und in der Bischofsmütze zerstören Leber und Nieren. Das Muscarin von Fliegenpilz, Königsfliegenpilz, Pantherpilz, Rosa Rettich-Helmling oder Erdblättriger Risspilz rufen heftige Magen-Darm-Probleme, Rauschzustände, Halluzinationen, Bewusstseinseintrübungen, Tobsuchtsanfälle, Atemnot und Lähmungen hervor
Allergische Reaktionen, vor allem auf den Butterröhrling, lösen Urticaria, asthmatische Atmung bis hin zum allergischen Schock aus.

10. Halluzinogene Gifte

Rausch, Rauschzustand

Nach Wikipedia ist ein Rausch der Zustand der Ekstase oder des Glücksgefühls:
Rausch bezeichnet einen emotionalen Zustand übersteigerter Ekstase bzw. ein intensives Glücksgefühl, das jemanden über seine normale Gefühlslage hinaushebt. Im medizinischen Sinne ist er, losgelöst von etwaigen Glücksgefühlen, definiert als „[e]in Zustandsbild nach Aufnahme einer psychotropen Substanz mit Störungen von Bewusstseinslage, kognitiven Fähigkeiten, Wahrnehmung, Affekt und Verhalten oder anderer psychophysiologischer Funktionen und Reaktionen. Die Störungen stehen in einem direkten Zusammenhang mit den akuten pharmakologischen Wirkungen der Substanz [...]" (Deutsches Institut für Medizinische Dokumentation und Information: ICD-10-WHO Version 2013)

Wir nehmen unsere Umwelt normalerweise mit unseren Sinnen auf unsere individuelle Art und Weise wahr. Diese Wahrnehmung ist die Grundlage für unseren realen Bewusstseinszustand. Unter Drogeneinfluss passieren Eindrücke, Einflüsse und Wahrnehmungen, die verzerrt sind, bis hin zu Wahrnehmungen, die mit der Realität unseres normalen Zustandes nicht mehr zu tun haben – Phantasiewelten entstehen, Pflanzen und Tiere reden, bereits Verstorbene erscheinen, Töne erscheinen uns als Farben. Aber nicht nur die romantische und schöne Seite kann erscheinen, auch Horrorvisionen können geschehen, verzerrte Gesichter, Grimassen, wilde Tiere greifen einen an.

Mit bestimmten Meditationstechniken reisen manche Personen in die geistige Welt und können ähnliches erleben, ohne Drogen zu sich genommen zu haben. Die Grenzen des Bewusstseins werden geöffnet. Seher und medial veranlagte Personen können in die Zukunft und in die Vergangenheit schauen. Einige Schamanen benutzen zum Teil psychogene Pflanzen und Pilze, um in die grenzen- und zeitlose Welt zu reisen, um Informationen zu bekommen.

Terence McKenna, großer Forscher der Psilocybin-Pilze, vertritt die Ansicht, dass der Verzehr von psychoaktiven Pilzen ein altes Phänomen ist und dem Menschen geholfen hat, Selbstreflexion, Sprache und Spiritualität zu finden und auszubauen. Belege fand er in Höhlenmalereien im Süden Algeriens, die zwischen 9.000 und 7.000 vor unserer Zeitrechnung entstanden sind. Befunde am Zahnbelag von Neandertaler und Ötzi haben ergeben, dass die Menschen schon vor vielen Jahrtausenden etwas über Pilze als Lebens- und Arzneimittel wussten.

Magic Mushrooms, Psilocybe

Die Magic Mushrooms oder die halluzinogenen Pilze sind psilocybin- oder psilocinhaltig. Sie verursachen Rauschzustände, Herzjagen, Kreislaufprobleme und Hitzewallungen, ähnlich dem LSD. In Südamerika heißen sie auch „Fleisch der Götter", in Süddeutschland und Österreich nennt man sie auch die „Narrischen Schwammerl". Es handelt sich dabei um dürrbeinige Kahlkopf-Arten. Die Wirkung beginnt in 10 Minuten bis 2 Stunden und kann bis 10 Stunden andauern. Dabei reagiert jeder einzelne sehr unterschiedlich. Es treten veränderte Sinneswahrnehmungen auf, Farben und Kontraste sind verändert oder intensiviert, die Gegenstände werden verzerrt wahrgenommen, verschwimmen oder verschmelzen mit der Umwelt. Oft treten auch Visionen von Bildern, Gerüchen und Tönen auf, auch Ruhelosigkeit mit Bewegungsdrang, aber auch Bewegungslosigkeit. Die Testpersonen können meist nach dem Rausch nur noch wenig berichten, die Angaben stammen häufig von Beobachtern.

Terence McKenna hat in seinem Buch "Wahre Halluzinationen" seine Erfahrungen mit Psilocybe niedergeschrieben. Auf der Suche nach halluzinogenen Pflanzen im Amazonasgebiet und um das Weltbild der dortigen Schamanen zu erforschen traf er dort auf den Psilocybin-Pilz. Nach Einnahme erlebte er selbst die ekstatische Trance der Schamanen, die visiomäre Welt des Psilocybins, auch eine andere Welt, in der man Ausserirdische und Ufos antrifft.

In dem Buch von Carlos Castaneda: „Die Lehren des Don Juan" werden die Wirkungen der Rauschdrogen von Datura, Peyote und Psilocybe mexicana beschrieben. Von Psilocybe berichtet er von dem ihm enthaltenen Verbündeten als leidenschaftslos, sanft, berechenbar und dass er eine wohltuende Wirkung auf den Charakter seiner Anhänger hat. Über die Wirkung von Psilocybe kann kaum jemand besser berichten als Christian Rätsch.

Erfahrung von Christian Rätsch mit Psilocybe:
„Die Wirkung trat sehr schnell ein und erinnerte mich sehr an LSD (Lysergsäurediäthylamid). Es gab dieselben Farbverschiebungen und ganz ähnliche Farberscheinungen und Muster. Als ich in den blauen Himmel blickte, sah ich überall strahlende Mandalas, die ganz so aussahen wie die auf Thankas aus dem Himalaya – nur dass die Linien Funken sprühten, sich die Kreise drehten und die Farben tanzten. Wenn ich in den Garten blickte, waren alle Pflanzen in einen goldenen Schein gebettet und verströmten eine göttliche Schönheit. Ich erlebte wonnige und glückliche Stunden. Und ich wusste sehr bald, dass der Zauberpilz mein Verbündeter geworden war. Von da an liebte ich die Zauberpilze und erforschte ihren schamanischen Gebrauch in Mexiko und ihre kulturelle Bedeutung weltweit.

Ich habe die Pilzgeister gesehen, mich mit ihnen unterhalten und von ihrer Weisheit provitiert. Die Pilzgeister können unterschiedliche Gestalt annehmen ... Meistens sind sie freundlich, obwohl sie auch heftigen Schrecken einjagen können ...

Donna Maria Sabina,
Schamanin und Weise, die ihr ganzes Wissen durch den Kontakt zur Anderswelt bekommen hat mit dem Psilocybe. Sie war eine echte Pilz-Schamanin. Sie sagt, Psilocybe sind Pilze der Sprache.

„Es liegt eine Welt jenseits der unseren, eine Welt, die weit weg, ganz nah und unsichtbar ist. Und es ist dort, wo Gott weilt, wo die Toten weilen, die Geister und die Heiligen, eine Welt, in der schon alles geschehen und schon alles bekannt ist. Jene Welt spricht, sie hat eine eigene Sprache. Ich gebe wieder, was sie sagt. Der heilige Pilz nimmt mich bei der Hand und führt mich in jene Welt, in der alles bekannt ist. Sie sind es, die heiligen Pilze, die auf eine Weise sprechen, die ich verstehen kann. Ich frage sie und sie antworten mir. Wenn ich von der Reise zurückkehre, die ich mit ihnen unternommen habe, so erzähle ich, was sie mir erzählt haben und was sie mir gezeigt haben.

„Ich sprach zu Gott, mit dem ich mich jedes Mal mehr vertraut und dem ich mich jedesmal näher fühlte. Ich empfand, dass alles, was mich umgab, Gott war."

„Als ich 8 Jahre alt war, erkrankte der Bruder meiner Mutter sehr schwer. Die Schamanen der Sierra versuchten ihn mit Kräutern zu heilen, aber sie konnten nichts für ihn tun. Da fiel mir wieder ein, was die teo-nanacatl (Götter-Pilze) zu mir gesagt haben: ich soll gehen und sie suchen wenn ich Hilfe brauche. So ging ich also um den heiligen Pilz zu holen, ich brachte ihn in die Hütte meines Onkels, der im Sterben lag. Ich aß sie vor meinem Onkel, der im Sterben lag. Und sofort brachten mich die teo-nanacatl in ihre Welt und ich fragte sie, was mein Onkel habe und was ich tun könne um ihn zu retten. Sie sagten mir, ein böser Geist ist in das Blut meines Onkels eingedrungen und um dieses zu heilen müsste ich ihm Kräuter geben, nicht die Kräuter, die die Curanderos ihm gegeben hatten, andere. Ich fragte sie, wo ich diese Kräuter finde würde und sie brachten mich zu einem Platz auf dem Berg wo hohe Bäume wuchsen und die Wasser eines Quellbaches flossen und sie zeigten mir das Kraut und dass ich es aus der Erde ziehen musste und sie zeigten mir den Weg den ich nehmen musste um sie zu finden [nachdem María wieder bei Bewusstsein war] es war der gleiche Platz, den ich während der Reise gesehen hatte, und es waren die gleichen Kräuter. Ich nahm sie, ich brachte sie nachhause, ich kochte sie in Wasser und ich gab sie meinem Onkel. Wenige Tage später war der Bruder meiner Mutter geheilt."

In einer Studie wurde festgestellt, dass eine einzige hohe Dosis von Psilocybin bei gesunden Versuchspersonen das psychische Wohlbefinden und die Zufriedenheit im Leben steigerte, was oft über ein Jahr bestehen blieb. Anderen konnte man helfen, von ihrer Sucht loszukommen, weitere Studien berichten über ein verstärktes Gefühl der Verbundenheit mit der Natur. Überzeugte Materialisten und Atheisten haben mystische Erfahrungen gemacht, dass hinter der Welt, die wir kennen, mehr steckte, dass es irgendein Jenseits gab. Scan-Aufnahmen zeigten, dass Psilocybin nicht die Tätigkeit des Gehirns aktiviert, eher fand man in entscheidenden Gehirnarealen eine verminderte Tätigkeit. McKenna glaubt, dass Pilze unsere Sinne besetzen und uns Erkenntnisse über die Außenwelt vermitteln. Es wäre eine symbiontische Partnerschaft zwischen Mensch und Pilz.

Agaricus muscarius, Fliegenpilz

Das Gift Muscarin vom Fliegenpilz bringt Bewusstseinsstörung, fehlerhafte Entfernungs- und Größeneinschätzung, Lähmungen, Organschädigungen und nach größerer Menge auch den Tod. Der von alters her bekannte Fliegenpilz, Agaricus muscarius, wurde von einigen Leuten zur Belustigung bei Festen verwendet, weil die Berauschten in Gestik, Handlungen und Worten alles übertrieben haben und dies sehr lustig und drollig zum Anschauen war.

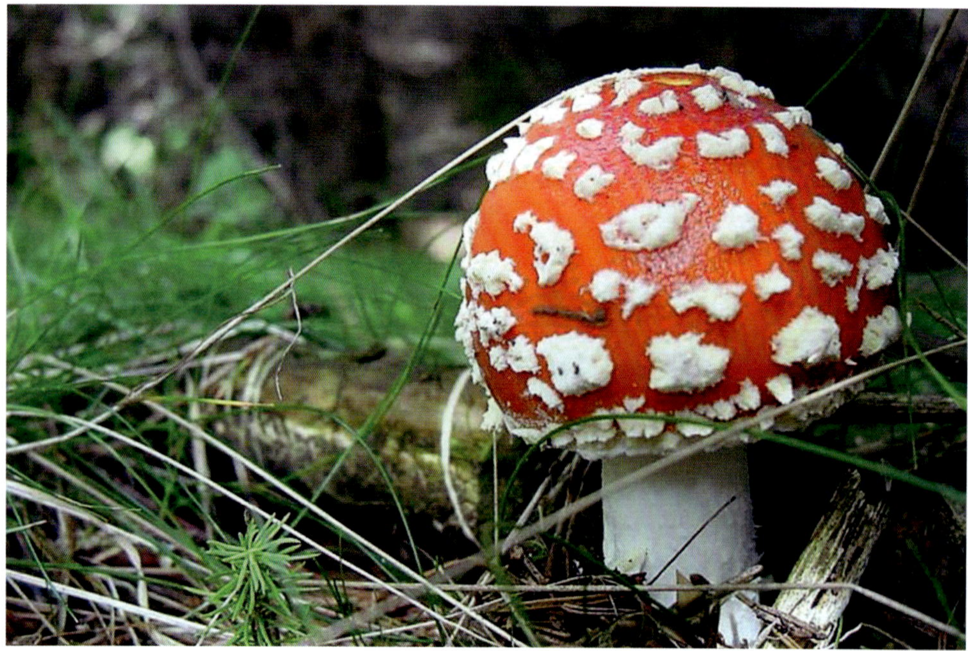

Agaricus

Schamanen und Heiler haben ihn gezielt eingenommen, um in die Zwischenwelt, in eine andere Bewusstseinsebene, blicken zu können. Mit ihm konnten sie „fliegen" in die kindliche Welt der Zwerge und Riesen, denn der Rausch erzeugt ein Leichtigkeitsgefühl und verändert die Größenverhältnisse. Für die nordsibirischen Ureinwohner war dieser Pilz sehr wertvoll und wurde sogar gegen Pelze eingetauscht.
Der Fliegenpilz wird mit Vorliebe als Glückssymbol verwendet. Im Volksmund redet man auch von einem Glückspilz, ein Mensch, der viel Glück hat, dem etwas zugefallen ist, ohne große Mühe. Der leuchtend rote Pilz mit seinen weißen Punkten ziert die Neujahrs- und Glückwunschkarten und der Betrachter kennt sofort seine Bedeutung.
Viele Kinderbücher mit Fliegenpilzbildern, in dem ein Wichtelmann mit roter Zipfelmütze und weißem Bart wohnt, faszinieren die kleinen Leser. Aber auch Erwachsene haben das Gefühl, die Welt der Kobolde, Zwerge, Feen und Elfen zu betreten, wenn sie im Wald die leuchtenden Pilze sehen. Bei der Verreibung des Birkenporlings kam für kurze Zeit eine ähnliche Stimmung hoch, wo über Streiche spielen und andere ärgern gesprochen wurde. Dabei war alles sehr kindlich, drollig, lustig und leicht. Der Kobold Pumuckl, bekannt aus Kinderbüchern und Filmen, geschaffen von der Autorin Ellis Kaut, könnte hier sein Zuhause haben.
In der Homöopathie ist Agaricus muscaris ein sehr wichtiges Heilmittel. Wir haben viele gut dokumentierte Prüfungs- und Heilerfahrungen. Deshalb ist dieses Arzneimittelbild eine wichtige Studiengrundlage zum Verstehen der Pilzmittel im Allgemeinen.
Der Ethnologe Christian Rätsch hat sich mit dem Fliegenpilz und mit vielen anderen psychoaktiven Pflanzen und Pilzen sehr ausführlich befasst und seine Bücher bringen viel Aufschluss über Tradition, Schamanismus und Wirkung. (Abgründige Weihnachten und Psychoaktive Pflanzen von Christian Rätsch).

Ausflug ins Zwischenreich – eine Erfahrung mit dem Fliegenpilz

Eine schamanistische Erfahrung mit Agaricus muscarius

von Christian Reichard

Seltsam dieser Käfer. Warum heißt dieses krabbelnde Wesen überhaupt Käfer? Nein, krabbeln stimmt auch nicht, die Wörter verlieren allmählich ihren Sinn. Was dieses Wesen da vor mir zelebriert, ist nämlich ein grandioser Tanz: anmutig bewegt dieser schwarz schillernde Kobold seine Glieder, umarmt zärtlich eine grüngolden glitzernde Pagode, die wir früher verächtlich einmal Gras genannt haben. Der Kobold wird größer. Allmählich sehe ich nur noch dieses Stückchen Wiese, das ich einst, unendlich lange ist es her, gerade einmal zufällig angesehen hatte. Nichts existiert mehr um mich. Nur dieser schwarz schillernde Prinz des gläsernen Domes tanzt behutsam mit dem goldenen Schwert der Erde, hebt bedächtig seine Fühler in meine Richtung und will mir etwas sagen. Ich weiß mit einem Male, dass er das Geheimnis dieses gläsernen Kosmos mit dem Schwingen seines ganzen Körpers singt.

Aber ich werde unruhig. Das Geheimnis interessiert mich nicht mehr. Der Fliegenpilz, den ich vor einem Universum zu mir genommen hatte, macht mir heftige Übelkeit. Ein giftiger Hauch durchzieht meinen Körper, den ich erst jetzt wieder wahrzunehmen beginne. Angst steigt hoch. Habe ich zu viel genommen? Hat mir mein Bekannter die Dosis und Zubereitungsform nicht richtig gesagt? Macht mein Herz dieses heftig rauschende, immer schneller werdende Pochen noch mit? Alles verschwimmt vor den Augen, das Schwarz des Wiesenmagiers löst sich in ein in allen Farben schimmerndes Schwarz auf. Es gibt nichts mehr auf dieser Welt als mich und dieses Schwarz. Ich verstehe. Und plötzlich sind die beklemmenden Sorgen und die allmählich eiskalt werdende Todesangst wieder verschwunden: ganz klar schiebt sich eine Wahrheit in meinen Geist – wer den Tod fürchtet, hat im Zwischenreich nichts zu suchen. Ach ja, ich wollte einmal wirkliche Schamanenweisheit erfahren, nicht nur Berichte von anderen lesen. Ich wollte einmal erleben diesen mystischen Bereich, aus dem heraus unsere heilenden Kollegen früher und in anderen Ländern heute noch ihre magischen Behandlungen vollzogen. In unseren Breiten nahmen sie dazu unter anderem den leuchtendroten Fliegenpilz, den magischen Hexenpilz, von dem ich eine gewisse Portion nun in mir hatte. Ihn einzunehmen ist nicht illegal, nur gefährlich, weil sein Alkaloidgehalt beträchtlich schwankt. Der Käfer war inzwischen verschwunden, ohne mir seine geheime Weisheit endgültig zu verraten. Ich versuche, meinen Körper, der zwischenzeitlich mindestens einen Berg groß geworden war, zu bewegen. Unsicher schwebe ich den Feldweg hinunter, die Steine auf dem Weg gleichen einer unendlichen Gebirgswüste. Mit einem Male buntes Leben. Eine Palette der allerherrlichsten Brauntöne dieser Erde liegt mitten in der Wüste mir zu Füßen. Ein zärtlicher Tanz grün schillernder Luftwesen umhüllt dieses ästhetische Wunderwerk farbiger Differenziertheit. Ich mag eine Ewigkeit davor gestanden sein, von den lustigen Pirouetten und magischen Zeichen dieser ausgelassenen Wesen, welche sie in die sommerliche Luft schrieben, nicht genug bekommend. Hässliche Geräusche schreckten mich auf, und unendlich langsam begann ich zu begreifen, dass ich einen Kuhfladen angestarrt hatte und jetzt Mitmenschen daherschlurchten. Menschen? Ein hässliches Pferdegesicht mit gelben, unsauberen Zähnen grinste wiehernd zu mir herüber, daneben eine ekelige schwarze Spinne, die geifernd und zugleich lauernd wie zum Sprunge zu mir her schielte. Dann erreichte mich ein rülpsender Laut, eine graubraune Spur in der Luft zurücklassend. Ich zitterte am ganzen Körper. Kalter Schweiß sammelte sich unter der Haut, wollte abwaschen diesen klebrigen Schleim, der mich mit einem Male von da drüben überfallen wollte. Ich muss wohl im richtigen Tonfall zurückgeknurrt haben, jedenfalls lichtete sich für einen Moment das Pferdegesicht und die schwarze Spinne und die Gesichter eines wohl ehrerbietigen, gutbürgerlichen spazierengehenden

Ehepaares kamen ansatzweise zum Vorschein. Ich verstand, diese Art Geister sind es, welche den Menschen krank machen. Und du musst verstehen, wer sie sind, wie du mit ihnen umgehst, sie beschwörst und wie du sie vertreibst. Mein Gott, welch ein schweres Wissen! Wie harmlos doch die ganze Bücherweisheit, welche niemals deine eigene Erfahrung ersetzt und damit nichts weiß. Ich wende mich um. Der Wald schaut mich an. Die grimmigen großen Baumriesen nicken mir zu, die ich mit meinen unscharf gewordenen Pupillen nicht richtig erkennen kann, aber deren Rauschen ich sehr wohl verstehe. Wir sind krank, sagen sie. Ihr Menschen macht uns kaputt. Geh hinaus und sage das deinen Leuten. Wir können nicht sprechen wie ihr, aber gerade verstehst du, was wir dir sagen. Und ich nicke den grünbraunen Freunden zurück, erschrocken und beängstigt. Plötzlich sehe ich sie nicht mehr, dafür schiebt sich der Ausläufer des Ortes, in dem ich wohne, in mein Blickfeld. Scheußliche Ungetüme fingern wie ein schwärendes Krebsgeschwür in die zart wogenden Felder, Siedlungen, steril, wie mit weißem Arsenik verziert. Eigentumshäuschen mit kahlgeschorenen Ausläufen. Ein Hund bellt. Falsch wie sein Besitzer wohl kläfft diese Wohlstandsmaske mich an, zieht sofort den Schwanz ein, als ich ihm einen scharfen Gedanken entgegenschleudere, und er verkriecht sich hinter einem Busch und – er weiß ja gar nicht mehr, warum er bellt. Man hat ihm sein Hundewesen abgewöhnt mit all den gelangweilten Unsinnigkeiten missglückter Eigenerziehung seines Herrchen. Mitleid steigt in mir auf. Das Bellen hört auf. Allmählich steigen immer verworrener werdende Bilder auf. Ich weiß nicht mehr, ob ich träume oder ob ich immer schon geträumt habe. Was ist Wirklichkeit? Diese Wirklichkeit, vor der ich gerne davongelaufen bin all die Jahre, weil die Natur so großartig und all das menschliche Tun so krank ist? Oder bin ich gerade ein halluzinierender Fall für die Toxikologie? Bewahre, nur keinen Arzt, welch ein entsetzlicher Alptraum! Irgendwie finde ich mich auf meinem Bett wieder, die Dämmerung bricht durch das Fenster herein und wirft einen goldenen Schatten in die Träume, die in immer schnellerer Folge sich ablösen. Bizarre Landschaften ziehen auf, fremde Wesen dringen für einen kurzen Moment in meine Seele, flüstern etwas, machen bedeutsame Gesten. Ich kann nichts mehr fassen und überlasse mich wohl einem schweren, deliranten Schlaf. Als ich am Morgen wieder aufwache, habe ich entsetzliches Kopfweh, die Bilder des vergangenen Tages wirken lange nach.

Diese unvergessenen Szenen habe ich nun nach bald 25 Jahren hier aufgeschrieben. Ich habe nie wieder vom Fliegenpilz probiert, es gibt gefahrlose Wege ohne Drogen, all diese Dinge zu erforschen. Aber er ist mir als Agaricus muscarius D4-30 zum therapeutischen Freund geworden.

Christian Reichard, www.reichard-web.de

Secale – Mutterkorn

Das Mutterkorn Claviceps purpurea wächst auf Süßgräsern und Roggen als Parasit. Es enthält das Alkaloid Ergotamin und weitere ähnliche Alkaloide.

Im Mittelalter kam es zu häufigen Vergiftungen, bekannt als Ergotismus oder Antoniusfeuer. Die Betroffenen litten an Missempfindungen, Überempfindlichkeiten und Lähmungen, die durch Kontraktion der Muskulatur und Gefäße und dadurch Durchblutungsstörungen, ausgelöst wurden. Das chronische Bild zeigte sich im gangränösen Absterben der Finger und Zehen. Zusätzlich bekamen sie Wahnvorstellungen, Visionen von himmlischen und höllischen Zuständen, waren verwirrt und starben durch Mangeldurchblutung an Atem- und Herzstillstand. Ein Gemälde vom Matthias Grünewald am Isenheimer-Altar stellt einen an Antoniusfeuer Erkrankten dar, schmerzhaft verzerrt und entblößt. Im Secale-Arzneimittelbild kennen wir das Symptom: „Brennendes Gefühl der Haut, das besser wird durch Kälte. Der Patient will die erkrankten Teile entblößen, obwohl sich diese objektiv kalt anfühlen".

Die Mutterkornalkaloide werden in der Medizin zur Behandlung von Migräne, peripheren Durchblutungsstörungen, der Parkinson-Krankheit und des Restless-Legs-Syndroms (Ruhelosigkeit der Beine) eingesetzt, in der Gynäkologie als Wehenmittel und auch nach der Geburt zur Rückbildung. In der Homöopathie zeigt das Mittel Secale cornutum ein Arzneimittelbild mit großer therapeutischer Bandbreite, wird sehr häufig als Spasmolytikum in niederen Potenzen gegeben, in höheren Potenzen aber bei manischen Zuständen, Muskelzuckungen, Blutungsneigungen, bei Abortneigung während der Schwangerschaft- und Wochenbettpsychose. Bei Erkrankungen von alten Menschen ist Secale das Hauptmittel bei Gangrän, v. a. der unteren Extremitäten, besonders beim diabetischen Gangrän.

LSD

Lysergsäurediethylamid, kurz auch LSD, ist eine Droge im Sinne des Betäubungsmittelgesetzes. Es wird chemisch hergestellt und hat eine psychedelische Wirkung. Professor Hoffmann, ein Schweizer Chemiker, stellte diese Substanz im Labor aus dem Mutterkornalkaloid her. Er berichtete: „Objekte verändern sich optisch, ich konnte mich nicht konzentrieren. Bei geschlossenen Augen überschwemmten mich phantastische Bilder von außerordentlicher Plastik und intensiven Farben … Ich hatte Angst, irrsinnig zu werden, und was das schlimmste war: Ich war mir meines Zustandes klar bewusst; mein Beobachtungsvermögen war nicht beeinträchtigt." LSD gilt, wie Psilocybin, der aktive Bestandteil in vielen Arten von „Zauberpilzen" sowohl als psychedelischer (Geist offenbarender) Wirkstoff als auch entheogen (Substanz, die ein Erlebnis des "Göttlichen in uns" auslö-

sen kann). Das Erleben von Zeit und Raum ist verschoben und LSD ist um ein vielfaches in der Wirkung stärker als Meskalin und Psilocybin. Berichte von Konsumenten, die ihre Rauscherlebnisse niederschrieben, erinnern zeitweise auch an Erfahrungen unter Einfluss des Fliegenpilzes. Es wurden schöpferische Fähigkeiten befreit, weshalb gerade Künstler Erfahrungen mit LSD hatten. Diese Substanz mildert die strengen Gewohnheiten und festgefahrenen Vorstellungen und Denkmuster. In früheren, jetzt verbotenen Therapieanwendungen konnte schweres Suchtverhalten und unheilbare Depressionen abgemildert werden. Obwohl viele Untersuchungen gemacht wurden, herrscht trotzdem keine Klarheit, wie die Substanz wirkt und wie der Wirkmechanismus ist. Auch wurden Missbildungen und Erbschäden beschrieben. Das lässt vermuten, dass diese Droge nicht nur den Gehirnstoffwechsel beeinflusst, sondern tief bis zur DNA vordringt.
Im Arzneimittelselbstversuch mit den Baumpilzen kamen viele drogige Symptome zum Vorschein: Körpermissempfindungen, Stechen und Kriebeln auf der Haut, Körper löst sich auf, wird gasförmig, Gefühl des Schwebens, Farben sehen, Gehörhalluzinationen, kein Gefühl für Zeit, Gefühl von im Nebel stehen und nicht klar sehen zu können; alles Symptome, die auch bei Einnahme von Drogenmitteln bekannt sind.
LSD zählt auch zu den Wahrheitsdrogen. Unter Einfluss von LSD ist die Eigenkontrolle vermindert und die Menschen plaudern Geheimnisse aus.

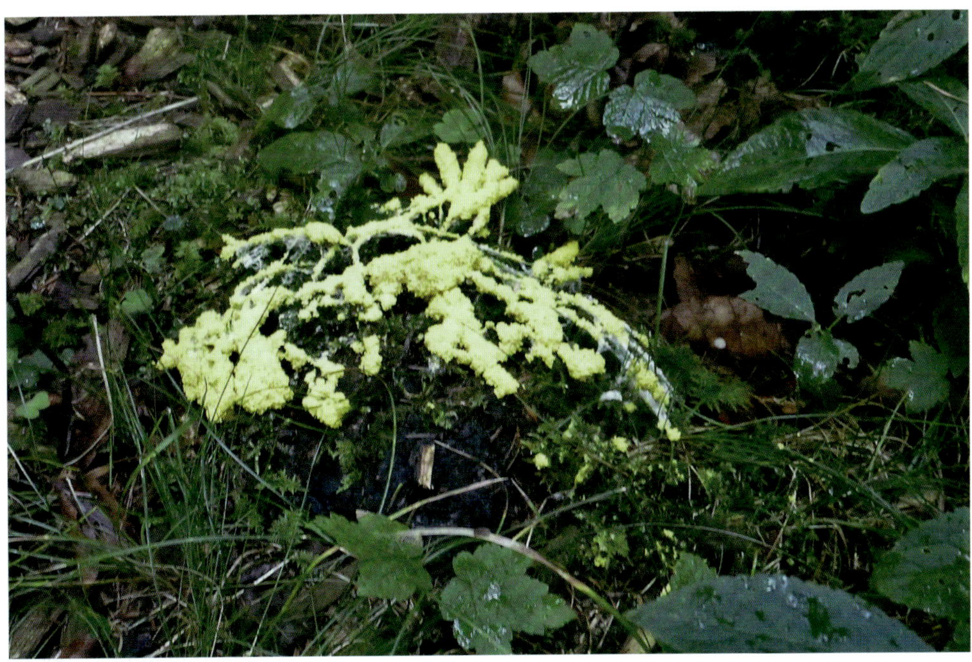

Schleimpilz auf bemoostem Stein

Im Repertorium finden wir unter der Rubrik: „Enthüllt Geheimnisse" folgende Mittel aus dem Reich der Pilze: Agaricus, unter „Indiskretion" Bovista und unter „naiv" wieder Bovista. Diesem Verhalten ist ähnlich Hyoscyamus.
Während der HAMSE der 3 von mir geprüften Pilze war ein großes Thema: Mangel an Diplomatie, sagt unverblümt die Wahrheit. Könnte dieses Charakteristikum auf das gesamte Pilzreich ausgedehnt werden?

Ophiocordyceps unilateralis[1]

Die Pilze können das Verhalten ihres Wirtes so manipulieren, dass es ihnen zu Nutzen ist, mit dem Ziel, dass sie ihre Sporen verbreiten können.

Sind die Rossameisen vom Ophiocordyceps infiziert, verlieren sie ihre instinktive Höhenangst, vergessen die Sicherheit des Nests und klettern auf Bäume und andere hohe Pflanzen. Die Ameise hat keinen freien Willen mehr, der Pilz steuert das Verhalten des Wirtes. Er zwingt das Insekt, sich genau an der Stelle festzuklammern, wo Feuchtigkeit und Temperatur zum Keimen optimal sind. Dort wächst das Mycel aus den Füßen der Ameise und verbindet sich mit der Pflanze. Aus dem Kopf lässt er einen Stiel sprießen. Die reifen Sporen regnen auf die unten gebliebenen Ameisen herab und infiziert diese. Sporen, die ihr Ziel verfehlen, bilden klebrige Ausläufer, ähnlich Fallstricke. (Toxoplasmoseerreger wirken ähnlich: Die infizierte Maus verliert die Angst vor der Katze).

Die Wissenschaftler stehen vor einem Rätsel: Wie kann ein Pilz den Geist eines Insektes beeinflussen? Ophiocordyceps ist eng mit dem Mutterkorn verwandt, aus dem das LSD gewonnen wird. David Hughes, ein Experte, der das Manipulationsverhalten der Pilze erforscht, hat 2017 Ameisen mit Ophiocordyceps infiziert und das Gewebe der Insekten analysiert und stellte fest, dass der Pilz 40 % der Biomasse im Körper darstellte, aber keineswegs im Kopf zu finden war.

Entomophthora[1]

Ist ein Pilz, der Fliegen infiziert, ähnlich wie Ophiocordyceps. Die Fliegen sind ähnlich willenlos und klettern hoch hinaus. Er frisst den Körper der Fliege auf, wächst als Stiel aus dem Rücken und entlässt seine Sporen in die Luft. Dabei stellten Wissenschaftler fest, dass sich der Pilz eines bestimmten Virus bedient, der Insekten befällt und den Geist von Insekten manipuliert.

1 Quelle: Buch „Verwobenes Leben" von Merlin Sheldrake

Glückspilz

Geboren ward er ohne Wehen
Bei Leuten, die mit Geld versehen.
Er schwänzt die Schule, lernt nicht viel,
Hat Glück bei Weibern und im Spiel,
Nimmt eine Frau sich, eine schöne,
Erzeugt mit ihr zwei kluge Söhne,
Hat Appetit, kriegt einen Bauch,
Und einen Orden kriegt er auch,
Und stirbt, nachdem er aufgespeichert
Ein paar Milliönchen, hochbetagt;
Obgleich ein jeder weiß und sagt:
Er war mit Dummerjan geräuchert!

(Wilhelm Busch, 1909)

11. Nutzpilze

Hefepilze

Bier- und Backhefe sind die bekanntesten Nutzpilze: Saccharomyces cerevisiae wird Brot- und bestimmten Kuchenteigen zugesetzt. Unter optimalen Wärme- und Nahrungsbedingungen vermehren sie sich sehr schnell, verstoffwechseln den Zucker und geben Kohlendioxyd ab. Diese Luftbläschen lassen den Teig „gehen", er wird locker, „aufgeblasen" und beim Backen in der Hitze sterben die Hefepilze wieder ab.

Zur Herstellung von alkoholischen Getränken wie Wein oder Bier wird der kohlehydrathaltigen Maische (Most) die Hefe zugesetzt. Unter Abschluss von Sauerstoff läuft der Gärungsprozess ab, der Zucker wird abgebaut zu Alkohol. Würde man den Sauerstoff nicht wegschließen, bekäme man zum Schluss Essig.

Aus der Kinderzeit kenne ich den großen bauchigen Glasballon in der Küche, auf dem das Gärglas saß mit etwas Wasser im Siphon. Der rubinrote Beerensaft wurde lebendig, er bildete feine hochsteigende Gasperlen und man konnte meditativ beobachten, wie mit fast regelmäßigen Abständen eine Luftblase sich durch das Gärglas drängte und mit einem „Blubb" entwich. Nach einer gewissen Zeit war der Gärvorgang abgeschlossen. Im Siphon wurde es still. Zeit, den fertigen Beerenwein in Flaschen abzufüllen.

Bierhefe enthält viele Aminosäuren und reichlich Vitamine E, H, B1, B2, B3, B5, B6, B9 und B12 und kann zur Substitutionstherapie verzehrt werden. Es gibt verschiedene Bierhefesorten, die auch den Geschmack des Bieres beeinflussen.

In der Volksmedizin wurde sie auch bei Krebsleiden verabreicht, bei Erschöpfung und bei fieberhaften Durchfällen.

Wegen des großen Anteils an Protein wird Hefe auch als Tiernahrung verwendet.

Botrytis cinerea

Der *Mycelpilz Botrytis cinerea* ist ein wichtiger Helfer für den Winzer, ein Grauschimmelpilz auf der reifen Weintraube. Er baut die Säuren in der Traube am Weinstock ab, die Beeren trocknen leicht aus und daraus können die Beeren- und Trockenbeerebauslesen hergestellt werden mit dem typischen süßen Bukett.

Pencillium camemberti und Co.

Weißschimmelpilze wie Penicillium candidum oder Penicillium camemberti, Blauschimmelpilze Penicillium roqueforti und Penicillium glaucum werden zur Herstellung von Käse verwendet. Der besondere Geschmack von Blauschimmelkäse und Camembert rührt von diesen Pilzsorten.

Kefirpilz

Bei der Herstellung des Kefirgetränkes wird die Kefirknolle in die Milch eingelegt. Das Konglomerat von kleinen Körnchen, fühlt sich etwas gummiartig an, besteht aus Hefepilzen (Candida utilis, Candida kefyr), Milchsäurebakterien (Lactobacillus acidophilus, Lactococcus lactis) und wenig Essigbakterien.

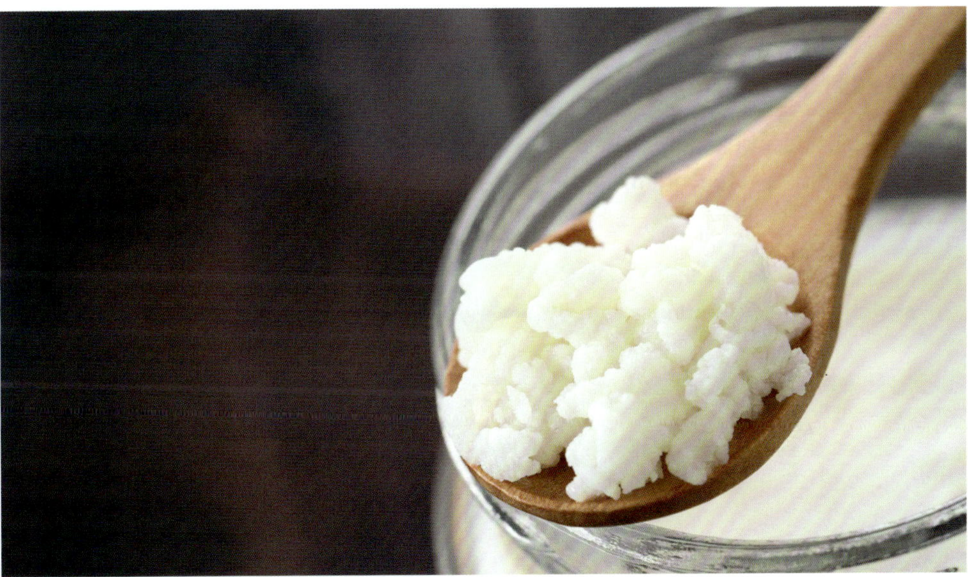

Kefirpilz

12. Unbeliebte Pilze

Der Brotschimmel

Schimmel, der sich auf feuchten Backwaren breit macht, aber auch andere Lebensmittel verderben lassen kann, zeigt sich meist als grün-blauer Rasen.
Meistens handelt es sich dabei um den Rhizopus stolonifer.

Feuchtigkeitsschimmel im Haus

Cladosporium liebt hohe Luftfeuchtigkeit. Die Sporen enthalten das schwarze Pigment Melanin, daher wird er auch der Schwärzepilz genannt. Zu finden ist er in feuchten Räumen, Gewächshäusern und an verrottenden organischen Materialien. Er kann beim Menschen Asthma und Allergien auslösen.

Schimmelbefall der Pflanzen

Schimmelpilze, der bekannte Falsche und Echte Mehltau, der Blattrost, befällt die Kulturpflanzen, gerade bei feuchtem Wetter und schwächt sie sehr.

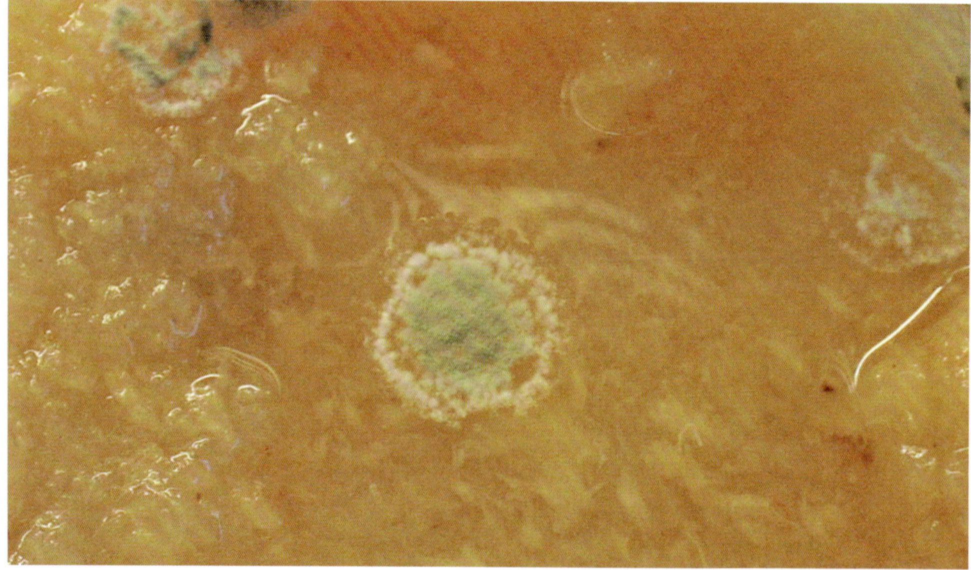

Schimmelpilz auf Apfelmus

13. Arzneien aus Pilzen

Penicillin

Das Antibioticum *Penicillin* wird aus Pilzen gewonnen, aus dem Pinselpilz *Penicillium chrysogenum.*

Nach der Entdeckung der Wirkung des Penicillins im Jahre 1928 von dem schottischen Bakteriologen Alexander Fleming hat es vielen Menschen helfen und Leben retten können. Heute ist die Arzneimittelgruppe der Penicilline sehr umstritten, weil wir mittlerweile viele Resistenzen von Bakterienstämmen kennen. Die Bakterien studieren ihre Feinde, lernen sich zu wehren und geben ihre Erfahrungen der nächsten Generation weiter und diese werden resistent.

Ergotin

Das Mittel *Ergotin* aus dem Mutterkorn (Secale cornutum) wird bei Migräne eingesetzt, früher hat es hauptsächlich als Haemostypticum Verwendung gefunden.

Beta-Glucan

das aus Austern- und Hefepilzen gewonnen wird, wirkt intensiv immunstimulierend.

Antidepressiva aus halluzinogenen Pilzen

In der Pharmaindustrie laufen zur Zeit Versuche, die Wirkung der psychogenen Mushrooms zu nutzen und Auszüge als Antidepressiva einzusetzen.

Cyclosporin

als Immunsuppressivum

Fingolimod

unter diesem Markennamen handelt es sich um das künstlich hergestellte Myriocin, das bei Multipler Sklerose eingesetzt wird.

14. Erkrankungen durch Pilze

Früher wusste man nichts von den Pilzen als Krankheitserreger. Bei Haut- und Nagelleiden vermutete man Würmer oder ähnliche kleine Tiere. Albertus Magnus, Kirchenlehrer, Alchemist, Philosoph und Gelehrter aus dem 13. Jahrhundert, empfiehlt als Mittel gegen diese Art von Hauterkrankungen Ölauszüge von der Lilie zu nehmen.

Bei Mykosen der Genitalien schreibt er: *„Ein Jucken der weiblichen Scham und des männlichen Gliedes beseitigst du durch einen erwärmenden Wickel mit Wein, in dem Salbei gekocht wurde."*

Die Pilze lieben Wärme, Feuchtigkeit und absterbendes Material. Unser Körper ist deshalb ein Paradies für sie. Haut- und Schleimhautzellen sterben täglich ab, um sich zu erneuern und im Darm ist der ideale Ort, abgestorbenes Material zu finden. Bevor die Nährstoffe richtig aufgeschlossen werden, bedient sich bereits schon der Pilz an den Kohlenhydraten und auch am Mineralstoff Calcium.

Immer wieder aufflammende Vaginal- und Blasenentzündungen, Gelenkschmerzen, die fälschlicherweise als Gicht oder Rheuma diagnostiziert werden, sind oft Candidosen oder andere Pilzerkrankungen. Symptome einer Mykose sind Schlaffheit und Müdigkeit, denn die energiereichen Lebensmittel, Vitamine und Mineralien werden vom Pilz verbraucht und stehen dem Körper nicht mehr zur Verfügung. Da gerade der Stoffwechsel im Gehirn extra viel Glucose braucht, kommt es sekundär zu Konzentrations- und Gedächtnisstörungen. Einige Pilzerkrankungen können ähnlich einer Tuberkuloseerkrankung sein, wo sich Nachtschweiße, Schwäche und Gewichtsverlust zeigen.

Zur Bekämpfung der Mykosen im allgemeinen werden Antimykotika eingesetzt in Form von Tabletten und Salben mit dem Rat, sich kohlenhydratarm und zuckerfrei zu ernähren. Meist wird noch zusätzlich Cortison verordnet.

In der Naturheilmedizin werden neben den Diäten Pflanzen aus der Familie der Liliengewächse eingesetzt, ganz wichtig sind der Knoblauch, Bärlauch und die Zwiebel; weitere Mittel sind Thymian, Kapuziner- und Wasserkresse, Curcuma, Grapefruitkernextrakt, Teebaumöl und Propolis.

Candidose

Candida albicans

ist bei Gesunden in kleinen Mengen ein meist harmloser Mitbewohner, der aber bei Immunabwehrschwäche sich vermehrt und schlimme Erkrankungen auslösen kann.

Ernähren wir uns hauptsächlich von Kohlenhydraten, von kurzkettigen Zuckern (Mono- und Disaccharide) bis zu den langkettigen Getreideprodukten, füttern wir diesen kleinen Sprosspilz Candida in unserem Darm, der die Polysaccharidketten spaltet und auch so einiges für seinen eigenen Stoffwechsel verbraucht. Wenn das ökologische Gleichgewicht gestört ist, machen uns die Candida-Stämme mit ihren Stoffwechselabfällen (Mykide) Probleme. Zusätzlich kommt es noch zur alkoholischen Gärung, so dass wir aufgebläht sind und unsere Leber Probleme mit dem Alkohol bekommt, da es meist Fuselalkohole sind. Durch die Störung des Gleichgewichtes der physiologischen Darmbakterien vermehren sich die pathogenen Arten, die verantwortlich sind für Entzündungen und Durchlässigkeit der Darmschleimhaut. Zusammen mit anderen pathogenen Darmbakterien, die die physiologischen Stämme zurückdrängen, nisten sie sich in die entzündete Darmschleimhaut ein, machen sie durchlässig für Allergene und Toxine, die nicht in das Blut sollen. Die gesunde Barriere ist geschwächt und verletzt. Die Folge sind Nahrungsmittelunverträglichkeiten, Allergien und weitere chronische Krankheiten, unter anderem das „Leaky Gut Syndrom".
Symptome einer Candidose sind häufig Blähbauch, Heißhunger auf Süßes, Adipositas, am Darmausgang quälendes Jucken, auf der Haut juckende, abschälende Flechten. Gefahr ist aber nicht nur im Darm und innerhalb des Speisebreis. Man begegnet dem Pilz bei Vaginalmykosen im Urogenitaltrakt, als Mundsoor, im Atemtrakt und bei Hauterkrankungen und verursacht viele wiederkehrende oder anhaltende gesundheitliche Probleme.

Malassezia furfur

Bei Erkrankungen der Haut und auch beim Pilzbefall der Nägel handelt es sich meist um den Pilz Malassezia furfur, ein candidaähnlicher Pilz, der auch für die Kleieflechte Pityriasis versicolor verantwortlich ist.

Candida parapsilosis

hat ähnliche Eigenschaften wie Candida albicans, besitzt aber eine höhere Pathogenität. Seine Besiedelungsorte sind die inneren Organe, Knochen und das Zentrale Nervensystem. Man macht ihn auch verantwortlich für Lern- und Konzentrationsstörungen, ADHS, Unruhe, Aggressivität und neurodermitisähnliche Hautausschläge.

Candida krusei
ist in vielen Nahrungsmitteln zu finden wie Marmeladen und Bier. Neben den allgemeinen Candidaeigenschaften ist er der Verursacher des extrem aufgetriebenen Abdomens, unter Umständen kann er auch eine Myo- und Endokarditis auslösen.

Geotrichum candidum
wächst auf den angesäuerten Lebensmitteln wie Joghurt und Sauerkraut und infiziert Mundhöhle und Speiseröhre. Der infizierte Patient hat einen weißlichen Schleimhautbelag, muss sauer aufstoßen und leidet an schmerzhaftem Blähbauch.

Torulopsis glabrata (Candida glabrata)
besiedelt hauptsächlich den unteren Bauchraum.

Als homöopathisches Mittel ist Candida albicans oder auch Monilia albicans gut geprüft und bekannt. (Marco Riefer hat uns Candida albicans als homöopathisches Mittel zugänglich gemacht).

Cryptococcus neoformans
aus der Familie der Filobasidiaceae. Gehört zu einer Gattung von ungefähr 20 Hefearten, auf den Nährböden wachsen sie schnell bei 25–37 °C und zeigen sich als cremfarbene bis braune schleimige Kolonien. Hat Ähnlichkeiten mit der Hefe, kann aber keinen Zucker abbauen. Hat eine starke Kapselschicht. Kann Melanin produzieren, man beobachtet, je älter der Pilz wird, verändert er die Farbe in Richtung braun. Sie sind zu finden in den Böden, wo sich Tauben und Hühner aufhalten und ihren Kot absetzen, Totholz und in Baumhöhlen. Er hat viele Ähnlichkeiten auch mit holzverwesenden Schleimpilzen. Man vermutet, dass er ausgetrocknet länger als 2 Jahre überleben kann. Die Vögel, v. a. die Tauben übertragen diesen Pilz, ohne selbst dabei krank zu sein, denn sie haben eine höhere Körpertemperatur, wo sich der Pilz nur verlangsamt vermehren kann. Diesen Pilz hat man auch bei gesunden Menschen auf der Haut isolieren können, genauso wie auf unseren Lebensmitteln wie Früchte und Gemüse

Synonym: Saccharomyces neoformans San Felice 1895
Cryptococcus hominis Vuill. Ex Guég.
Torula histolytica J. L. Stoddart & Cutler 1916

Cryptococcosis
Die Infektions-Eingangspforte ist der Respirationstrakt. Der erste Kontakt kann viele Jahre vor dem Ausbruch der Krankheit liegen, prädisponiert sind Geflügel- und Taubenzüchter. Meist haben sie milde Symptome, aber auch langwierige chronische Bronchitiden. Primär ist der Respirationstrakt betroffen, die Pilze können aber auch das ZNS, das Gehirn und die Meningen affizieren, auch Nieren, Knochen, Lymphe und Haut. Gerade

AIDS-und Hodgkin-Patienten, auch Kranke, die hohe Cortisondosierungen einnehmen müssen, sind empfänglich dafür.

Symptome

- Der Infizierte erscheint verwirrt, wie betäubt, ist desorientiert, bis zum Gedächtnisverlust
- (Er zieht unangemessene Kleidung an: Strassenkleidung im Bett, Schlafanzug Beim Einkaufen gehen)
- Ist ungeschickt in den Handlungen, verliert die Koordination.
- Er ist sehr reizbar, aufbegehrerisch, will kämpfen und ist gegen alles.
- Er fühlt eine tiefe Kluft zwischen den Fronten und keinerlei Toleranz für die andere Seite.
- Dinge erscheinen nicht so, wie sie sind. Alles erscheint fremd, Gefühl, alles sei eine Lüge
- Fühlt, als sei der Körper sei deformiert
- Hat das Gefühl, aus einem anderen Zeitraum zu kommen.
- Träume von Raumstationen, von Aliens, die die Erde überschwemmen, die in den Finger pieksen

Schwindel

- Kopfschmerzen, dabei steifer Nacken
- Schmerzen hinter den Augäpfeln
- unscharfes Sehen, doppelt sehen
- Lichtempfindlichkeit
- Übelkeit und Erbrechen
- Völlegefühl nach kleinen Mahlzeiten
- Abdomen aufgetrieben mit Schmerzen
- Schmerzen in der Brust, auch punktueller Schmerz
- Engegefühl, wie zusammen geschnürt
- anhaltender, immerwährender Husten, trocken.
- Interstitielle Pneumonie
- Akutes Lungenversagen.
- Tiefe Erschöpfung, Schwäche mit Schläfrigkeit
- Geschwollene Lymphknoten.
- Bekommt leicht Blutergüsse, blaue Flecken, Unterhautblutungen.

Pilzsporen

Viele reagieren allergisch auf Pilzsporen, vor allem auf die Sporen des Schimmelpilzes Aspergillus. Nach der Graböffnung des Tut-Ench Amun erkrankten etliche Archäologen plötzlich und starben am „Fluch des Pharao". Ursache waren die eingeatmeten Pilzsporen des Aspergillus flavus, die eruptiv auskeimten, sich vermehrten und den Körper zerstörten. Die Symptome zeigen sich ähnlich einer Tuberkulose: Fieber, Nachtschweiß, Müdigkeit, Zerschlagenheit und Gewichtsverlust. Bei Immungeschwächten kann eine Pneumonie ausgelöst werden oder ein allergisches Bronchialasthma.

Diagnostische Verfahren versagen meist, die Pilzerkrankung zu erkennen, allein die Dunkelfeldmikroskopie ist in den Händen von geschulten und erfahrenen Therapeuten ein wichtiges Instrument. Prof. Günter Enderlein (1872–1968) hat entscheidende Forschungen betrieben, Urformen der Pilze gefunden und ihre Vielgestaltigkeit beschrieben. Daraus entstand die Möglichkeit eines gezielten Therapieansatzes.

Mykotoxine

Verschiedene Schimmelpilze scheiden bei der Verstoffwechselung Mykotoxine aus und vergiften die Nahrungsmittel. Auch bei Futtermittel für Tiere kann dies sehr problematisch werden und zu starken Vergiftungserscheinungen führen. Über Eier und Milch kommen die Toxine wieder in die menschliche Nahrungsmittelkette.

Die Toxine des Schimmelpilzes Aspergillus, die **Aflatoxine**, wirken cancerogen, neurotoxisch, schädigen das Immunsystem, es kann zum Abort kommen, schädigen Leber und Nieren und lösen allergische Reaktionen aus.

Die **Ochratoxine** sind nierenschädigend, verursachen Bluthochdruck, Myogelosen, rheumatische Gelenkbeschwerden, allgemeine Probleme am gesamten Bewegungsapparat, Ödeme und stinkenden Fußschweiß.

Das Mykotoxin **Citrinin** wird von Penicillien- und Aspergillen-Arten gebildet, die auf Zitrusfrüchten wachsen. Es ist auch nierenschädigend, verursacht Zahnkaries, Blutgerinnungsstörungen und allergische Reaktionen.

Die Mykotoxine sind deshalb so tückisch, weil sie hitze- und säurebeständig sind und durch Kochen nicht unschädlich gemacht werden können. Außerdem sind sie ohne Geschmack und nicht sichtbar.

Toxine aus dem Pilzstoffwechsel im Darm schwächen das Immunsystem, können Krebs auslösen und gerade Menschen mit schwacher Immunabwehr werden vom Pilz besiedelt.

Die Toxine der Candidae, die **Mykide**, lösen allergische Reaktionen auf der Haut aus. Flecken, Bläschen und Juckreiz bis zur akuten Urticaria und auch die Neugeborenenakne gehen auf ihr Konto.

Soviel warne ich im Voraus, daß Indolenz, Gemächlichkeit und Starrsinn vom Dienste am Altare der Wahrheit ausschließt, und nur Unbefangenheit und unermüdeter Eifer zur heiligsten aller menschlichen Arbeiten fähigt, zur Ausübung der wahren Heilkunde. Der Heilkünstler in diesem Geiste aber schließt sich unmittelbar an die Gottheit, an den Weltenschöpfer an, dessen Menschen er erhalten hilft, und dessen Beifall sein Herz dreimal beseligt.

Hahnemann, Vorwort zum Organon, 6. Auflage

15. Kultivierung der Pilze

Pilze sind schwerlich auf einem großen Areal wie Feld oder Gewächshaus zu züchten, wie wir das kennen von Tomaten, Gurken und Salaten. Sie wachsen in Symbiose mit bestimmten Bäumen, in einer bestimmten Umgebung, benötigen also ganz besondere Bedingungen.

„Man muss nur die richtige Voraussetzung dafür schaffen, dann kommen sie wie angesät alleine aus dem Boden. Ein gesunder Wald, bestimmte Baumsorten, für Feuchtigkeit sorgen, auch bestimmter Wildbestand ist wichtig, dann kommen sie von selbst. So läuft die „Pilzzucht" von Steinpilzen und anderen guten Speisepilzen erfolgreich." Bei einer Führung durch den Permakulturhof im Lungau hat uns sein Besitzer Sepp Holzer gezeigt, wie genau er die Natur beobachtet, erkennt und sie im Gefüge unterstützt. So lockt er die Steinpilze aus dem Boden, die immer in Gesellschaft mit den Fliegenpilzen wachsen. Auch dass er essbare chinesische Baumpilze auf einem Stamm züchtete, die aber nur sehr sparsam wuchsen und sehr bald keine neuen Fruchtkörper mehr zeigten. Die Stämme warf er auf einen Haufen von Abfall zum Vermodern den Abhang hinunter. Einige Zeit später brachte ein Gast einen ganzen Korb voller chinesischer Pilze an, die er auf den weggeworfenen Baumstämmen fand. Sepp Holzer, ein Forscher und Beobachter, schloss daraus, dass zum Wachstum evtl. auch Erschütterungen notwendig sind. Seit dieser Zeit schlägt er mit einem Prügel auf die beimpften geschnittenen Baumstämme, wenn der Ernteertrag rückläufig wird. Alsbald darauf kommt es wieder zu einem erneuten Wachstumsschub von Zuchtpilzen.

Pilze sind einerseits empfindlich, wenn das Milieu und die Umgebung nicht stimmen, andererseits brauchen sie Reize, um Früchte tragen zu können.

In der Homöopathie geben wir ein Arzneimittel und setzen damit eine künstliche Krankheit, wir setzen einen Reiz. Die Lebenskraft, die nicht materiell ist, braucht auch einen immateriellen Reiz. Sie braucht keine Prügel und Stürme, sondern den energetischen Reiz, damit sie wieder in Harmonie gehen und die Energie wieder fließen kann.

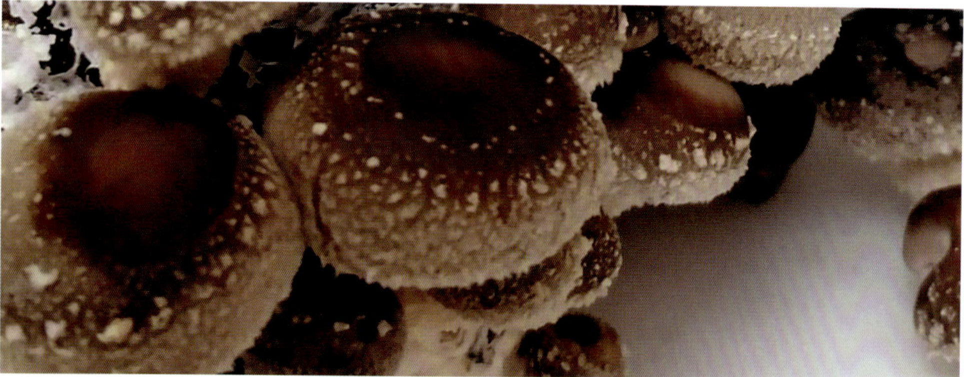

Shiitake-Kultur

16. Kommunikation der Pflanzen und Pilze

Nicht nur Tiere und Menschen sind soziale Wesen, die miteinander kommunizieren und Sympathie – Antipathie ausdrücken. In den Recherchen der Gentechnikkritikerin und Biologin Florianne Koechlin beschreibt sie, wie die Pflanzen sich mitteilen, Insekten zur Bestäubung anlocken, die Feinde ihrer eigenen Feinde anlocken und sich seiner eigenen Gattung mitteilen. Wenn sie von Schädlingen befallen werden, warnen sie die anderen, damit sie sich wehren können und frühzeitig Pflanzenschutzstoffe produzieren können. Man hat festgestellt, dass ein Baum innerhalb eines Waldes an der entgegen gesetzten Himmelsrichtung die gleichen Abwehrstoffe bereits zur Vorbeugung gegen Schädlingsbefall gebildet hat, wie sein bereits befallener Kollege auf der anderen Seite des Waldes. Die Kommunikation kann also über große Distanzen gehen. Wichtig zur Informationsvermittlung ist das unterirdische Pilzmyzel. Damit sind die Bäume und auch andere Pflanzen über mehrere Kilometer verbunden. Durch schwere Maschinen, die den Waldboden durchpflügen, zusammenpressen und das Pilzmyzel durchtrennen, wird die „Telefonleitung" beschädigt und abgerissen, die Warnung und Erfahrung kann nicht weiter gegeben werden. Sie sind auf eigene Erfahrung angewiesen und können nicht vorsorglich Abwehrstoffe bilden. Der Schädlingsbefall kann dadurch sehr schnell und ungebremst fortschreiten. Die unterirdischen Pilzfäden sind wie die Glasfaserleitungen des Internets. Sie durchweben den ganzen Waldboden. Ein einziger Pilz kann sich über mehrere Quadratkilometer ausdehnen. Über diese Leitungen laufen die Infos über Dürre, Hitze, Gefahren von Insekten und wie man sich dagegen wehrt. Die Pilze sind das www (Wood-Wide-Web) des Waldes. Bei geschwächten Bäumen erlahmt auch die Neigung zum Informationsaustausch. Die Leitungen können auch durch PH-Verschiebung, Ansammlung von Giften und Schwermetallen, radioaktiven Stoffen blockiert oder unterbrochen werden. Die Pilze sammeln sie und wenn sie Fruchtkörper bilden, befördern sie diese an die Oberfläche. Somit reinigen sie den Waldboden. In der Natur gibt es schon lange ein ausgeklügeltes System der Information, was wir Menschen uns durch Technik langsam und mühsam erobern, mit dem Unterschied, dass wir dabei nebenher viel zerstören. Das menschliche Nervensystem ist wie das Pilzmycel im Waldboden, ein dichtes Geflecht durchzieht den Körper und ist verantwortlich für die Überbringung von Botschaften und Befehlen.

„Was wär´ ein Gott, der nur von außen stieße
Im Kreis das All am Finger laufen ließe!
Ihm ziemt´s, die Welt im I n n e r n zu bewegen,
Natur in sich, sich in Natur zu hegen.
So dass, was in ihm lebt und webt und ist,
nie seine Kraft, nie seinen Geist vermisst."

(J. W. v. Goethe)

17. Pilze, Algen, Flechten

Anthroposophische Betrachtung

Pflanzengattungen und -verwandtschaften zeigen innerhalb ihrer Familien viele Gemeinsamkeiten, haben gemeinsame Empfindungen und Schmerzqualitäten in der homöopathischen Arzneimittellehre, die gerade in der neuen Zeit der Klassischen Homöopathie immer mehr Beachtung finden. Bereits Rudolf Steiner hat in seinen Pflanzenbetrachtungen und in ihren Wirkungen die Pflanzen-Familien herangezogen. In Wilhelm Pelikans Buchveröffentlichung „Heilpflanzenkunde" wird das anthroposophische Gedankengut und die Wirkweisen der Familien dargestellt.

Eine vollkommene Pflanze wird erklärt mit Wurzeln, Spross, Blättern, Blüten, Früchten und Samen. Pelikan: *„Sie sind Mittel- oder Mittlerwesen zwischen Erde und Kosmos, zwischen Dunkel und Licht, aber auch zwischen Mineral- und Tierreich. Die heutige Pflanzenwelt ist weitgehend vollendet, ihr Geistiges zur sinnlichen Erscheinung gekommen, soweit es die Blütenpflanzen betrifft. Die sogenannten niederen Pflanzen sind in diesem Sinne unvollkommene Pflanzen, Vorverkündigungen unserer heutigen Pflanzenwelt und zeigen einseitige Prägung. Der Schachtelhalm ist gleichsam nur Stängel, der Farn nur Blatt, die Alge nur fortflutende Stängel-Blattbildung, der Pilz Wurzelblüte, die auf jede eigene Blattbildung verzichtet hat, des Moders der Blätter anderer vollkommenerer Pflanzen bedarf".*

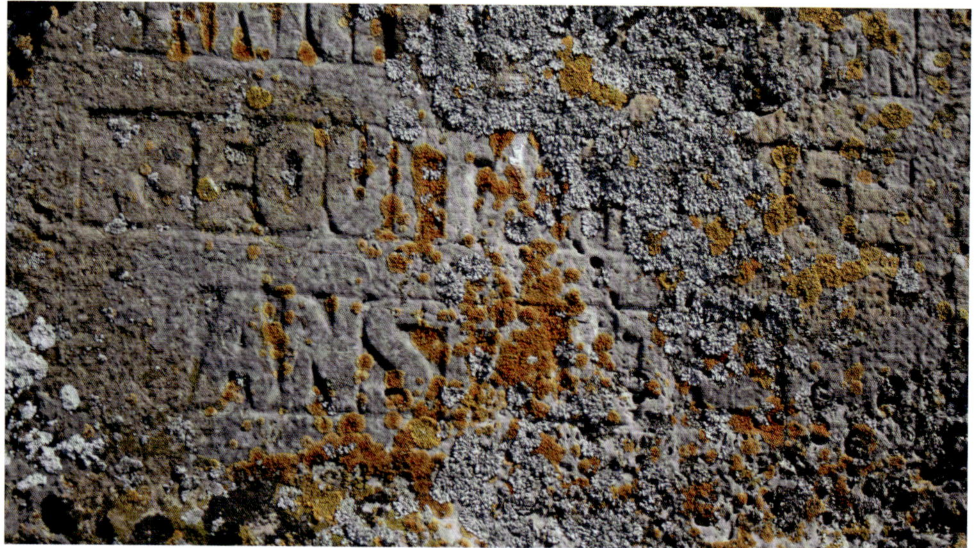

Flechten

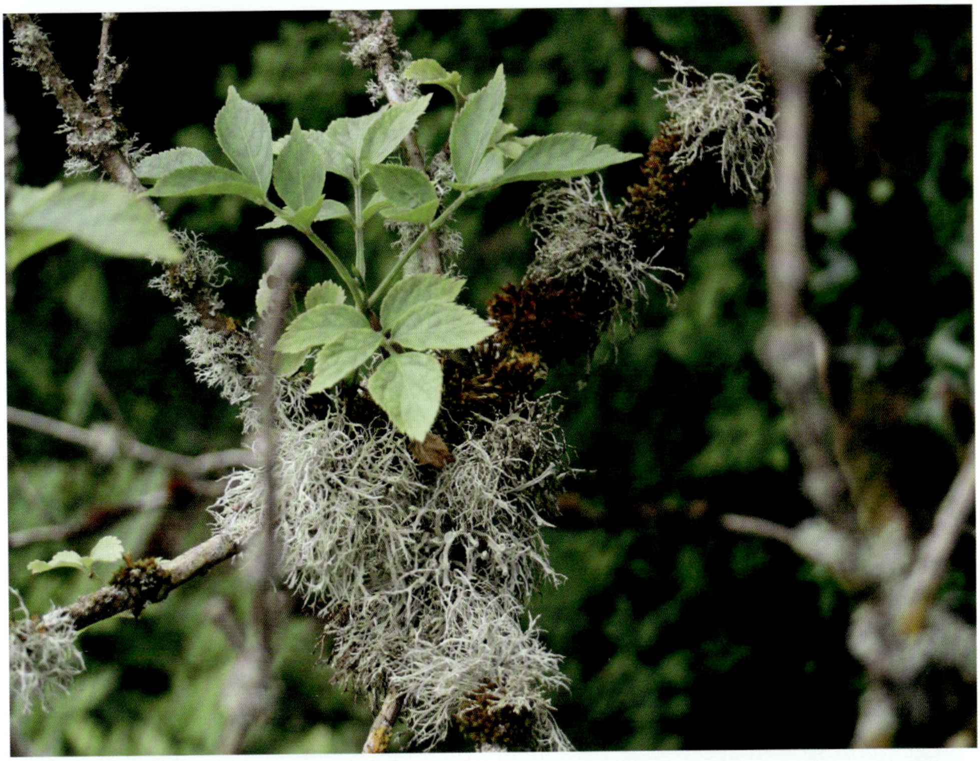

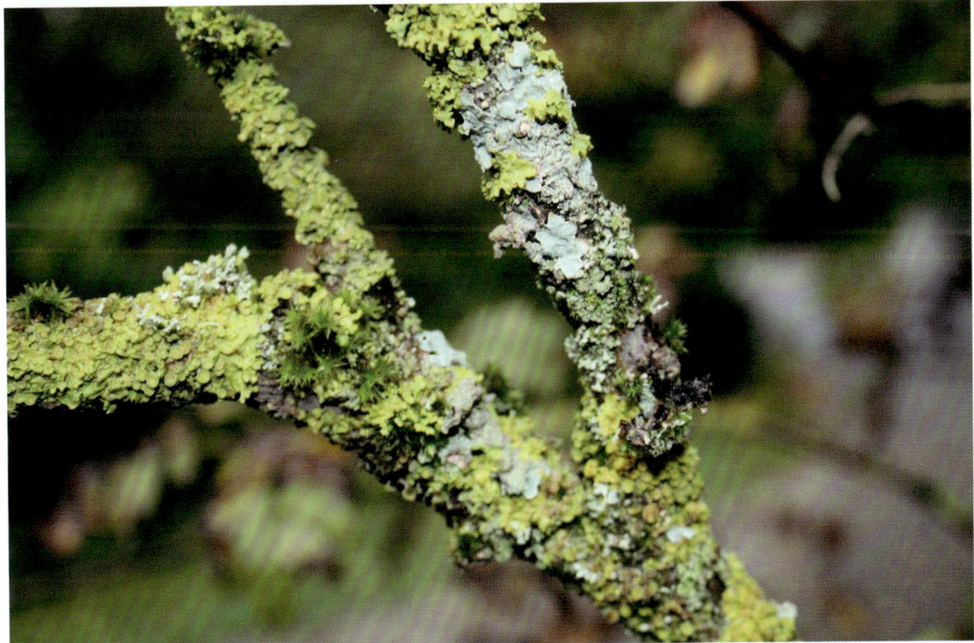

Flechten auf Holunder

Die Algen bilden grünen Blattfarbstoff und gehören zu den echten, wenn auch niederen Pflanzen. Die Wurzel- und Blütenbildung ist kaum ausgebildet. Das Krautige, das Blatt überwiegt, so dass kein intensives Verhältnis zur Erde da ist, leben mehr im wässrigen und luftförmigen Element unmittelbar an der Erdoberfläche. Pelikan: *„Die Alge hat eine große Anziehung an Schwefel, der überall verbreitet ist, sowohl im wässrigen wie auch in der Luft. Dadurch eignet sich die Alge, wenn man sie in den rhythmischen Organismus hineinbringt, ganz besonders gut, die Harmonie herzustellen zwischen dem astralen Leib und dem Ätherleib. … Komme die ungenügende Versorgung des physischen und des Ätherleibes mit den Kräften des Astralleibes aber davon her, dass das Ich des Astralleibes zu stark in Anspruch nehme und nicht in den Ätherleib hineinlasse, könne man zu den Pilzen als Heilmittel greifen."*

Bei den Pilzen finden wir den Wurzel- und den Blütenprozess, wir finden nichts Blattartiges, nichts Grünes. Es fehlt das System der Mitte. Die Pilze haben sich auf die Abbauseite der Natur gestellt, sie leben vom Zerfall, vom Abgestoßenen, von den Rückständen, wenn das Leben das Physische verlassen hat. Sie können Symbionten und Saprophyten sein, aber auch parasitäres Verhalten zeigen, dann befallen sie lebendes Material und zersetzen den Wirt bei „lebendigem Leib". Sie vernichten die Gestalt des gewesenen Lebens.

Steiner: *„Als Wurzelblüte wird der Pilz die Stoffwechselorganisation im Nervensystem anregen und so Aufbauprozesse bei einem durch bestimmte Krankheiten, z. B. Folgezustände von Gehirngrippe, Zitterlähmung und dgl. geschädigten Nervensystem hervorrufen können. Die giftigen Pilze, entsprechend pharmazeutisch vorbereitet, haben überhaupt die Fähigkeit, Gewebe wieder regenerationsfähig zu machen. Diese regenerierende Wirkung kann in Kombination mit anderen Substanzen auch auf andere Organgebiete getragen werden. Zum Beispiel Osteomalazie, wo der Knochen unter Chaotisierung seines Kalkprozesses seine Formkraft verliert, bietet Rudolf Steiner als kunstvoll aufgebautes Heilmittelgemisch folgendes an: Farnkrautsporen, kohlensaurer Kalk, Silber, Phosphor und Fliegenpilz.*

Wenn Algen und Pilze sich vereinigen, in Symbiose gehen, dann erscheinen die widerstandsfähigen Flechten, die Felsen, Mauern und Rinden überziehen, Trockenheit und Hitze überstehen, der Kälte trotzen und eine ungeheuere Zähigkeit zu Tage legen. Bis zu acht Prozent der Erdoberfläche sind mit Flechten verkrustet. Durch Abscheidung von Säuren können sie die Gesteinsunterlage wie Kalk, Schiefer und Granit zersetzen und das Mineralische so dem Leben wieder zugänglich machen. Sie arbeiten somit gegen die Versteinerung, gegen das Felsigwerden der Erde. Bis zu acht Prozent der Erdoberfläche sind mit Flechten verkrustet.

Die Flechten bilden reichlich Schleimstoffe, in denen oft intensive Farbstoffe enthalten sind.

18. Pilze aus der Sicht der Mythologie

Nachdem die drei Brüder Hades, Poseidon und Zeus ihrem Vater Kronos die Herrschaft über die Welt entrissen haben, wurde die Macht unter ihnen geteilt: Poseidon (Neptun) bekam alle Wassergebiete und den Dreizack, Hades die Unterwelt und den Hadeshelm, mit dem er sich unsichtbar machen konnte und Zeus übernahm den Himmel und den Donner. (Es sind die 3 Anteile des Ichs: Bewusstsein, Unbewusstsein, Unterbewusstsein). Der Olymp und die Erde waren gemeinsames Machtgebiet.

Persephone ist von Gott Hades, Gott der Unterwelt und des Totenreiches, geraubt und verschleppt worden in sein Herrschaftsgebiet. Sie hat mit der Zeit an den großen Reichtümern der Unterwelt Gefallen gefunden. Ihre Mutter Demeter hat gezürnt und gedroht, aus der Erde eine unfruchtbare Wüste zu machen, falls sie ihre Tochter nicht zurück bekommt. Zeus hat vermittelt und es wurde ein Kompromiss geschlossen. Seither kommt Persephone jedes Jahr im Frühjahr an die Oberfläche der Erde und bringt viele Schätze aus der Unterwelt mit, geht aber im Herbst wieder zu ihrem Geliebten zurück und nimmt viele Schätze wieder mit. Jedes Jahr im Frühling sehen wir ihre Spuren: An den Stellen, wo sie ihren Fuß aufgesetzt hat, beginnt es zu grünen, zu sprießen und zu blühen, im Herbst nimmt sie das Grün und die Blüten auf ihrem Weg zurück in die Unterwelt wieder mit. Diese Geschichte aus der Mythologie über Persephone hält uns den alchemistischen Prozess vor Augen von Absterben, zu Moder werden, Reinigung und neues wieder hervorbringen. Leben und Sterben, Lebendes muss erst absterben, dann kann es wieder erneuert und veredelt werden. In diesem Prozess liegt auch die Ursache der Artenvielfalt, des Reichtums und die Fülle der Natur.

Die Pilze leisten bei diesem Vorgang das Zerkleinern und Abbauen von schwachem und totem Material. Es enthält wertvolle Bausteine, die aufgeschlossen werden für das neue Leben.

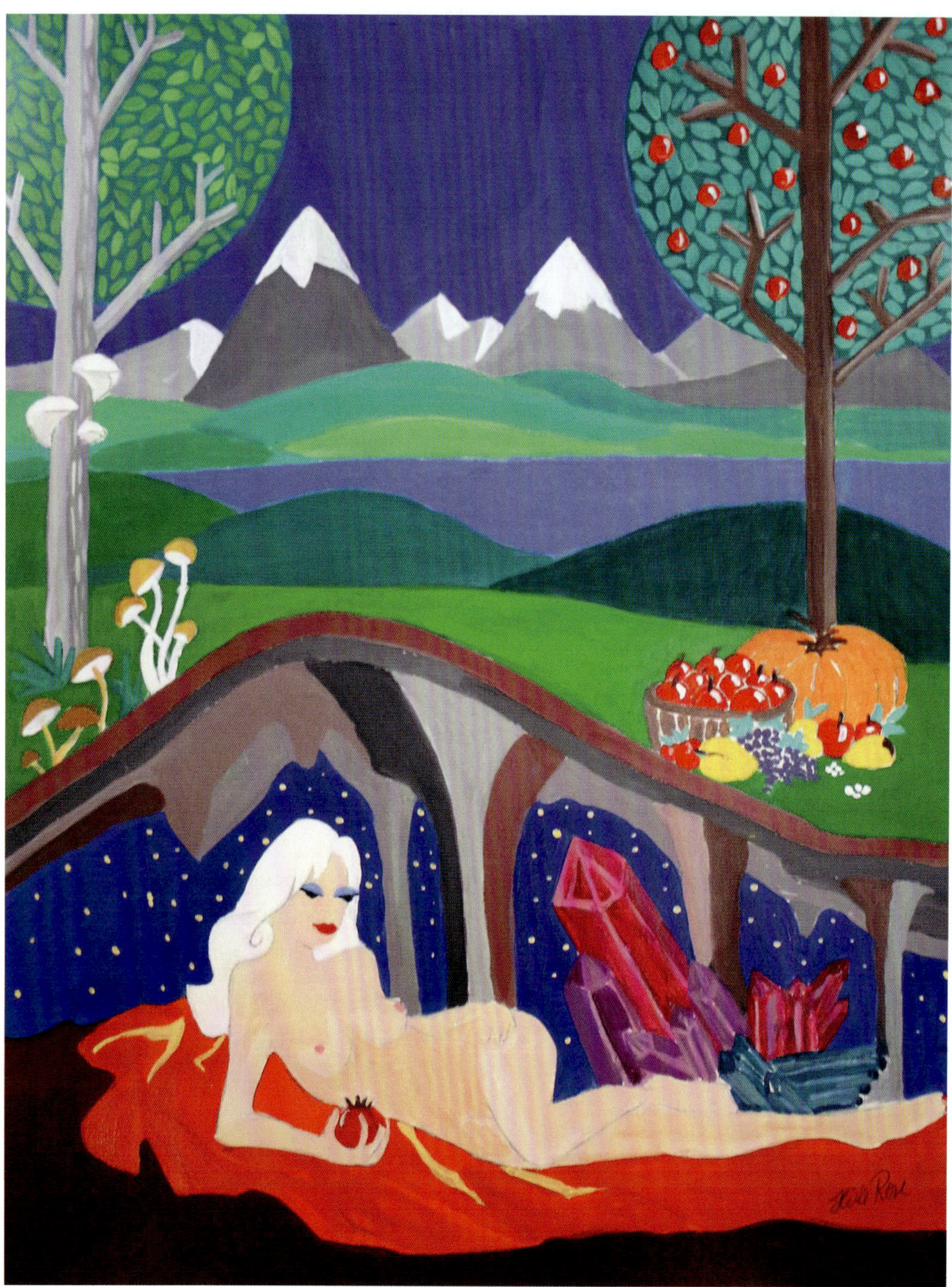

Persephone in der Unterwelt – Gemälde in Acryl von Frau Heike Schmidt-Pfeil, Künstlerin

19. Pilze – die Alchemisten

Mortificatio, der vierte Schlüssel (Basilius Valentinus)

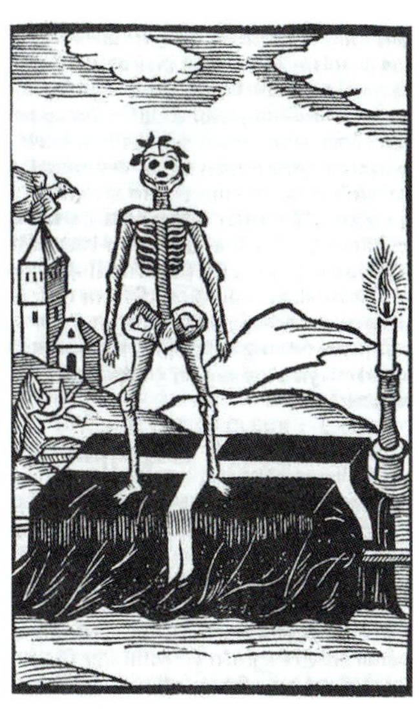

Alles Fleisch gebohren auß der Erden, muß zerstöret und wieder zur Erden werden, wie er zuvor auch Erden gewesen. Alsdann gibt das irdische Saltz eine neue Geburt durch die Himmlische Erweckung. Denn wo erstlich kein Erden wird, da kan auch kein Aufferstehung folgen in unserm Werck. Dann in den Erden stecket der natürliche Balsam und das Saltz derer, so da gesucht haben die Wissenschaft aller Dinge.

Am letzten End–Urtheil der Welt wird die Welt durch das Feuer gerichtet werden, das zuvor auß nichts durch den Meister gemacht, wiederumb durchs Feur zu Aschen werden muß. Auß derselben Aschen wird der Phoenix seine Jungen endlich wieder herfür bringen. Denn in solcher Aschen steckt warhafftig der rechte Tartarus, welcher muß auffgelöset werden und nach seiner Solution kan das feste Schloß des köngiglichen Gemachs eröffnet werden. ... (Die 12 Schlüssel von Basilius Valentinus)

Alles Fleisch, es sey Menschliches oder auß Thieren, kan keine fernere Vermehrung und Fortplantzung bringen, es geschehe denn Anfangs durch die Fäulung; auch der Same des Ackers und alles so dem Vegetabilischen unterworffen und zugethan kan zu keiner Vermehrung kommen denn durch die Fäulung und werden auch viel Thiere und Gewürme in ein Leben erwecket; allein auß der blossen Fäule ihr lebende Krafft und Würckung zu erzeigen, welches billich ein Wunder über Wunder der natur mag erkant werden; Doch hat solches die Natur zugelassen, dieweil ihr solche lebendige Vermehrung und Erweckung ihres Lebens am meisten in der Erden gefunden und durch die andern Element durch spiritualischen Samen dero gestalt erwecket wird. Basilius Valentinus: die 12 Schlüssel

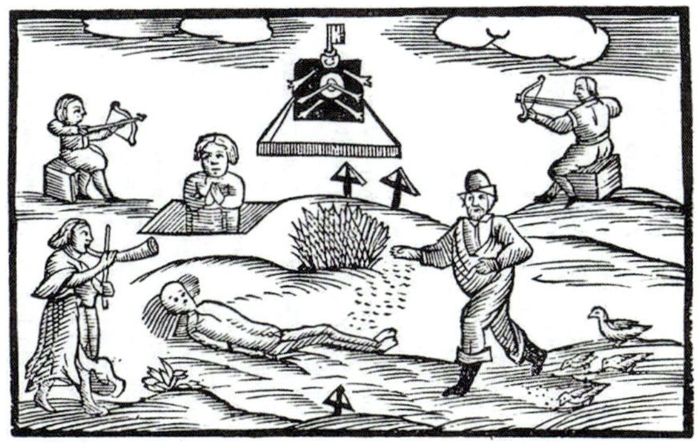

Bevor die neue Saat aufgehen kann, muss sie zuerst zugrunde gehen.

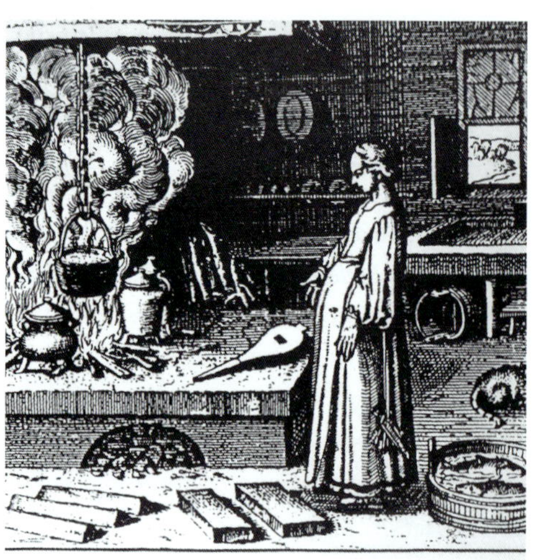

Wenn du hast das weisse Blei,
so mache der Weiber Werk, das ist: Koche.

Basilius Valentinus, ein Benediktinermönch, der im 15. Jahrhundert viele alchemistische Schriften verfasste, schrieb: „Jegliche Saat einer Frucht muss, nachdem sie der Erde übergeben worden ist, verderben, bevor sie wieder sprießen kann".

Die Calcination zeigt sich in der Verhärtung, Materie, Stofflichkeit, – kann rein (pur) oder unrein (gemischt) sein. Damit wieder neues aktives Leben entstehen kann, muss die calcinierte Materie zuerst absterben, faulen, zerfallen. Bei diesem Vorgang wird das Material zerkleinert, vergoren und gekocht. Bei der Herstellung von spagyrischen Essenzen wird nach dieser Anleitung zerstört, getrennt, gereinigt und wieder vereint.

Im alchemistischen Prozess der Natur sind die Pilze im Großen beteiligt, sie zerkleinern, vergären und kochen. Das alte verholzte Material wird durchwachsen von Pilzmyzel, die calcinierte Materie wird aufgeschlossen, zerkleinert und aufbereitet. An den Wurzeln der Pflanzen sitzen die Pilze und bereiten die Nährstoffe aus der Erde, aus dem Moder auf, sie kochen sie mundgerecht, damit die Pflanzen sich davon ernähren können und neuer Aufbau mithilfe der Photosynthese geschehen kann.

Das abgestorbene Material steckt voller Schätze: Nährstoffe und Mineralien werden aufbereitet, gereinigt und dem Kreislauf des Lebens wieder zugeführt. Diese Aufbereitung und Reinigung, diesen alchemistischen Prozess, übernehmen die Pilze und auch viele Bodenbakterien. (Humus: Nährstoffreiche Erde, Komposterde, das ERDREICH).

„Die Geisterwelt ist nicht verschlossen,
Dein Herz ist zu, dein Sinn ist tot.
Auf, bade, Schüler, unverdrossen
Die ird'sche Brust im Morgenrot!"

(J. W. v. Goethe)

Pilze und ihre alchemistische Arbeit in der Abfallwirtschaft

Viele Arten von Speisepilzen gedeihen auf den Abfällen der Menschen. Besonders viel Biomasse als Abfall gibt es in der Landwirtschaft und im Gartenbau, das städtische Leben ist nicht besser. In Mexiko-City machen gebrauchte Windeln 15 % des Gewichts aller festen Abfälle aus. Wissenschaftler haben festgestellt, dass der Austernpilz (Pleurotus) prächtig gedeiht auf gebrauchten Windeln, wenn man die Kunststoffumhüllung entfernt. Die Windelmasse ist innerhalb von 2 Monaten 85 % geschrumpft, ohne Pilzbesiedelung nur 5 %. Dabei waren die Pilzfruchtkörper frei von Krankheitserregern und gesund. Dieser Pilz baut Biomasse mit seinen Enzymen ab bis auf wenige Bestandteile.

Sie gedeihen in den Ruinen von Tschernobyl und speichern die Radioaktivität. Pilze haben eine bemerkenswerte Vorliebe für ihr Futter, nicht nur Schwermetalle, Radioaktivität, man hat sie sogar auf giftigen Zigarettenkippen und Glyphosat verseuchten Böden gezüchtet. Sie lernen sozusagen mit modernen Giften umzugehen, bilden dem entsprechend neue Enzyme und bauen den giftigen Unrat ab.

Das Nervengift DMMP (Dimethylmethylphosphonat), das im Irakkrieg eingesetzt wurde, hat die Schmetterlingstramete und der Kahlkopf gelernt, abzubauen. Solche Beispiele finden wir in der mykologischen Fachliteratur zu Hunderten: Pilze verarbeiten Umweltgifte, die das Leben gefährden würden. Pestizide, synthetische Farbstoffe, Sprengstoffe, Rohöl, Kunststoffe, Medikamente von Antibiotika bis Hormonen: Pilze sind unsere Hoffnung, dass sie zur Rettung der Umwelt beitragen, dass sie unsere Umwelt säubern. Ein finnisches Unternehmen gewinnt aus dem Elektroschrott mit Pilzen das Gold zurück.

20. Bäume, Gastgeber, Nutznießer und Opfer der Pilze

Der Baum

Der Baum steht für das Symbol Festigkeit, Standhaftigkeit und Stärke. Er ist mit seinen Wurzeln im Boden verankert und trotzt dem Sturm, den Kräften der Elemente.

Jede Baumgattung zeigt seine Individualität in der besonderen Art wie er wächst, welche Form er gestaltet, in der Farbschattierung, Blatt- und Nadelform, bis hin zur ganz besonderen Maserung und Beschaffenheit des Holzes: Das eine ist weich, biegsam, lässt sich leicht verarbeiten, schwimmt leicht im Wasser, das andere wieder ist spröde oder hart, aber widerstandsfähiger, schwer oder kann sogar dem Feuer trotzen. In der Holzverarbeitung werden deshalb geeignete Gehölze ausgesucht. Einige werden als teure Edelhölzer gehandelt und nur für exklusive Möbel verwendet. Sandel- oder Adlerholz werden wegen ihrer besonderen Düfte in der Parfümherstellung gebraucht.

Die Bäume sind weltgeschichtlich sehr alt und können sehr alt werden. Die Mammutbäume sind mit ihren bis zu 3000 Jahren die Methusalems. Bei der Eibe ist das Alter oft schwierig zu bestimmen, weil aus einem uralten, halbvermoderten Baumstumpf ein junger Trieb zu finden ist, den man vielleicht nur auf fünfzig Jahre schätzt. Die Eibe galt deshalb schon bei unseren Vorfahren als Symbol der immerwährenden Erneuerung und Verjüngung.

Die Rolle der Bäume für die Germanen und Kelten

Unsere Vorfahren verehrten die Bäume wie Götter. Sie waren für sie der Quell des Lebens und lebten in innigster Verbundenheit mit ihnen. Sie glaubten, dass in ihren Geästen die Götter wohnten. Die heiligen Haine waren Kraftorte und Plätze der Götterverehrung. Die Linde galt als Sitz der Göttin Freya und in der Eiche wurde Gott Donar verehrt. Dadurch bekamen die Bäume auch weibliche und männliche Eigenschaften.

Unter dem Schutz von Baumgruppen gab es traditionelle und rituelle Feste. An die Zweige wurden Opfergaben für die Götter gehängt und die Bäume wurden geschmückt, um Verehrung und Dankbarkeit auszudrücken oder um eine gute Ernte zu bitten.

Unter der Dorflinde wurde geheiratet, gefeiert, getanzt und Recht gesprochen. Die Rinden von Birken und Buchen dienten zum Schreiben. Auf Stäben aus Buchenholz wurden die Runen geritzt und damit Weissagungen gemacht. An den Stellen, wo die Germanen die Götterwohnung vermuteten, dort sitzen für uns sichtbar in den alten Bäumen die Baumpilze.

Einen Baum zu fällen, ohne das Einverständnis seines in ihm wohnenden Geistes zu holen, wäre strafbar gewesen. Sie glaubten an eine innige Verbindung zwischen Baum und Mensch. Das Wohlergehen, die Gesundheit und der Reichtum, sogar das Leben waren voneinander abhängig.

In der nordischen Mythologie wird von der Weltenesche Yggdrasil berichtet. Dieser mächtige Baum hält den Himmel, die Erde und die Unterwelt miteinander verflochten. Hirsche fressen an ihren Zweigen, Drachen und Schlangen nagen an ihren Wurzeln und ein Eichhörnchen stiftet Unfrieden. Wenn die Esche zu welken beginnt, naht das Ende der Erde.

Erst durch die Christianisierung wurde der Baumkult teilweise unterbunden, übrig blieb das Aufstellen des Maibaums, das Schmücken der Altäre bei Prozessionen mit jungen Birken. Wenn auch der Weihnachtsbaum viel später wieder Einzug in die Wohnstuben hatte, auch er erinnert an diese alte Tradition. Häufig können wir auf dem Land in Baumhöhlen Muttergottesstatuen finden, meistens sind es Linden. Manche Wallfahrtskirchen haben ihren Ursprung nach einer Erzählung von einer Erscheinung in einem Baum, die Wunder vollbrachte.

Märchen

In den bekannten Kindermärchen wie Rotkäppchen, Hänsel und Gretel, Schneewittchen wird von dichten, magischen Wäldern erzählt, wo Feen, Zwerge und Hexen angetroffen werden, die Tiere und Bäume können sprechen. So manche Gefahren lauern, die aber meistens von hinterhältigen Menschen ausgehen. Der Wald gibt den Verfolgten, den Zufluchtsuchenden und Ausgestoßenen Schutz und Herberge. Er ängstigt aber auch den Menschen, denn er wird mit sich selbst konfrontiert. Die Versuchung des Bösen lauert und der innere Kampf zwischen Gut und Böse bricht auf. In diesem Prozess erscheinen Zauberwesen, die zerstörerisch oder helfend eingreifen können und die Geschichte hört sich wie ein Überlebenstraining an. Die Helden im Märchen werden häufig nach dem Bestehen der Prüfung hoch belohnt, sie haben eine Reifeprüfung bestanden und einen Wachstumsprozess durchgemacht.

Erholungswert

Der Wald gibt dem Menschen nicht nur die Ruhe und die Entspannung. Wenn er es zulässt und seiner geschärften Wahrnehmung vertraut, kann er auch eine Bewusstseinserweiterung erfahren. Viele Menschen gehen in den Wald, wenn sie eine wichtige Entscheidung treffen müssen, um dort in der Ruhe die Klarheit zu finden.

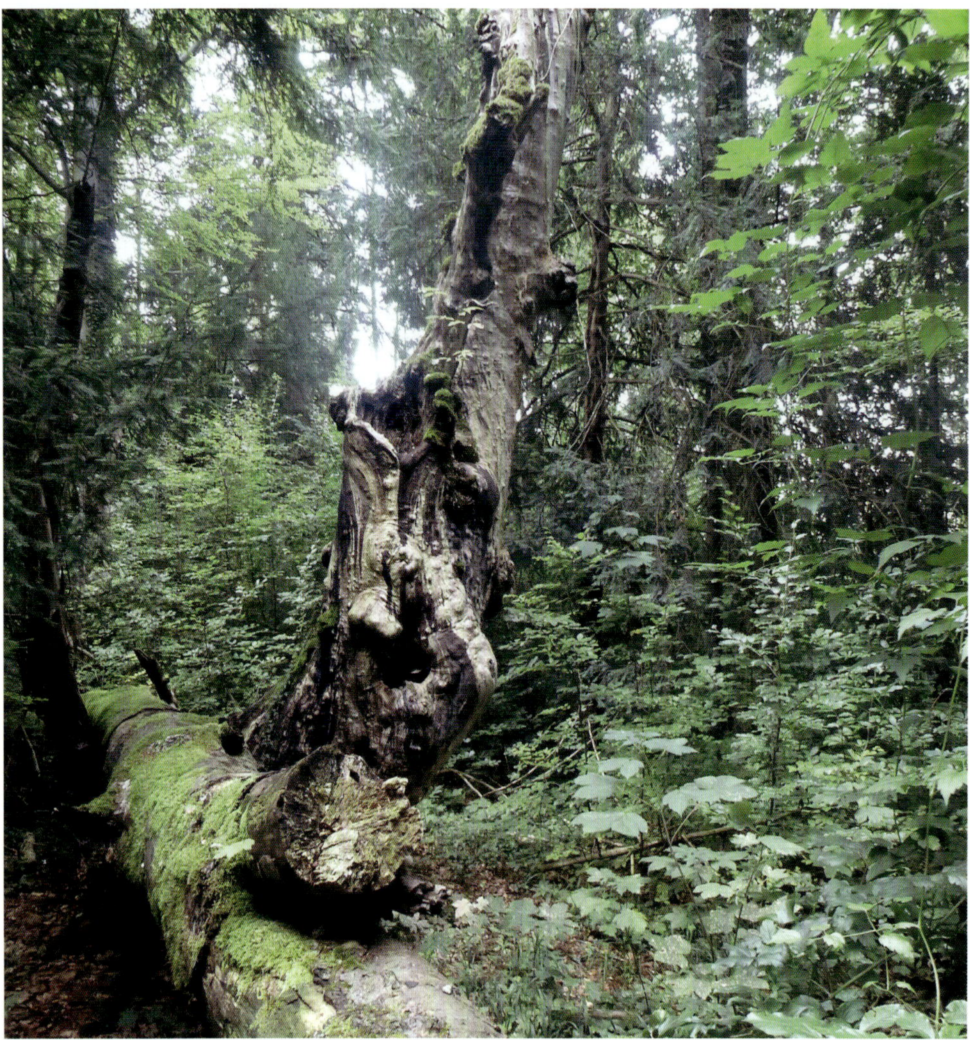

Vermoderter Baumriese

21. Volksbräuche und Aberglauben – altes traditionelles Wissen

Plinius schrieb im 1. Jahrhundert: „Die Ursache der Entstehung der Pilze ist der Morast und der sauer gewordene Saft der Wurzeln. Erst bildet sich ein klebriger Schaum, dann ein hautartiger Körper und dann ein Embryo. Durch Anhauchen im Moment der Aufschirmung wird der Schwamm giftig."

Im Volksglauben wurden die Pilze als Wesen von einer anderen Welt betrachtet, man hat sie mit Hexerei und Zauberei in Verbindung gebracht. Hat man eine ringförmige Wuchsformation von Pilzen gefunden, die man heute noch als Hexenring bezeichnet, hat man angenommen, dass an diesem Ort die Hexen mit dem Satan getanzt haben.

Beim Pilzsuchen ruft man den Hl. Veit (15. Juni) oder den Hl. Petrus (29. Juni) an, diese gelten als die Schwammerlheiligen.

Wer nicht richtig getauft ist – der Priester hat bei der Taufe eine wichtige Handlung übersehen – der findet besonders viele Pilze, ebenso der, der gut und viel lügen kann.

In Frankreich heißt es, dass man viel lügen müsse, um viele Morcheln zu finden.

Einen guten Erfolg hat man auch, wenn man ungewaschen und schlecht angezogen auf die Suche geht, die Schürze umgekehrt anzieht oder barfuss den Wald betritt.

Beim Suchen der Pilze sollte man die ersten drei gefundenen unter einen hohlen Baum legen und drei „Vater unser" beten oder den ersten hinter sich werfen. Andere behaupten, man sollte den als ersten gefundenen Pilz nicht ernten, sondern stehen lassen.

All diese Bräuche haben das Ziel, ein Opfer für die Waldgeister zu bringen.

Die Schwammerlzeit beginnt, wenn der erste Donner vernommen wird.

Der beste Tag zum Suchen ist der Donnerstag (Jupiter- oder Donar-Tag).

Weihnachten und die anschließenden Raunächte bis 6. Januar sind sehr magisch-mystische Tage. Man wünscht und sehnt sich nach einer stillen und besinnlichen Zeit. Lebkuchen und Hexenhäuser, rot angezogene Zwerge und Nikoläuse, Weihnachtsmänner begleiten uns durch die Zeit. Es finden Perchtenläufe statt und ein Waldbaum wird ins Zimmer getragen, aufgeputzt und mit Kerzen versehen. Silvester und Neujahr kommen noch die Fliegenpilze, die Glückspilze, dazu. Christian Rätsch in seinem Buch „Abgründige Weihnachten; Die wahre Geschichte eines ganz und gar unheiligen Festes" beschreibt die schamanischen Erfahrungen mit dem Fliegenpilz und sieht unser Hochfest der Christi Geburt in Symbolik und im Ursprung von schamanischen Visionen mit dem Fliegenpilz.

Das Hexeneinmaleins

Du musst verstehn!

Aus eins mach Zehn,
Und Zwei lass gehn,
Und Drei mach gleich,
So bist du reich.

Verlier die Vier!

Aus Fünf und Sechs,
So sagt die Hex,
Mach Sieben und Acht,
So ist's vollbracht;
Und neun ist Eins,
Und Zehn ist keins,
Das ist das Hexen-Einmaleins!

(Johann Wolfgang von Goethe
1749–1832)

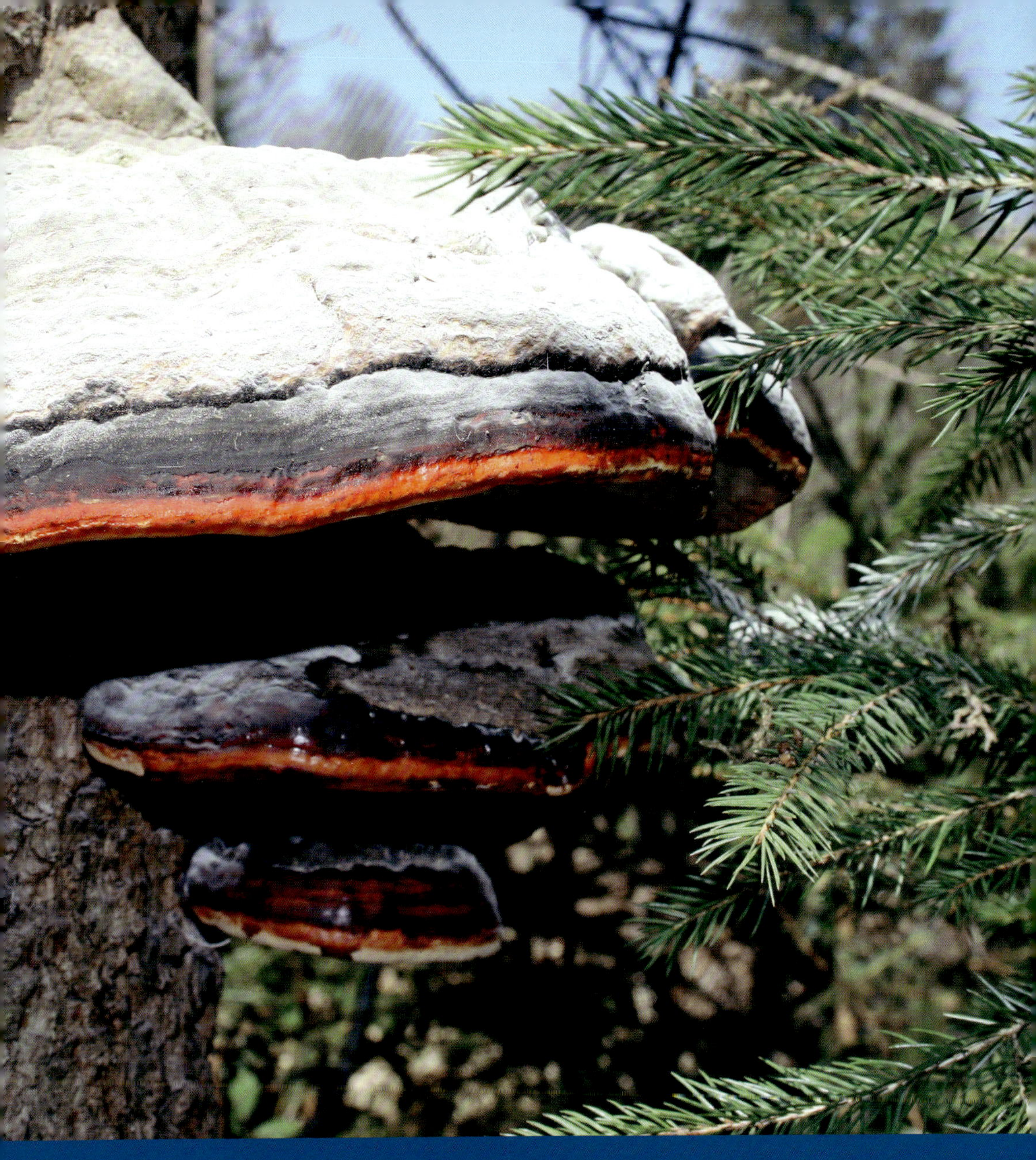

II. Pilze in der Homöopathie

1. Pilze in der Homöopathie – Allgemeine Themen

Gegenüberstellung der Pilzthemen, Metaphern, Signaturen, mit körperlichen und geistigen Symptomen

Die Pilze haben sich ihren Stellenwert nicht nur in der Naturheilkunde erobert, sondern auch in der Homöopathie bringen sie uns eine große Bandbreite von Einsatzmöglichkeiten bei geistigen und körperlichen Beschwerden. Gerade in der Coronazeit sind sie uns hilfreich zur Seite gestanden. Um ihre Signatur besser zu verstehen, ihre Verhaltensweisen mit dem Inneren Lied des Patienten in Ähnlichkeit zu bringen, werden hier einige Themen der Pilze mit Verhaltensweisen und Symptomen von Patienten gegenüber gestellt.

REP = Hinweise zu Repertoriumsrubriken oder Sammelbegriffe

Chitin
als Gerüstsubstanz in der Zellwand, wie die Insekten und Spinnen.
Pilze fangen kleine Würmer, sind aktiv bei der Nahrungssuche.
Chitin ist in der Arzneimittelherstellung ein Grundstoff für das gelenkpflegende Glucosamin.
Alle Pilze sind wichtige Arthrose-Arzneien.

Pilz-Arzneimittel zeigen ähnliche Themen mit denen aus dem Reich der Insekten und Spinnen. Pilzmittel helfen bei Gelenkproblemen.
REP: Ruhelosigkeit, Nervosität, Hyperaktivität, Verlangen nach Aktivität, im Wechsel mit Benommenheit. Hohe Sexualität, impulsiv, in ein Territorium eindringen, distanzlos.Krämpfe, Kälte

Sind miteinander verwoben
Sie bilden ein Wurzel-Pilzgeflecht, bilden ein Netzwerk zu den benachbarten Pflanzen und Bäumen. Ist dies zerstört oder verletzt, kommt es zu Störungen in Austausch und Kommunikation. Es entstehen Anfälligkeiten für Krankheiten.

Bindung und Anbindung, Kommunikation, Verlangen Gesellschaft, Gefühl ausgestoßen zu sein, nicht integriert zu sein.
Ähnlichkeiten mit dem Gefäß- und Nervennetz, Informationsleitung, Reiz-Leitungssystem: Lähmungen, Krämpfe, Stauungen, Missempfindungen, mindere Durchblutung, Reaktionsmangel. Gedanken schwinden, Gedächtnisverlust, Konzentrationsprobleme
REP: Kälte der Extremitäten bis zum Absterben der Zehen. Missempfindungen, Ameisenlaufen, Kribbeln, Tics, Krämpfe, Ödeme, Gangrän, Erkrankungen des Nervensystems.

Sind Saprophyten

Sie leben vom abgestorbenen organischen Material, zerlegen es in winzige Teilchen, greifen aber das Gesunde nicht an.

Dienstleistung, es wird innerhalb einer Kette von Aufgaben wichtiges geleistet; ist anwesend, wird aber nicht bemerkt, Reinigungsprozesse. Verdauung.
Bereiten Abgelegtes und nicht mehr Funktionsfähiges wieder auf. Können Ausscheidungen wieder in Gang bringen.
REP: Folge von Unterdrückung von Absonderungen. Beschwerden in der Rekonvaleszenz. Entzündungen chronisch. Gicht. Abdomen Auftreibung. Im Hintergrund dienende Personen. Werden um ihren Lohn betrogen, ihre Leistungen gelten als selbstverständlich.

Symbionten

Ich gebe Dir Zucker, was Du nicht selbst herstellen kannst und Du bereitest mir die Mineralien auf, was ich nicht bewältigen kann.

Ausgeglichenes Geben und Nehmen. Zusammenleben von Personen und ziehen daraus Vorteile. Abhängig vom anderen. Können ohne den anderen nicht leben, klammern und tun alles, um den anderen nicht zu verlieren. Das Gefühl, wenn der andere mir seine Gunst nimmt, dann verhungere und sterbe ich.
REP: Abhängig, allein sein verschlimmert, Verlangen Gesellschaft, Mangel an Selbstvertrauen, verlassenes Gefühl, Furcht verlassen zu werden, Klammern, Sorgen um andere, um Angehörige, Beschwerden durch Vernachlässigung, Verlangen Zucker, Heißhunger, Appetit vermehrt bei Schwäche der Extremitäten.

Parasitisch

Sie leben vom lebenden Organismus, nutzen ihn aus, schwächen oder töten ihn.

Der Patient fühlt sich ausgelaugt, ausgenutzt, überfordert, kann nie genug geben, oder lebt von der Energie der anderen, lässt sich aushalten. Beziehungen sind schwächend und krankmachend. Fühlen sich hohl, ausgehöhlt. Distanzlosigkeit, Egoismus. Leben auf Kosten der anderen. Privatsphäre wird nicht geachtet, sind übergriffig.
REP: Beschwerden durch Bevormundung, durch Grobheit anderer, durch Krankenpflege, unverschämt, egoistisch, Furcht vor Räubern, stiehlt, übergriffig, Schwäche allgemein. Wurmerkrankungen.

Mykorrhizae

Sie leben in Symbiose mit anderen Organismen, beide haben Vorteile davon. Sind ganz eng miteinander verwoben.

Probleme mit Nähe und Distanz, übergriffig. Nesthocker, werden nicht selbstständig, gehen nicht in Eigenverantwortung. Teamworker. Verschmelzen mit der Arbeit, mit dem Partner.

REP: Überempfindlich gegenüber Berührung, Angst vor Nähe, wollen nicht getragen werden. Festhalten, Klammern, Infantilität, Beschwerden beim Abstillen.

Flechtenbildung
Algen gehen in enge Partnerschaft mit Pilzen.

Geben die eigene Identität und Individualität auf zugunsten einer engen Symbiose.
REP: Verlust der Identität, naiv.

Pilze wachsen in der Nähe oder zusammen mit ganz bestimmten Pflanzen.

Vorliebe für nur einen bestimmten Kulturkreis, für Tradition, abhängig von ganz bestimmten Umgebungen und Ritualen. Angewiesen auf bestimmte Partner.
REP: Kann nichts Neues tun. Starr, stur

Der größte Teil des Pilzes wächst unter der Erde, unterirdisch.
Für uns **nicht sichtbar**. Nur die Früchte kommen an die Oberfläche. Wachsen nicht im Sonnenlicht, sie **verstecken sich vor dem Licht**, sind im Verborgenen. Seine Aktionen sind im Untergrund, im Verborgenen.

Interesse am Unsichtbaren, Verborgenen, Mystischen. Liebe zur Archäologie. Bringen die Weisheit aus dem Unterbewussten. Angst vor der Öffentlichkeit, Probleme mit der Öffentlichkeit. Das Licht unter den Scheffel stellen. Furcht nicht verstanden zu werden. Gefühl, allein auf der Welt zu sein, nicht zur Gesellschaft zu gehören. Fühlen sich isoliert und abgetrennt von der Welt. Abgetrennte Traumata. Fühlen sich missverstanden.
Die Graue Eminenz im Hinter- oder Untergrund und zieht dort die Fäden.
Man sieht nur die Früchte – der wirkliche Werdegang und die Entstehung bleibt im Verborgenen.
Fähige Menschen, die den anderen zuarbeiten und selbst um den Lohn für ihre Arbeit betrogen werden (DD Lanthaniden).
Arbeiten hart im Hintergrund und kommen erst an die Öffentlichkeit, wenn sie sich sicher sind, dass die Arbeit hundertprozentig ist und Früchte tragen kann.
Geheimnisvoll, Vorliebe für Mystik und für das Unerklärliche, Übersinnliche. Vor der Wirklichkeit wegsehen und in eine Traumwelt gehen
REP: Religiös, religiöse Störungen, Beschwerden durch unterdrückten Zorn, peinlich genau oder chaotisch. Photophobie, tappen wie im Dunklen, Beschwerden schlimmer in der Dunkelheit, Furcht vor Dunkelheit, Scham. Ängste in der Öffentlichkeit, wie im Traum, träumerisch, benommen. Träume von Vergewaltigung, Mord, Explosion, Tod.

Vermehrung/Sexualität
Nur zur sexuellen Vermehrung kommen sie an die Oberfläche. Sie bilden in Windeseile einen Fruchtkörper, wenn die besten Bedingungen herrschen. Zahllose Pollen werden versprüht.

Probleme mit der Sexualität, in der Reife übermäßige Sexualität.
REP: Sexuelles Verlangen gesteigert, unterdrückte Sexualität durch Religiosität. Träume erotisch.

Breiten sich unterirdisch, nicht sichtbar aus und vernetzen den Untergrund
Krankheiten, die unbemerkt chronisch fortschreiten oder wenig Symptome zeigen, werden kaum wahrgenommen. Metastasen.
Man könnte es auch politisch deuten wie Untergrundbewegung, Geheimdienst.
REP: Metastasierung, Stumpfsinn, Gesellschaft Abneigung. Reaktionsmangel, Verlangen sich zu verstecken. Abneigung Licht

Fruchtkörper wachsen schnell
Sporen werden massenhaft dem Wind übergeben.

Nicht sichtbares Fortschreiten der Pathologie. Plötzlich aber treten heftige Symptome auf und oft ist es dann für eine heilbringende Therapie zu spät. Schwere Pathologien.
REP: Plötzlich, schnell auftretende Beschwerden, Ermüdung plötzlich, Schwäche plötzlich.

Können sehr alt werden – 600 Jahre
Kinder sehen bereits alt aus. Die Menschen sind oft alte, weise Seelen. Weise Menschen.
REP: Gesicht alt aussehend, Beschwerden von alten Menschen, Allgemein Verfall.

Sie produzieren Helfer, Enzyme
mit denen sie den Mutterboden abbauen.
Enzyme helfen auch bei der Vorverdauung von Kohlehydraten.

Verdauungsschwäche, Pankreasschwäche, Nahrungsmittelintoleranz, Allergie, Diabetes, Enzymschwäche, Zuckerhunger, Meteorismus, metabolisches Syndrom, Energiemangel.
REP: Schwäche während Hunger, Schwäche mit Erschöpfung, Magen Schwächegefühl, wie hohl, wie leer. Schwäche mit Übelkeit, Beschwerden durch Fasten.

Vergärung von Zucker zu Alkohol
Der Zucker wird abgebaut und zu Alkohol vergoren

Intoleranz und Überempfindlichkeit auf Alkohol, Fuselalkohole im Darm und dadurch Leberprobleme, Blähungen, Dysbiose. Zucker, die Süße des Lebens kann nicht angenommen werden. Auf der Suche nach der Süße des Lebens – Suchterkrankungen, Pankreaserkrankungen, Diabetes.

REP: Gemüt, alkoholische Getränke verschlechtern, Stumpfsinn durch Alkohol, Trunksucht, Beschwerden durch Trunksucht, hereditäre, ererbte Trunksucht. Verlangen nach alkoholischen Getränken. Blähungen, Abdomen aufgetrieben

Pilze enthalten Schwermetalle, Radioaktivität,
saugen sie auf, nehmen sie auf. Der alles in sich aufsaugende Schwamm, nimmt Wasser und Gifte auf, speichert sie.

Speichern Eindrücke und Erfahrungen, können sie schlecht verarbeiten, können nicht vergessen und loslassen. Fühlen sich dadurch oft überfordert und reagieren hysterisch. Ödeme und Ansammlung von Schlacken (Harnsäure).Vergiftungen. Schwermetallvergiftungen.
REP: Beschwerden durch Vergiftung, durch Medikamente, Missbrauch von Drogen und Betäubungsmittel, Beschwerden in der Rekonvaleszenz, nachtragend. Ödeme, gierig.

Pilz-Gifte wirken schnell oder heimtückisch langsam
Können auch die DNA verändern und in die Zellteilung eingreifen.

Krankheitsverlauf kann akut oder heimtückisch chronisch langsam sein.
Wichtige Mittel zur Krebstherapie, zur miasmatisch tiefgehenden Behandlung wichtig.
REP: Klinisch: Krebserkrankungen, hereditäre, vererbte Erkrankungen.

Pilze mit psychedelischer Wirkung
Öffnung zur anderen Welt, zur anderen Bewusstseinsebene.

Liebe zum Mystischen, Schamanismus, außerkörperliche Erfahrungen, drogiger Zustand.
Probleme mit der Wahrnehmung der Wirklichkeit, Tagträumer, vor der Wirklichkeit fliehen.
REP: wie im Traum, alles erscheint unwirklich, Wahnideen in Bezug auf den Körper, übertreiben, untertreiben, Phantasien, Einbildungen, Visionen. Macht Fehler, Konzentrationsschwäche, Teilnahmslosigkeit, Apathie, unmöglich zu antworten.

Pilze wachsen bei guten Bedingungen schnell
Überwuchern und durchdringen alles, breiten sich aus (Schimmelpilz im Brot...). „Sprießen wie die Pilze aus dem Boden" bei Feuchtigkeit (gute Bedingungen). Brauchen Feuchtigkeit und Wärme.

Sind empfindlich auf Reize, Einflüsse, Eindrücke, Umweltbedingungen. Können unter optimalen Bedingungen kreativ sein. Brauchen optimale Bedingungen, die sie sich selbst nicht schaffen können.
REP: Empfindlich gegenüber äußere Eindrücke, gegen Berührung, gegen Geräusche, Stimmen, Gerüche, Kinder, Berührung, Schmerz, Sinneseindrücke. Unempfindlichkeit, regungslos, Katalepsie.

Schwäche zeigen

Während des Kräftegleichgewichts ist der Pilz ein wichtiger Symbiont, sobald aber der Wirt Schwäche zeigt, wird er überwuchert und übermannt, abgebaut und zersetzt.

Abwarten, bis der Wirt schwach wird und erst dann folgt der Übergriff. (Ein Thema aus dem Tierreich). Immunabwehrschwäche, rezidivierende Infekte.
REP: Verlangen zu kämpfen, zu schlagen., beherzt, unerschrocken, Gewalt, Heftigkeit, Feigheit. Beschwerden durch Infektionskrankheiten, Beschwerden während der Rekonvaleszenz.

Der Pilzkörper ist kälter als seine Umgebungsluft

Symptome von Empfindungen von Kälte, Erfrierungssymptome.

REP: Kältegefühl, Eiseskälte in vielen Körperteilen, wie erfroren, frösteln stellenweise, Gefühl als ob kalte Luft wehen würde, Frostbeulen oder Gefühl als ob erfroren.

Schläft ein Lied in allen Dingen,
die da träumen fort und fort,
und die Welt hebt an zu singen,
triffst Du nur das Zauberwort.

(Joseph von Eichendorff)

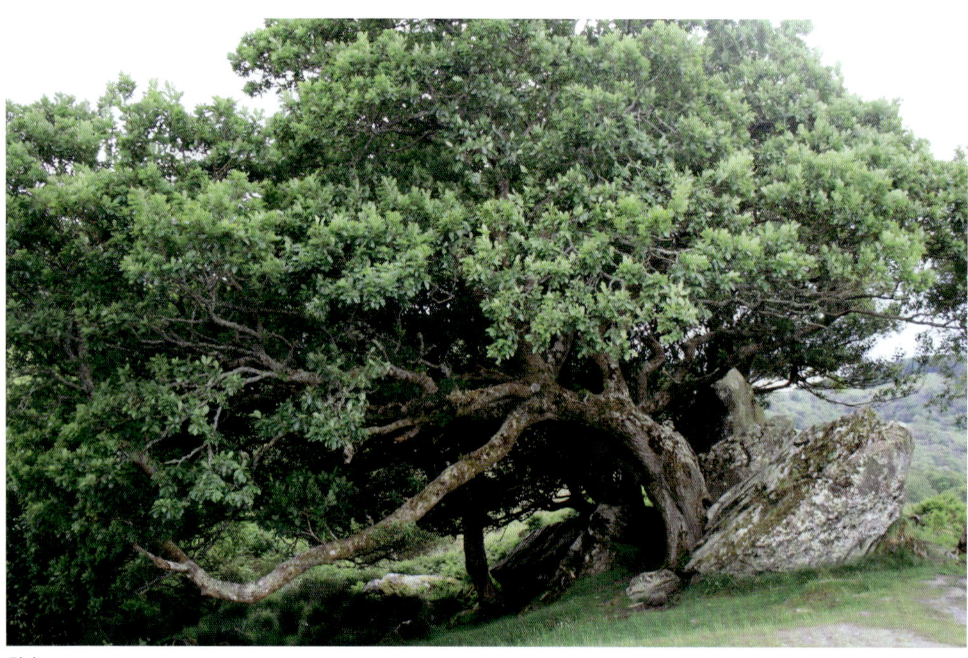

Eiche

2. Allgemeine Themen des Königreichs Pilze

Dr. Rajan Sankaran

Dr. Sankaran hat das Reich der Mineralien ähnlich wie Dr. Scholten nach dem Periodensystem in Reihen und Spalten zum Verständnis mit Schlüsselwörtern versehen.

Thema der 13. Spalte des Periodensystems nach Dr. Sankaran ist:
Die Struktur wird heftig angegriffen, der Zusammenbruch steht unmittelbar bevor. Es bedarf übermenschlicher Anstrengung, um sie zu erhalten.
Schlüsselwörter: Zu Boden gehen, versinken, untergehen. (Mykotisches Miasma)

Das Arzneimittelangebot für die Homöopathie ist riesig und oft verwirrend. Durch die Einteilung in die großen Königreiche und in Pflanzen-Tier- und Mineralreiche mit den gemeinsamen Themen der Empfindungen hat Dr. Sankaran den homöopathisch arbeitenden Therapeuten eine wichtige Struktur und Wegweiser in der Arzneimittelfindung gegeben.

Obwohl die Pilze nicht zum Naturreich der Pflanzen gehören, hat Dr. Sankaran ihre Schlüsselthemen herausgearbeitet.

Gemeinsame Themen im Reich der Pilze nach Dr. Sankaran – Schlüsselwörter:

Empfinden:
- Eindringen, fressen, nagen, erodieren
- Hineinfressen, graben
- Durchbohren, bohren
- Abschälen, schürfend, abschälend
- Zernagend, korrodierend
- Geschwürig
- Durchdringend
- Verbreiten, ausbreitend
- Gefahr – Räuber
- Stärke, übermenschlich

Passive Reaktion:
- Fühlt sich leer und hohl, passive Blutungen

Aktive Reaktion:
- Dringt ein, breitet sich aus

- Kämpft
- Egoismus
- Mutig, vermehrte Stärke

Kompensierung:
- Mutig angesichts von Gefahr und Invasion

Die Pilze zählen zu der 6. Oberklasse mit dem Thema Gewalt und Zerstörung, wo auch Reptilien und die Schwermetalle eingeordnet sind (Für Therapeuten, die nach der Sensationmethode arbeiten)

Dr. Jan Scholten

Dr. Jan Scholten hat das Periodensystem der Mineralien in charakteristische Themen und deren Schwierigkeiten im Leben unterteilt, analog der Entwicklung des Menschen im Lauf des Lebens. Dabei hat jede Serie und jedes Stadium Schwerpunktthemen, die dem homöopathischen Therapeuten bei der Arzneimittelfindung aus dem Mineralreich hilfreich zur Seite stehen. Das mykotische Miasma in der 13. Spalte (Stadium) des Periodensystems zwischen Krebsmiasma und Atrophie, in der sich Gallium, Indium, Holmium, Titan und Einsteinium befinden, hat folgendes Gruppenthema:
- Reduzieren, Entwachsen
- Abbauen
- Aufgeben, Rückschritt
- Zurückziehen, Zurückbleiben, (Pilze ziehen sich in die Darmschleimhaut zurück, wenn nicht genügend Nahrung vorhanden ist)
- Überholt
- Antik
- Nostalgie
- Misstrauisch, Unglaube
- Schimmlig
- Hinter
- Zurück

Die **individuellen Begriffe** sind bei
Gallium (Eisenserie): Sich zurückziehen in die alte Routine, Ruhestand im Job, Sturheit, eigensinnig der Routine folgen, eigensinnig das Scheitern leugnen, festgefahren, Aufgeben nach Kritik, Feinde untergraben ihre Arbeit, Taubheit.

Indium (Silberserie): Sich zurückziehen auf alte Künste, altmodische Künste, sich zurückziehen in Ideen: Dogmatisch, Scheitern durch dogmatische Ideen, Starrsinn, Nostalgie, Wissenschaft der Nostalgie: Geschichte, Zurückbleiben in der Wissenschaft, Antik, Museum, Konservator, der Bewunderung entwachsen, der Spitzensportler oder Schauspieler auf seinem Abstieg.

Holmium (Lanthaniden): Zurück, Zurückgezogen, will die Freiheit nicht aufgeben, Sarkasmus, Zynismus, Verbitterung, Heimweh, Autoaggression.

Thallium (Goldserie): Festhalten an überholter Macht, sich zurückziehen auf ihrer Machtbasis, zurückziehen auf alte Ideen, dogmatisch, misstrauisch, Unglaube an eigene Führungsqualitäten, Scheitern durch zu dogmatischen Führungsstil

Einsteinium (Uranserie): Die Serie der Aktiniden im Periodensystem haben allgemein Themengemeinsamkeiten mit den Pilzen (siehe Kapitel 3: Pilzmittel in der Homöopathie im Vergleich mit den Actiniden).

Klassifizierung der Pilze in „Wunderbare Pflanzenwelt

- Beschwerden durch Unfälle, Katastrophen, Krieg, Gewalt
- Familien, die auseinander gerissen und zerstreut wurden
- Tod von Eltern, verwandten und Freunden
- Befindet sich in einer anderen Welt , in einer spirituellen Welt
- Am Übergang von Leben und Tod
- Interessiert sich für den Tod, Friedhöfe, Geister
- Intuition, Hellsichtigkeit
- Übernatürliche Kräfte
- Unsichtbare, verborgene Fähigkeiten

Körper:

- Krebs
- Beschwerden durch Strahleneinwirkung, radioaktive Strahlung
- Das leben zieht sich zurück, von den Extremitäten hin zur Mitte und schließlich in den Tod.
- Hände und Füße sterben ab, nekrotisieren, werden gangränös

3. Pilzmittel in der Homöopathie im Vergleich mit den Actiniden (Uranserie)

Rückblickend auf die HAMSE, die gut gelaufenen Fälle nach Pilzarzneiverordnungen und der Wissensschatz die Materia Medica der bereits bekannten homöopathischen Pilzarzneien soll uns einen Überblick ihrer Rolle im allgemeinen Arzneimittelschatz geben.

Dr. Jan Scholten haben wir die klare Themeneinteilung der mineralischen Mittel im Periodensystem zu verdanken. Vor einigen Jahren hat er uns mit der neuen homöopathischen Botanik beschenkt, strukturiert, übersichtlich mit Analogien zum mineralischen Periodensystem. Die Pilzmittel hat Scholten den Actiniden, den radioaktiven Mineralien in der 7. Serie des Periodensystems, zugeordnet. Es sind Metalle, die durch instabilen Atomaufbau zerfallen und dabei Energie abgeben in Form von Strahlung. Sie geben Alpha-, Beta- und Gammastrahlen ab, die in lebendes Gewebe eindringen und Veränderungen und Absterben bewirken. Durch Vordringen bis in die kleinsten Bausteine, bis in die DNA, wird auch die Erbsubstanz verändert.

Patienten, die Actinide als Heilmittel brauchen, befinden sich in den Themen des 7. und letzten Stadiums des Periodensystems: Extremsituationen, schwere Pathologien oder im letzten Lebensabschnitt. Es geht nicht mehr um Macht wie in der darüberstehenden Goldserie, nicht mehr um Erreichen, Erhalten des Territoriums, um Verantwortung, Bankrott oder die Frage nach dem Warum in einem spirituellen Leben. Kronos, der Sensenmann, der Gott der Zeit, übergibt den Menschen an Hades, den Gott der Unterwelt, vielleicht besser ausgedrückt, Gott der geistigen und körperlosen Welt. Der Raum ist nicht mehr begrenzt als Sonnensystem. Der Mensch will Universum und Kosmos erfahren. Es gibt keine Zeit mehr, nur noch einen Zeitpunkt, den des Übertrittes in die geistige Welt, um die verdichteten Energien in Form von Materie und Körper zu verlassen. Der Geist beginnt, sich vom Erdelement zu trennen. Die Materie geht dem Verfall zu. Das Feuer erlischt langsam, das Wasser zieht sich zurück, der Rhythmus wird schwächer. Dieser Vorgang kann langsam, aber auch sehr schnell verlaufen, wie auch die Aktivitäten und der Zerfall der Actiniden sehr unterschiedlich sind.

Die Voraussetzung für eine Arzneimittelgabe aus dem Pool der Actiniden erfordert nicht, dass der Patient kurz vor seinem eigenen Tod steht oder an schwerer destruktiver Krankheit leidet. Er wird im engeren Umfeld mit Tod, Zerfall und Zerstörung konfrontiert. Oft finden wir einen klaren Geist in einen Körper, der abzubröckeln droht, der dem Geist nicht mehr gehorcht. Sie sind erschüttert im Vertrauen an die Zukunft, hinterfragen alles. Nichts mehr ist so wie es vorher war. Ihre Wertvorstellungen und Lebensphilosophien sind wirr durcheinander gerüttelt. Es können auch hochbegabte Menschen sein, spirituell, hellsichtig oder Kinder, die frühreif sind. Die Reaktionen auf ihre Lebensprüfungen sind sehr abgeklärt. Sie üben die Hingabe in die bedingungslose Liebe, haben einen Galgenhumor oder zweifeln an allen inneren Werten. Es geht um die Transformation, um die Erhöhung des Bewusstseins, um das Hinübergehen von einer Welt in die andere, von der körperlich-materiellen, in die geistige.

Pilze sind wie die Actiniden mit Zerfall und Tod beschäftigt, mit Abschied von der Materie, von der Struktur.

Die radioaktiven Metalle geben Energie in Form von Strahlung ab, das mit ihrem eigenen Zerfall einhergeht, für uns nicht sichtbar, aber die gesundheitsschädigende Wirkung bis tief in die Erbinformation ist um so heftiger wahrnehmbar. Bei Strahlenexposition sehen wir tiefe Verbrennungen, oder lösen Krebserkrankungen aus.

Pilze zersetzen sich nicht selbst, sondern den Wirt oder abgestorbenes Material. Sie sind beim Abbau behilflich. Ähnlich wie die Strahlen dringen sie ins Gewebe ein, unsichtbar, aber in der Wirkung sehr zerstörerisch. Die gesundheitsschädigende Wirkung sehen wir auch bei den Pilzen, die von leichteren Vergiftungssymptomen wie Durchfall und Erbrechen reichen, bis hin zu Leber- und Nierenschädigungen, Halluzinationen, Gangrän, Abortwirkung und Erbsubstanzschädigung. Schimmelpilze mit ihren giftigen Stoffwechselprodukten und ihren Sporen gelten auch als karzinogen.

Ähnliche Themen der 7. Reihe mit den Pilzen auf der geistigen Ebene:

In der HAMSE wurde viel über philosophische Themen gesprochen. Viele Prüfer hatten Gedanken über den Sinn des Lebens und über das Finden ihrer Lebensaufgabe. „Werde ich meine Lebensaufgabe bewältigen und habe ich noch genügend Zeit dazu?" „Was ist der Wert meiner Arbeit und die Wertschätzung meiner Leistungen, schätze ich die Arbeit und Leistung der anderen? Übe ich Dankbarkeit, bin ich zufrieden über mein eigenes Sein? Kann ich loslassen, wenn es zu Ende geht?" „Wer wird mein Wissen weiter tragen nach meinem Tod?" Des weiteren ging es um Transformation, um die Umwandlung von Unreinem zum Reinen, vom Zerfall und wieder Entstehen. Auch das klare Reden war ein großes Thema, wir nennen es undiplomatisch, wenn jemand ohne Rücksicht auf eventuell darauf folgende Nachteile die Wahrheit spricht. Klares Trennen von Wahrheit und Rücksicht. Dieses Verhalten wurde auch bei Plutonium nitricum und Uranum nitricum beschrieben, die keinerlei Korruptionen und Hinterhältigkeiten dulden, auch wenn sie sich selbst dabei schaden. Das Gegenteil wird auch beobachtet: Das Schlagen und Tyrannisieren der Klassenkameraden, aufbrausend und impulsiv zerstörerisch.

Pilzerkrankungen sind degenerativ. Candidainfektionen, die wir in Form von Aphthen auf der Mundschleimhaut sehen, fressen sich in das Gewebe ein, machen Entzündungen und Schmerzen. Secalevergiftungen lösen Abort aus, die periphere Durchblutung wird gestört und es kommt zum Absterben der Gewebe. Krämpfe, Konvulsionen und Tics sind Leitsymptome von Agaricus. Die Krämpfe sind dabei so heftig, dass es eine Zerreißprobe für Sehnen und Muskulatur wird. Pilzvergiftungen können DNA-Schädigungen hervorrufen, auch carcinogen wirken.

Aber auch viele Anhaltspunkte aus der Kohlenstoff- und Silicaserie haben sich gezeigt: Probleme mit dem weltlichen Dasein, Abhängigkeiten, Abgrenzungsprobleme, Naivität, Isolation, Mangel an Ich-Bewusstsein.

Wir finden Themen vom Anfang der Stadien (Naivität, Spontanität, impulsiv, instinktiv, kindlich, gedankenlos) und auch Themen ganz rechts im Periodensystem (Verlust des Erreichten, ausgestoßen, Fesseln abwerfen, fühlt sich ausrangiert, ausradiert) (Pilze enthalten viele Mineralien, deshalb ist zu erwarten, dass auch deren Prüfsymptome am Rande auftreten).

Den Pilzen fehlt das Strukturierte und das Organisierte, das wir bei den Mineralien kennen. Stattdessen zeigen sich viele Eigenschaften wie Sensibilität und Empfindlichkeit aus dem Pflanzenreich, aber auch Wettbewerb, Verteidigung und Angriff – Themen aus dem Tierreich.

Sind sie das unsichtbare Netz, das alles miteinander verbindet, die Fühler in alle Ebenen und Territorien ausstrecken, ähnlich dem Nervensystem in unserem Organismus?

Einige gemeinsame Repertoriumsrubriken

- Geist, Gemüt; PSYCHOLOGISCHE Themen; religiöse Störungen; religiös, spirituell (285) agar, bov, sec, plut-n, uran-n
- Geist, Gemüt; PSYCHOLOGISCHE Themen; religiöse Störungen; übermäßig religiös (138) agar, plut-n, uran-n
- Geist, Gemüt; RELIGIÖSE Gefühle schl. (15) agar, plut-n
- Geist, Gemüt; RELIGIÖSE Störungen; abwechselnd mit; sexueller Erregung (4) agar, plut-n.
- Geist, Gemüt; TRÄUME, Trauminhalte; religiös (15) plut-n, sol-t-ae
- Geist, Gemüt; FURCHT; Krebs, vor (51) Agar, Plut-n, uran-n.
- Geist, Gemüt; TOD; Todesahnung (152) plut-n, psil-s, sec, uran-n
- Geist, Gemüt; SCHLAGEN, schlägt (126) agar, bov, cand-a, plut-n.
- Geist, Gemüt; EMPFINDUNGSLOS, regungslos, Torpor (73) agar, psil-s, sec, uran-n
- Geist, Gemüt; VERWIRRUNG, geistige; Rausch, Berauschung, Empfindung von (98) Agar, plut-n
- Geist, Gemüt; DUNKELHEIT; Beschwerden durch, schl. (116) agar, plut-n, rad-br.
- Geist, Gemüt; FURCHT; Dunkelheit, vor (106) agar, plut-n, rad-br
- Geist, Gemüt; TRUNKSUCHT, Alkoholismus (171) agar, bov, plut-n
- Geist, Gemüt; TRUNKSUCHT, Alkoholismus; ererbt, hereditär (19) agar, plut-n

- Augen; LICHTSCHEU, Photophobie (340) agar, psil, uran, ust.

- Mund; GESCHWÜRE (391) agar, bov, sec, uran-n
- Mund; GESCHWÜRE; schmerzlos (6) uran-n

- Extremitäten; SCHWÄCHE; Gelenke (321) agar, plut-n, sec, uran.
- Extremitäten; SCHWÄCHE; Arme (311) agar, plut-n, psil, sec, uran, uran-n
- Extremitäten; SCHWÄCHE; Beine; Gelenke (283) agar, bov, plut-n, rad-br, sec• uran-n
- Extremitäten; KRÄMPFE, Muskelkrämpfe (428) agar, bov, rad-br, psil, sec, uran-n, ust.
- Extremitäten; KRÄMPFE, Muskelkrämpfe; Beine (370) agar, bov, plut-n, sec, ust.
- Extremitäten; SCHWÄCHE; lähmungsartige Schwäche; Beine (53) plut-n, sec.

- Haut; GESCHWÜRE; schmerzlos (75) bov, uran-n

- Allgemeines; KREBS und krebsartige Leiden (448) agar, bov, sec, uran-n
- Allgemeines; GESCHWÜRE; Schleimhäute (489) agar, bov, cand-a, rad-br, uran-n
- Allgemeines; SCHWÄCHE; Gelenke (327) agar, bov, plut-n, polyp-b, rad-br, sec, uran

- Allgemeines; SCHWÄCHE; Muskeln (225) agar, bov, plut-n, psil-s, rad-br, sec.
- Allgemeines; SCHWÄCHE; lähmungsartig (193) agar, bov, plut-n
- Allgemeines; SCHWÄCHE; nervöse, Neurasthenie (275) agar, bov, rad-br, sec, uran-n
- Allgemeines; LEER oder hohl, Empfindung wie; Ohnmacht, wie durch (127) agar, plut-n

Wenn Du im Alter zu spüren beginnst,
dass alle gut geprüften Mittel Deine Freunde sind,
solltest Du in Deinem Inneren spüren,
dass Du ein Instrument im Dienste dieser Heilkunst bist.

(J. T. Kent)

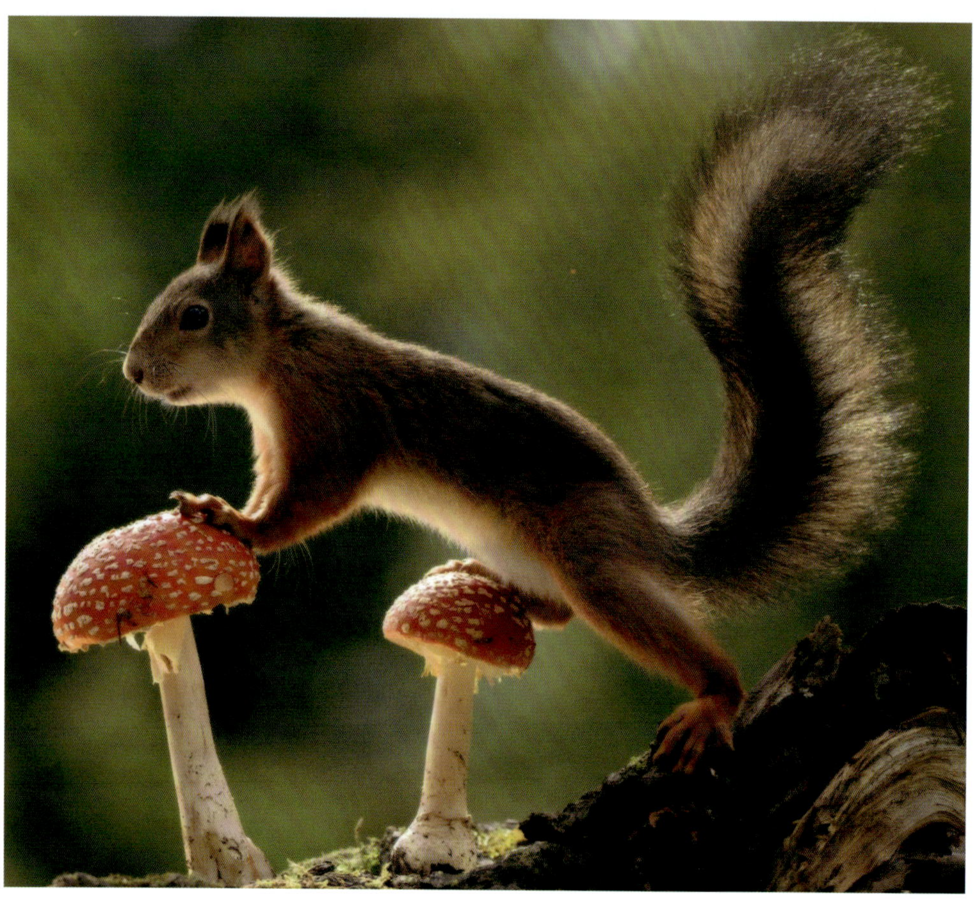

4. Homöopathische Pilzarzneimittel

Individuelle Auszüge aus der Materia medica
Gemeinsame Symptome mit den neu geprüften Arzneimitteln Fom-f. und Pipt-b. sind blau geschrieben

- **Agaricinum Agar-ac**[1]

oder auch Agaricum acidum
Ist ein Wirkstoff aus dem Lärchenschwamm (Polyporus offincinalis oder Boletus laricis) und wirkt besonders auf den gastro-intestinalen Bereich.
Boericke erwähnt die Verwendung bei Chorea, Herzschwäche mit Lungenemphysem, bei fettiger Degeneration, Erythem, Altersherz, bei nervös bedingter Dyspepsie.
Deliriante Zustände bei Typhus abdominalis
Zittern der Zunge
Herzklopfen, alles wird schlimmer nach Tee, Kaffee oder Tabak
Weitere Indikationen: Katarakt, Neuralgien, Neuritis, Tic douloureux, Ameisenlaufen und Lahmheit der Glieder

- **Agaricus bisporus Agar-bi – Zuchtchampignon**

Siehe unter Agaricus campestris Wiesenchampignon
Einige Personen, die mit diesem Pilz in Kontakt kommen, leiden an Tränenfluss, gereizten Augen, sie reagieren allergisch, oder unerklärliche Anfälle von Übelkeit, Erbrechen, Durchfall und Bauchschmerzen, Kopfschmerzen und Urticaria

- **Agaricus Blazei Murrill Agar-bl**[2,3]

Enthält eine hohe Konzentration von Benzoesäure und Beta-Glucan
Das wirkungsvollste **Krebsmittel** unter allen bekannten zu medizinischen Zwecken verwendeten Pilzen.
Regt die körpereigene Immunabwehr an.
Mb. Raynaud, Septikämie. Reguliert hohen und niederen Blutdruck.
Scheint allgemein die Fähigkeit zu haben zwischen Mangel und Exzess zu regulieren.
Brustkrebs, Hodgkin-Lymphom, Leukämie, Lymphkrebs, Eierstockskrebs, Hautkrebs.
Allergien und Asthma.
Niereninfektionen, Nierenversagen
Schmerzen der Gelenke.

- **Agaricus campanulatus Agar-cpn – Panaeolus campanulatus**[3]

Agaricus ovalis – wächst auf Dung
Versucht im Delirium zu entfliehen und redet unzusammenhängend. Verwirrt.
Choreatische Zuckungen.

Eiskaltes Gefühl im Kopf.
Unnatürlicher Hunger, Völlegefühl, krampfartige Schmerzen, Flatulenzen.
Konvulsivische Hustenanfälle, Auswurf von Schleimkugeln, geräuschvolles Atmen.
Zusammenschnürung und Beklemmung in der Brust. Unregelmäßiger Puls > Kaffee.
Schwere matte Glieder mit umherspringenden und schießenden Schmerzen.
Zuckende Muskeln, auch im Gesicht, mit lanzinierenden Schmerzen.
Steifheit und Schmerzhaftigkeit von Nacken und Rücken, wie nach Überanstrengung.

- **Agaricus campestris Agar-cps – Wiesenchampignon, Feldegerling**[4,9]

Enthalten oft hohe Konzentrationen von Schwermetallen, vor allem Cadmium
In der Wirkung ähnlich wie Agaricus muscaris
Zappelig, unruhig,
singt und pfeift, tanzt, lacht laut, Tanzen auf dem Tisch
streckt die Zunge heraus und spitzt die Lippen.
Kleinkindhaftes Verhalten, Bettnässen
Konzentration schwierig, Feinmotorik defizitär, vergesslich, große Vergesslichkeit und schämen sich deshalb.
Sie ziehen sich zurück, weil sie vermeiden wollen, dass ihr Problem erkannt wird.
Aggressive und demente Menschen, widersprechen bei allem
Muskeltonus manchmal spastisch, manchmal gummiartig schlaff
Übertreiben mit theatralischen Zornesausbrüchen.
Lustlos
Bekannte Dinge erscheinen fremd
Alpträume von Hexen, Riesen und Menschenfressern
Schwierigkeiten in der Sprache, sich auszudrücken
Die richtigen Dimensionen scheinen abhanden gekommen sein.

Klinisch: Abszesse, Peritonsillarabszess, Bauchschmerz, Erbrexchen Delirium, Dyspnoe, entzündliche Schwellungen, Fieber, Gangrän.

- **Agaricus citrinellus, Amanita citrina, Agar-cit – Gelber Knollenblätterpilz**[5]

Enthält Bufotenin, ein Derivat des Neurotransmitters Serotonin, das sich auch in der Krötenhaut befindet
Giftig, schädigt die Leber.
Übelkeit, Erbrechen, Koma, Faulheit, Lethargie, Bewusstlosigkeit.
(Manche Quellen behaupten, dass er gekocht genießbar sei).

- **Agaricus emeticus, Agar-em – Speiteufel**[3]

Wiederholtes und sehr heftiges Erbrechen, fühlt sich tod-elend
mit Schwindel
kalten Schweißen

Kraftlosigkeit
Verlangt nach eiskaltem Wasser, was etwas lindert oder sogar dauerhaft bessert.
(DD: Ant-t., Verat-a.)
Angst, wird im Magen gespürt.
Tränenfluss durch Gerüche
Klinisch: Schwindel, Schwäche, Sodbrennen, Gastritis, Diarrhoe

- **Agaricus muscarius, Amanita muscaria, Agar – Fliegenpilz**[1,3]

Nur ein kurzer Auszug aus dem großen und bekannten Arzneimittelbild.

Ein berauschender Pilz, macht glücklich. Die Patienten singen, pfeifen, reden viel und gerne, aber auch laut, sind sehr sprunghaft in den Ideen und wecken den Eindruck von Clownerie. Kinder sind sehr neugierig und furchtlos. Die Ähnlichkeit mit Opium kann ich nicht unterstreichen, denn bei Schmerzen sind sie im Gegenteil sehr überempfindlich und übertreiben bei jeder kleinen Verletzung, als wäre das Körperglied schon abgetrennt. Ähnlichkeit mit Opium ist allerdings die fehlende Sensibilität für Gefahr und die Unfähigkeit aus den Verletzungen und Schmerzen zu lernen.
Große geistige Erregung
Unverschämt, übergriffig
Unkonzentriert, chaotisch
Körperliche und geistige Retardierung, Ungeschicklichkeit
ADS
Epilepsie
Spastische Symptome von heftigen Krämpfen, Zähneknirschen, Schielen bis zur Muskelfibrillation und Tics, Zittern und Zucken, cardiale Spasmen
Spinalirritation
Magen-Darm-Reizung, Blähungen, Krämpfe
Maßloses Essen oder Anorexie
HWS-Syndrom mit schmerzhaftem Zucken wie von elektrischen Schlägen in den Fingern bei Kopfbewegungen zur Seite
Wirbelsäulenschmerzen, Ameisenlaufen, empfindlich auf lokale Berührung, Parese der unteren Gliedmaßen.
Husten läuft sehr theatralisch ab, Bronchialspasmen
Folge von Alkohol- und Drogenkonsum
Frostbeulen, die unerträglich brennen und jucken, mit Rötung und Schwellung
Allgemein brennende Schmerzen

- **Agaricus pantherinus, Agar-pa – Pantherpilz, Pantherwulstling**[3]

Enthält Ibotensäure und Muscimol
In den Zuckungen, Tics und in der Inkoordination ist Agaricus pantheris heftiger als der Fliegenpilz
Kann nicht unterscheiden zwischen Wirklichkeit und Traum (Denke oder sehe ich das oder träume ich?)
Überwältigendes Ermüdungsgefühl
Unbezwingbare Schläfrigkeit
Extreme Mattigkeit und Torpor
Kraftlosigkeit,
gibt nur einsilbige Antworten, ist verärgert
Desorientiert. Weiß nicht, ob er denkt oder träumt.
Lethargie,
Hyperaktivität, ADS, ADHS
Manisch depressiv
Angst, dass er sterben muss
Halluzinationen (Farben, Doppeltsehen, sieht verschwommen)
Wahnidee, vergiftet zu sein
Euphorisch
Probleme mit der Koordination von Muskelbewegungen, konvulsivische Bewegungen
Konvulsivische Zuckungen von Gesicht und Extremitäten
Mydriasis
Analgesie
Erschwertes Schlucken
Wälzt sich unruhig im Bett umher
Heftige, allgemeine Spasmen
Manische Raserei
Röchelnde, unregelmäßige Atmung, wird langsamer und setzt für 15 Sekunden aus, dann tiefes Einatmen

- **Agaricus phalloides, Amanita phalloides, Agar-ph – Grüner Knollenblätterpilz**[1,3]

Gilt als der giftigste Pilz, ähnlich dem Pilz Agaricus vernus (siehe dort)
Die klassische Amatoxinvergiftung läuft verzögert ab: Zuerst die gastro-intestinale Phase, die sich meist erst nach 72 Stunden nach der Aufnahme zeigt. Anschließend kann sich der Patient wieder wohl fühlen, bis die Terminalphase von Organversagen eintritt. Dabei finden wir vergrößerte Leber, Symptome einer Gelbsucht und Hypoglycämie. Bei Patienten mit vorgeschädigter Leber geht der Verfall rapid voran.
Blutungen im Magen-Darm-Trakt, Leberversagen, meist vergesellschaftet mit Encephalopathie, Delirium, Konvulsionen, meningiale Zeichen bis hin zum Koma.

Auch cardiale Zeichen wie Arhythmie sind zu sehen, die bei Überlebenden der Vergiftung noch mehrere Monate andauern können.

Lethargisch, aber geistig klar
Ruhelosigkeit, Ungeduld, wandert umher ohne Ziel
Geistige Erregung
Konvulsionen
Stupor, Delirium,
Ruhelosigkeit, wirft sich im Bett umher, macht seltsame Verrenkungen, gestikuliert, taumelt wie betrunken.
Will sich mitteilen, aber kann sich nicht artikulieren
Choleraartige Symptome und schneller Kräfteverfall, wird ohnmächtig
Schwindel,
Stammelt, kann sich nicht mitteilen, sich nicht ausdrücken
Langsamkeit, antwortet verzögert
Trockenheit der Schleimhäute in Mund und Nase
Krämpfe
Fettige Degeneration von Leber, Herz und Nieren
Blutung in Lunge, Pleura und Haut
Erbrechen, heftige Schmerzen im Epigastrium, die sich in das Abdomen ausbreiten. Jeder kleinste Druck ist unerträglich. Cholerasymptome.
Blutiger Stuhl
Ständiger Stuhldrang ohne gastrischen, abdominalen oder rektalen Schmerzen
Starker Durst auf kaltes Wasser
Plötzlicher und wiederholter Wechsel von schneller und langsamer Atmung
Anurie
Kalte Extremitäten, livide Fingerspitzen.
Krämpfe in den Beinen.
Siehe Beitrag Krebstherapie mit Agar-ph

- **Agaricus procerus, Agar-pr – Parasolpilz oder Riesenschirmling**[5]

Macrolepiota procera
Schwindel mit taumeln, als sei er betrunken.
Erbrechen, kontrahierte Pupillen
Hektisches Schreien, Delirium, Schwäche
Wie beginnende Demenz, vergisst, begreift langsam.
Konvulsive Spasmen
Gefühllosigkeit

- **Agaricus semiglobatus, Agar-se – Halbkugeliger Träuschling[5]**

Siehe auch Psilocybe
Geistig beschwingt und ausgelassen
Stupor
Zunge wie ausgetrocknet
Heftige Schmerzen im Darm, < beim Pressen
Übelkeit und Erbrechen
Spärlicher Urin
Abort im 2. Monat
Heftige Konvulsionen

- **Agaricus stercorarius Agar-st. – Dung-Rundhut[5]**

Siehe auch Psilocybe
Verwirrt, erkennt seine Umgebung nicht, alles erscheint fremd.
Ruhelosigkeit, will sich bewegen, will laufen, ziellos
Hat plötzlichen Impuls aus dem Haus zu laufen.
Will fliehen und hält plötzlich inne, wie verwirrt.
Stuporöser Zustand, starre, erweiterte Pupillen.
Augen starr auf den Boden gerichtet mit Mühe sich fortzubewegen
Kann keine Buchstaben erkennen, meint aber, dass alles in Ordnung ist.
Ruhelosigkeit, bewegt sich von einem Ort zum anderen.
Wirft die Arme umher
Konvulsionen, Zucken der Gesichtsmuskeln.
Vor den Konvulsionen wilde Ausgelassenheit
Erschöpfung, Lethargie, Schläfrigkeit nach den Konvulsionen
Müde, matt und schwach nach vorhergehenden Anstrengungen
Pessimistisch, sieht alles schwarz
Übelkeit, Atembeklemmung
Nadelartiges Stechen in den Händen.
Gefühl als seine die Hände vergrößert oder geschwollen

- **Armillaria mella – Goldgelber Hallimasch**

Zählt zu den Baumschädlingen, das Mycel kann sich auf große Gebiete ausbreiten. Über diesem Pilz fand ich keine Prüfung
Gehört zur gleichen Familie wie der Shiitake-Pilz

- **Boleletus edulis, Bol-ed. – Steinpilz[4]**

Verzögerte Entwicklung
Lachen, Trällern, humorvoll
Hohe Allergiebereitschaft (Übertreiben?) mit heftigen Ödemen. (Penicillinallergie)

Konzentration katastrophal, ADHS,
ungehemmt ehrlich, naiv
Träume von Zombies, Skeletten, vergammelte Wildschweinknochen
Nach chinesischem Wissen hat der Steinpilz heilende Wirkung auf den Lumbalbereich, bei Schmerzen und Taubheitsgefühlen in den Beinen, bei Beschwerden von Sehnen und Knochen, bei Tetanie.
Hat antitumorale und antivirale Eigenschaften, vor allem gegen den Influenza-Virus

- **Boletus laricis oder Polyporus officinalis Bol-la. – Lärchenschwamm[1,3]**

Oder Fomitopsis officinalis, Polyporus officinalis, Fomes officinalis, Boletus purgans, ist ein Parasit der Lärche
Enthält das Agaricum acidum (siehe dort)

Niedergeschlagen und verzweifelt
Gereizt bei der geringsten Kleinigkeit
Geistesabwesend, zerstreut
Große Schwäche
Gastrointestinale Reizung mit Erschöpfung nach Stuhlgang
Dauernde Übelkeit mit Erbrechen, Durchfall mit Fieber
Bewegung verschlechtert den Kopfschmerz
Schmerz in allen Gelenken
Schwäche, erschöpft, kann sich kaum auf den Beinen halten.
Kältegefühl, die Nase ist eiskalt
Ruhelosigkeit in der Nacht
Will eiskaltes Wasser trinken, was zum Teil auch bessert.
Verlangen nach sauren Speisen
Intermittierendes Fieber, galliges Fieber mit gelbem Zungenbelag
Nachtschweiß

- **Boletus luridus, Bol-lu. – Hexenröhrling[1,3]**

Delirium, der Tod tritt ein nach dem 4. Tag
Eingefallenes Gesicht, Nase und Lippen violett.
Kopfschmerzen
Heftiger Schmerz im Epigastrium und Oberbauch
Extrem stinkender Stuhl
Sehnenhüpfen
Angioneurotisches Ödem

- **Boletus satanas – Satanspilz, Satansröhrling[3]**

Enthält in kleiner Menge Muscarin
Furcht mit Ruhelosigkeit

Ist bei klarem Verstand
Sieht Funken vor den Augen, hört Geräusche
Dysenterie,
heftiges und häufiges Erbrechen, mit großer Schwäche
reichlich wässrige Entleerungen, blutige Diarrhoe, mit Schleim der Darmschleimhaut
Extreme Muskelkrämpfe im Gesicht und in den Extremitäten
Trockenheit in Mund und Hals
Kalter Schweiß
So schwach, dass er nicht mehr stehen oder gehen kann, steigert sich bis zur Ohnmacht, während das Erbrechen weiter geht.

- **Bovista lycoperdon, Bov. – Riesenbovist**

Ein kurzer Auszug aus dem großen und bekannten Arzneimittelbild

Gefühl, als ob der Kopf größer würde
Der Abstand wird falsch eingeschätzt, greift daneben
Ungeschickt, alles fällt aus der Hand
Stottert, unklare Sprache, spricht schnell
Wirkt wie berauscht, ist unkontrolliert, wie betrunken, fühlt sich wie benebelt
Redseligkeit, Offenheit, spricht freimütig von seinen Fehlern
Naives Verlangen, ungeschminkt die Wahrheit auszusprechen.
prahlt wie Sulphur
dicker Bauch wie Lycopodium, der Bauch spannt, Flatus
Vergrößerungsgefühl einzelner Körperteile
Schnell irritiert, schnell beleidigt, weinerlich
chaotisch
Schwellung, Ödeme,
hämorrhagische Diathese,
stark blutende Myome, Endometriose
Allergie, Blähungen, alles ist übermäßig oder lang anhaltend
Ausgeprägte Müdigkeit und Erschöpfung, Schwäche in den Gelenken
Urticaria durch Aufregung.
< Sonnenlicht
Erfahrung aus der Praxis: Hat einem Mädchen mit Legasthenie geholfen

- **Candida albicans, Monilia albicans, Cand-a. – Hefe-Schimmelpilz, Soorpilz**[3,6]

Siehe auch Kapitel Candidose
Wut, unterdrückte Wut, ungezielte Aggressivität, boshaft
Destruktiv, Ausbrüche von Zerstörungswut bei unterdrücktem Zorn
Hass

Parasitäre Beziehungen, Opfer, Mobbingopfer
Ungleichgewicht zwischen Geben und Nehmen
Bevormundung und dominierende Eltern und Vorgesetzte behindern die freie Entfaltung
Angst vor Bestrafung, vor geschäftlichen Misserfolg, meint alles geht schief
Argwöhnisch, misstrauisch, will nicht berührt werden
Fühlt sich wehrlos, beisst Nägel, Gefühl der Hilflosigkeit, unterdrückte Wut
Mangel an Selbstvertrauen
Chaos, Verwirrung, kopflos, Plan- und Ziellosigkeit
Schwierige Konzentration
Gedächtnisschwäche, macht Fehler beim Sprechen
Unentschlossen, kann sich nicht entscheiden
Wahnidee allein auf der Welt zu sein, dumm zu sein, umgeben von Feinden zu sein, überall lauert Gefahr, Unrecht begangen zu haben
Heuschnupfen
Chronische Otitis media
Aphthen im Mund
Zäher Schleim im Hals
Candidiasis
Rumoren und Gas im Abdomen, laute Flatulenz, Auftreibung nach dem Essen,
Spannung im Bauch mit Diarrhoe,
Glutenunverträglichkeit
Süßigkeitenverlangen
Leucorrhoe, Vaginitis, Zystitis
Präcancerose, Gebärmutterkrebs
Kalte Füße
Entzündete Gelenke
Hautausschläge um den Anus, Fußekzeme, Neurodermitis.
Allergie
Extreme Müdigkeit und Schwäche, Mangel an Lebenswärme

- **Candida parapsilosis, Cand-p. - Soorpilz**[3]

Geistig zerstreut,
müde
spricht Wörter falsch, der Geist rast
Konzentration schwierig
Explosiver Ausbruch von Ärger
Aufblähung mit Flatulenzen, Candidiasis, Soor – ähnlich Cand-a
Immer wiederkehrende Pilz-Infekte, Pilzinfekt nach einem bakteriellen Infekt, (Urogenitaltrakt, Respirationstrakt, Haut und Schleimhaut, Endocard)
Folge von Abusus von Anti-Pilz-Medikamenten und Antibiotika

- **Cantharellus cibarius, Canth-cib – Echter Pfifferling**[9]

Redewendung, wenn etwas abwertend, als unwert bezeichnet wird: Das ist keinen Pfifferling wert.
Zerstreut, benommen, wie in einer Blase, vergisst, verliert wichtige Dinge, verlegt Sachen an Orte, wo sie nicht hingehören
Wortfindungsstörungen, weiß im Satz nicht mehr, was er sagen wollte
Chaotisch, reagiert hektisch, wenn er was sucht
Lässt das Eingekaufte liegen
Kein Begriff mehr für die Zeit, weiß weder Datum noch Uhrzeit
Fühlt sich verspottet, nicht geachtet
Ist gekränkt, verletzt, zieht sich zurück, will nicht sprechen, will keinen Kontakt
Wahnidee, keinen Platz auf der Welt zu haben, zieht sich zurück
Sturheit
Schämt sich für sein Alter, schämt sich, dass er nicht mehr so fit ist
Krankheiten des Alters

- **Coprinus comatus, Copr-c – Schopftintling**

Ausführlich unter HAMSE Copr-c
Ausgelaugt, ausgezehrt oder Gefühl als ob.
Konzentration schwierig
Empfindlich auf äußere Eindrücke
Empfindlich auf die Meinung anderer.
Will nicht mehr anwesend sein, will sich auflösen.
Angriffslustig, fühlt sich von allen angegriffen
Bekannte Dinge erscheinen fremd, verzerrt.
Schwäche. Müdigkeit.
Gastrointestinale Probleme. Auftreibung des Abdomens
Diabetesmittel in der Ursubstanz

- **Cordyceps sinensis – Raupenpilz chinesischer**[3,9]

Siehe auch Kapitel Heil- und Vitalpilze
In China hoch angesehen als Tonikum, als Mittel gegen Alterung und zur Verjüngung, als Sexualtonikum. Wettkampfsportler nehmen Cordyceps-Extrakt zum Dopen ein, kann im Urin nicht nachgewiesen werden
Cordyceps hilft dem Körper, sich gegen ein großes Spektrum an pathogenen Bakterien, Pilzen und Viren zu widersetzen.
Der Patient ist hochmütig, überheblich und zweifelt nicht an seinen Fähigkeiten. Er hat das Gefühl, die anderen würdigen seine Fähigkeiten nicht und trennt sich von denen. Dann fühlt er sich ausgestoßen, alleine, nicht angebunden.

Er ist der Untergrundarbeiter, der im Hintergrund die Fäden zieht, heimlich. Bis es bemerkt ist, ist schon längst die Kasse leer.

Körperliche und geistige Erschöpfung durch Überarbeitung. Chronische Überarbeitung und Ermüdung.

Mangel an Ausdauer, schwache Widerstandskraft

Bei Entzugssymptomen von Opium und Narkotika

Entwicklungsverzögerung nach generalisierter fötaler Herpesinfektion

Folge von und bei Pilzinfektionen

Schwindel bei jeder Bewegung wie Umdrehen im Bett, Kopfbewegung, Bücken, Hinlegen

Sexuelle Schwäche

Verengte Bronchien, kurzatmig

Lumbale Schwäche. Rückenschmerzen aufgrund von Verletzung

Unsicheres Gehen, fühlt sich unsicher auf den Beinen

- **Cryptococcus neoformans, Crypt-n**

Gehört zu einer Gattung von ungefähr 20 Hefearten, auf den Nährböden wachsen sie schnell bei 25 – 37 °C und zeigen sich als cremfarbene bis braune schleimige Kolonien (Siehe Candida)

Hat Ähnlichkeiten mit der Hefe, kann aber keinen Zucker abbauen, besitzt eine starke Kapselschicht. Produziert Melanin, man beobachtet, je älter der Pilz wird, verändert er die Farbe in Richtung braun. Sie sind zu finden in den Böden, wo sich Tauben und Hühner aufhalten und ihren Kot absetzen, auf Getreide, Totholz und in Baumhöhlen. Er hat viele Ähnlichkeiten auch mit holzverwesenden Schleimpilzen. Man vermutet, dass er ausgetrocknet länger als 2 Jahre überleben kann. Die Vögel, v.a. die Tauben übertragen diesen Pilz, ohne selbst dabei krank zu sein, denn sie haben eine höhere Körpertemperatur, wo sich der Pilz nur verlangsamt vermehren kann. Diesen Pilz hat man auch bei gesunden Menschen auf der Haut isolieren können, genauso wie auf unseren Lebensmitteln wie Früchte und Gemüse.

Cryptococcosis: Die Infektions-Eingangspforte ist der Respirationstrakt. Der erste Kontakt kann viele Jahre vor dem Ausbruch der Krankheit liegen, prädisponiert sind Geflügel- und Taubenzüchter. Meist haben sie milde Symptome, aber auch langwierige chronische Bronchitiden. Primär ist der Respirationstrakt betroffen, die Pilze können aber auch das ZNS, das Gehirn und die Meningen affizieren, auch Nieren, Knochen, Lymphe und Haut. Gerade AIDS-und Hodgkin-Patienten, auch Kranke, die hohe Cortisondosierungen einnehmen müssen, sind empfänglich dafür.

- **Fungus japonicus – Kombuchateepilz**

Der Kombucha-Teepilz ist eine Symbiose aus säureproduzierenden Bakterien und verschiedenen Hefepilzen.
Der Pilz wird dem gesüßten Tee zugesetzt, die Hefepilze vergären den Zucker zu Alkohol und Kohlensäure.
Das Getränk stärkt das Immunsystem, soll sogar antibiotische Wirkung haben. Es beugt den Zivilisationskrankheiten vor und steigert das Wohlbefinden.

- **Ganoderma lucidum, Ganod-l – Lackporling, Reishi**[10]

Siehe auch unter Kapitel Heilpilze.
Bei der HAMSE kamen viele Themen vor über ICH und DU
Über Rebellion und dem Gefühl, ungerecht behandelt worden zu sein.
Viel Zorn über Ungerechtigkeit und dem Gefühl der totalen Machtlosigkeit gegenüber einer riesigen Übermacht.
Viele philosophische Überlegungen, über den Stirb-und-Werde-Prozess, Erneuerung, Eintritt in eine neue Zeitqualität, Selbstverantwortung übernehmen, Mut und sich Einlassen können für das Unbekannte, es erforschen wollen. Suche nach der eigenen Lebensaufgabe
Über Schatten und Licht. Über Leben und Tod
Wie betäubt, benommen, vergesslich.
Hypnotischer Zustand
Die Zeit läuft weg, planlos
Schnelle Reaktionen, klare Gedanken
Ekstatisch
Angst und Unruhe
Vorstellungen von Schlangen und Würmern
Regen fühlt sich an wie eine Reinigung
Gefühl von werde übergangen, werde nicht gesehen.
Ich bin nicht gleichwertig, bin wertlos, werde nicht geachtet und respektiert, werde blamiert
Ungeschickt, es passieren Unfälle
Kopfschmerzen wie Migräne, < links
Schmerzen li Ohr
Herzklopfen
Viel Durst
Trockene Haut
Blutungen (Nase, Menstruation, nach Klimakterium)
Schmerz rechter Fuß, rechte Hüfte
Heuschnupfen,

Lichtempfindlichkeit
Augenjucken wie vom Blütenstaub
Schwindel mit Schwanken, alles wackelt
Hitze- und Kälteverteilung ungleich (Kalte Füße, heißer Kopf, oder einseitig)
Ekel, Übelkeit
Druck auf dem Magen, erstreckt sich bis zum Rücken
Spannungsgefühl und Blähungen
Unbeweglich, wie gelähmt, kann sich nicht vom Platz wegbewegen
Kribbeln in der Lunge,
Zusammenziehen des Brustkorbs, Gefühl, keine Luft mehr zu bekommen
Nierenschmerzen

- **Leccinum versipelle, synonym Leccinum testaceocabrum, Lecc-v – Birkenrotkappe**[4,9]

Zappelig, unruhig, macht viel Unsinn
Sehr kitzelig
Wille zur Konzentration ist gering, will lieber spielen.
Vergisst alles sofort, kann sich überhaupt nicht mehr konzentrieren
Kann sich nicht mehr erinnern, dass sie vor 3 Tagen in dem Geschäft war, in das sie jetzt hin will.
Vergisst, was vor kurzem geschehen ist. Wenn sie sich wieder erinnert, scheint es, als sei es sehr lange zurückliegend.
Verwechselt beim Sprechen die Worte, meint was anderes, als was sie spricht.
Zerstreut, desorientiert
Zorn
Träume von Wölfen
Verlangen im Zimmer Licht zu haben
Rote Wangen, schweißiger Kopf
Allergie
Verlangen süß

- **Lentinula edodes – Shiitake**

„Der Gesundheitsbewahrer", ein Alleskönner zur Vorsorge und Heilung von Zivilisationserkrankungen, kann nachweislich den Cholesterinspiegel senken. Enthält Lentinan, wie auch der Reishi, das immunmodulierend wirkt und bei krebskranken Patienten eingesetzt wird.

- **Lepista nuda – Violetter Ritterröhrling**

Dazu keine verwertbaren Symptome gefunden

- **LSD (Lysergsäure-Diäthylamid)***

Die psychedelische Wirkung wurde von Dr. Albert Hoffmann im Sandoz-Labor zufällig entdeckt, nachdem er davon von einem zufälligen Hautkontakt berauscht wurde.
... wurde ich plötzlich berauscht. Die Außenwelt verwandelte sich wie in einem Traum. Die Gegenstände erschienen immer reliefartiger, sie nahmen ungewöhnliche Ausmaße an und die Farben wurden leuchtender. Sogar die Selbstwahrnehmung und das Zeitgefühl waren verändert. Blieben die Augen geschlossen, so kam ein ununterbrochener Strom phantastischer Bilder von außergewöhnlicher Plastizität und Lebendigkeit über mich, die von einem intensiven kaleidoskopartigen Farbenspiel begleitet waren ...

LSD wird aus der Lysergsäure synthetisiert, eines Stoffwechselproduktes des Schlauchpilzes „Claviceps purpurea" über mehrere komplizierte chemische

Körperliche Reaktionen:
Leichtes Schaudern, Erweiterung der Pupillen, Spannung und mulmiges Gefühl im Magen, Prickeln in den Extremitäten, Schläfrigkeit.

Wirkung auf das Bewusstsein:
Die Wirkung der Droge bewegt sich in Wellen. Bestimmtes Gedankenmaterial kehrt nach einer bestimmten zeit immer wieder zurück.
Veränderung der visuellen, auditiven, taktilen, der geruchs-, der Geschmacks- und der kinästhetischen Sinneswahrnehmung von Raum und Zeit, Halluzinationen,
bildhafte Konfigurationen einer Ideenschau,
stark erhöhte Sensibilität für Farben,
jähe und häufige Stimmungs- und Affektwandelungen,
verstärkte Gedächtnisleistungen,
Ego-Verlust und Auflösung der Ich-Instanz,
gedoppeltes und vervielfachtes und fragmentiertes Bewusstsein,
Interesse für philosophische, kosmologische und religiöse Fragen.
Im Allgemeinen ein Auffassen einer Welt, welche die Ketten normaler kategorischer Ordnung abgestreift hat, was zu einem intensiven Interesse an der eigenen Identität und der Welt führt und auch zu einer Skala von Reaktionen, die sich von den Extremen der Angst zu den Extremen der Lebensfreude erstreckt ...
(aus der Informationsreihe Drogen: LSD, Raynauld Martin Verlag, 1980)

Arzneimittelprüfung
Wurde März 1996 an 5 Prüfern (4 Frauen und 1 Mann) durchgeführt in der Potenz C 30 und wurde blind durchgeführt.

Gemüt

10 Minuten nach Einnahme wurde sie dumpf, konnte kaum noch kochen, hatte ein Betäubungsgefühl, konnte nicht mehr denken.
Höhenflug, dabei Konzentration reduziert, sie konnte während des Unterrichtens den roten Faden nicht halten
Ideenflut, 1000 Ideen zugleich
Alles erscheint doppelt so schnell, Fehler in der Zeit
schnelles Sprechen
plötzliche Hast und Eile
Zeit vergeht zu schnell
Traurigkeit, Depression
Sah alte Beziehungsmuster klar und deutlich
Die Unklarheit war unerträglich
Verlassenheitsgefühl, wie in einer Opferrolle
Viel Selbstmitleid
Die Verbindung zu anderen Menschen fehlte
Benommenheit
Geistesblitze
Muss nicht so aktiv in Kontakt zu den anderen gehen als sonst, kann sitzen und zuhören
Weniger gereizt als sonst
Gefühlsmäßige Distanz, sich nicht so verantwortlich für den Kontakt gefühlt als sonst
Gelassenheit
Weniger verbindlich gegenüber Verantwortung (kam z. B. unvorbereitet zur Arbeitsgruppe, was in 3 Jahren nicht einmal vorkam)
Stimmung schlägt schnell um von sehr traurig zu sich sehr wohl fühlen
Euphorie, wie wegfliegen
Gleichgültigkeit
3 Tage wie im Traum gelebt
Total schüchtern gefühlt
Wacher im Kopf morgens
Nimmt groteske Situationen wahr (Mann auf dem Fahrrad mit einer Tuba auf dem Rücken)
Konfuses Zeitgefühl

Träume

Von Obdachlosen,
mit vielen Schuldgefühlen
von einer Krebserkrankung, dabei auffallend emotionslos beim Hören der Diagnose „cool"
Traum in beige-braunen Tönen

Allgemeinsymptome

Schweregefühl

Abends wie betrunken

Taubheitsgefühle an Händen und Gesicht, sie werden < beim Busfahren, durch die Vibration

Müdigkeit

Gefühl, wie von einem Aufputschmittel (Kombination von Benommenheit und Herzspüren)

Heißhungerattacken

Gerüche wurden intensiver wahrgenommen, deshalb musste eine Blume (Hyazinthe) aus dem Raum heraus genommen werden.

Große Müdigkeit am Abend und dabei ständiges imperatives Gähnen

Müde von Kaffee

Mens zu früh

Ungeschickt, kleinere Verletzungen deshalb

Starke Appetitlosigkeit

Extremes Kältegefühl, bis in die Knochen

Sehr geräuschempfindlich, mit Echo von den Geräuschen

Lokalsymptome

Taubheitsgefühl in der Zunge, zog in den ganzen Kopf

Taubheit der Lippen, v.a. der Unterlippe

Taubheit der Daumenkuppen

Taubheit der Hände

Augen

Blitze im lateralen Augenwinkel,

Glitzerpunkte

- Beim Autofahren
- Bei schnellen Bewegungen

Licht- und Schattenpunkte im lateralen Augenwinkel

Augen fallen zu

Riss am Daumennagelrand war bei 2 Prüferinnen weggegangen

Ein seit 2 Jahren bestehendes kribbeln in den Händen war weg unter der AMP

Fiepen im linken Ohr

Musikalischer Ton im Ohr

Ödeme, Schwellungen unter den Augen, < links

Zucken am rechten Pallium

Kopfschmerz rechter Oberkopf

Schmerz Stirn und ganzer Kopf, Handauflegen >, nach vorne beugen <.

- **Matsutake**[13]

Dieser sehr aromatische, intensiv riechende Pilz, in Asien ein sehr beliebter Speisepilz. Er wächst dort, wo die Natur vollkommen zerstört wurde. Er erscheint als erster nach der nuklearen Zerstörung in Hiroshima, man findet ihn auf verseuchtem Trümmergelände, auf von der Industrialisierung ruinierten Böden.
Anna Lowenhaupt Tsing hat ein kapitalismuskritisches Buch über diesen Pilz geschrieben mit dem Titel: Der Pilz am Ende der Welt. Sie erzählt die Geschichten von Pilzsammlern, Pilzhändlern, über Ausbeutung der Böden. Sie besuchte viele Wissenschaftler und lässt uns an diesem Wissen teilhaben.
Dieser Pilz wächst in den Ruinen des Kapitalismus – leider gibt es noch keine HAMSE oder Arzneimittelbeschreibung.
„Der Geruch von Matsutake-Pilzen veränderte mich geradezu körperlich. Als ich sie das erste Mal zubereitete, ruinierten sie ein ansonsten leckeres Pfannengericht. Der Geruch war zu überwältigend. Ich konnte nichts davon essen… Eine Japanerin bereitete mir ein Essen vor und als erstes zeigte sie mir, wie man jeden Pilz auseinander reißt, ohne ihn mit dem Messer anzurühren. Die metallene Klinge, sagte sie, verändere das Aroma und überdies hätte ihr ihre Mutter gesagt, dass der Geist des Matsutake es nicht mag, wenn man ihn schneidet. Dann briet sie die Matsutake in einer heißen Pfanne ohne Öl. Öl verändere den Geruch, erklärte sie, schlimmer noch sei Butter…. Und es war köstlich. Von da an gefiel mir auch der Geruch…"

- **Muscarinum, Muscin – Alkaloid von Agaricus muscaris**[1,3]

Muscarin bewirkt erhöhte Sekretion von Tränen, – wirkt auf die Speicheldrüsen, erhöht die Lebersekretion, aber vermindert die Nierenausscheidung. (Atropin wirkt genau gegensätzlich von Muscarin)
Pupillen werden kontrahiert

- **Nectrianinum – Nectria ditissima, Nectrin – Buchenkrebs**[3]

Nectria ist eine parasitäre Pilzinfektion der Buche.
Neoplasmen, Hämorrhagien
Haut: Epitheliome
Allgemeines: Krebs und krebsartige Leiden.

- **Penicillinum – Antibiotikum Penicillin**[3,11]

Extrakt aus dem Penicillium-Pilz, der dieses antibiotische Mykotoxin produziert.
Alles erscheint traurig mit Abneigung zu reden.
Wie benebelt, benommen, befindet sich nur in liegender Stellung wohl
Fühlt sich schlapp, müde und zappelig. Jede Anstrengung fällt schwer
Chronisches Erschöpfungssyndrom
Kopfschmerzen bei Sinusitis, Erkältungen.

Verschleppter Schnupfen
Konjunktivitis, Gerstenkörner, verklebte Augen morgens
Furunkel und Ekzeme im Gehörgang, Otitis media, Ohrensausen
Mundtrockenheit, Aphthen, Zahnfleischbluten, Zahnschmerzen
Angina, lange dauernd und rezidivierend
Colitis, Proktitis, Verstopfung ohne Drang, krampfartige Bauchschmerzen mit Auftreibung.
Tuberkulöse Erkrankungen, trockener Husten, Asthma < 4 Uhr.
Kreislaufstörungen,
präcordiale Schmerzen, Herzklopfen, unregelmäßige Herzschläge, schneller Puls.
Beidseitige Nierenschmerzen, Nephritis, Urin spärlich.
Blitzartige Schmerzen, jede Bewegung verschlimmert
Polyarthritis im Anfangsstadium
Allergische Hauterscheinungen, Juckreiz, Ekzeme, die klare Flüssigkeit absondern

- **Penicillium, Penic. – Pinselschimmelpilz**[3,4]

Rezidivierende Erkrankungen, verzögerte Rekonvaleszenz
Chronisches Müdigkeitssyndrom
Geistestrübung, alles erscheint traurig und will nicht reden
Schlapp, müde, zappelig
Nervöses Zittern
Parästhesien
Wechselhafter sykotischer Zustand, schleimig-eitrige Sekretion
Rezidivierende Anginen
Warzen
Chron. Diarrhoe
Trockener Husten, asthmatische Dyspnoe, allergisches Asthma
Alveolitis
Hohe Allergiebereitschaft
Intermittierende neuralgische Schmerzen

- **Phallus impudicus, Phal – Stinkmorchel**[3]

Probleme im Gastrointestinaltrakt
Bezug zur Sexualität, Schamlosigkeit
Schwäche
Schwindel
Sieht alles wie im Nebel
Trockenheit im Hals, gereizt
Trockener, beklemmender Husten
Schmerzen im Magen und Abdomen

Wässriger Durchfall
Urin ist tiefrot, enthält Sedimente von Urat-, Calcium und Kaliumsalzen

- **Piptoporus betulinus, Pipt-b – Birkenporling**

Ausführliche Beschreibung siehe Kapitel HAMSE Pipt-b
Extreme Müdigkeit und Schwäche
Geistesabwesend, handelt wie in Trance, wie betrunken
Grüblerisch, Gedankenandrang über Tod, über unvergessliche Dinge zu vollbringen
Unnahbar, fühlt sich ganz auf sich gestellt oder kann ohne den anderen nicht sein
Fordert erpresserisch seinen Willen
Zerstreut und meint konzentriert zu sein, macht Fehler
Distanzlos im Umgang mit den Mitmenschen.
Schelmereien, lustig
Fühlt sich selbstsicher, gewandt, fast überheblich
Stimmungsschwankungen von Hochgefühl, Euphorie bis tiefer Depression
Aggressionen, spürt Wut und will verletzend sprechen, Impuls zu schlagen.
Missempfindungen und Fehlwahrnehmungen des Körpers
Tics, Zuckungen und Krämpfe in der Muskulatur des Gesichtes und der Extremitäten.
Heftige krampfende Magenschmerzen mit Übelkeit und Aufstoßen
Vermehrter Abgang von Urin, dunkel
Herzklopfen, der Herzschlag wird im ganzen Körper gespürt
Schmerzen in der Mammae, drückend, prall, wie geschwollen
Schmerzen in der Cervikalregion, die bis in die Schulter ausstrahlen
Missempfindungen auf der Haut wie Zwicken oder Flohbisse
Taubheitsgefühle
Hitzewallungen
Kreislaufprobleme

- **Polyporus nigricans, Phell-n. – Glänzendschwarzer Schichtporling**

Die australischen Aboriginals haben diese Fruchtkörper zu medizinischen Zwecken benutzt. Sie haben den Qualm der brennenden Fruchtkörper inhaliert um die Halsschmerzen zu lindern. Abschabungen vom leicht verkohlten Schichtporling wurden mit Wasser zubereitet und getrunken gegen Husten, Halsschmerzen und Verdauungsbeschwerden. In Japan und Korea wird dieser Pilz auch zu medizinischen Zwecken benutzt

- **Polyporus pinicola, Polyp-p. – (Boletus pinicola) – Kiefernporling, Fichtenschwamm[3]**

In der Volksmedizin der Südstaaten USA wurde dieser Pilz mazeriert in Whiskey im fieberfreien Stadium gegen Malaria eingenommen (Hale).
Intermittierendes, remittierendes und biliöses Fieber mit Kopfschmerzen
Bei Kopfschmerzen wie benebelt.

Niedergeschlagenheit.
Rotes Gesicht mit Gefühl von Prickeln
Gefühl von Hitze im Gesicht und in den Augen
Gelbe Zunge
Anhaltende Übelkeit
Saures Aufstoßen
Lebererkrankungen und Milzerkrankungen mit Schmerzen
Hämorrhoiden
Neuralgien
Rheuma
Vergrößerte Tonsillen
Steifheit des Rückens, der Finger
Neuralgische Schmerzen in Kopf, Gesicht und Schläfen
Große Mattigkeit mit Blutandrang zum Kopf, heiß, prickelndes Gefühl mit Schwindel

- **Psilocybe caerulescens, Psil. – Kahlkopf**[3,7]

Extreme Schwäche und Müdigkeit
Sehr viele Delusions, Täuschungen über den eigenen Körper, über den eigenen Zustand, Einbildungen von Tieren, Visionen
Empfindlich auf äußere Eindrücke und Reize
Entrückt, drogiges, betäubtes, benebeltes Gefühl
Macht Fehler beim Schreiben, Sprechen
Fröhlich, ausgelassen, lustig, Spaßmacherei.
Will tanzen, will nackt tanzen
Wiederholt immer wieder die gleichen Worte
Geistesabwesend, vergisst wichtige Dinge, bis zur Teilnahmslosigkeit
Melancholie, trübsinnig, niedergeschlagen
Schwerfällig und begriffsstutzig
Verlassenheits- und Isolationsgefühl, fühlt sich ausgestoßen
Verzweiflung
Schwindel
Kopfschmerz mit Hitze, pulsierend, Schweregefühl
Photophobie, Farbensehen, Verlust der Sehkraft
Schmerzen im Ohr, Geräusche im Ohr wie Flügelschlagen oder Glockenläuten
Schwerhörigkeit
Nase Juckreiz, Niesen, Absonderungen, heftige Anfälle von Schnupfen, Verstopfungsgefühl. Schmerzen wie zerschlagen
Viele Rückenschmerzen, Juckreiz und Kältegefühl,
Gesicht Blutandrang.

Mund metallischer Geschmack
Aphthen
Halsentzündungen mit Problemen beim Schlucken, Schluckdrang, Fremdkörpergefühl und Schleim im Hals
Gewaltiger Appetit mit Heißhunger, unstillbarer Durst, Leere- und Schwächegefühl im Magen, Aufstoßen, Sodbrennen, Übelkeit.
Abdomen Auftreibung, Flatulenzen und Schmerzen, Diarrhoe
Missempfindungen in den Sexualorganen wie Ameisenlaufen, Hitzegefühl, Schweregefühl, Sexuelles Verlangen vermehrt
Reizung der Atemwege, schwache Stimme. Trockener Husten und dicker Auswurf
Angstgefühl in der Brust, Schwäche mit Gänsehaut
Extremitäten Schwäche, Ameisenlaufen, Taubheitsgefühl, Juckreiz, Kontraktionen
Viele Gliederschmerzen
Schläfrigkeit und Einschlafen durch Schwäche
Allgemein Schwäche, Entkräftung, Erschöpfung

- **Pycnoporus sanguineus, Pycn-s.**[8]

Eine Prüfung von Cathrin Morris
Dieser Pilz kann aus dem Lignin im Holz Vanillin herstellen
Unglaublich müde und erschöpft.
Empfindlich und schnell genervt
Empfindung von heiß und kalt am ganzen Körper.
Schmerzen wie Nadelstiche.
Bewegungen unkoordiniert.
Unerträglicher Juckreiz, wie von Flohbissen, ohne Hautausschlag.
Rheumatische Störungen

- **Russula foetens, Russ-f. – Stinktäubling**[3]

Halluzinationen,
Bewusstlosigkeit,
Tödliche Angst.
Muskelzittern, zeitweise unterbrochen durch tonische Kontraktionen, die zunehmen zu allgemeinen klonischen Spasmen; diese wiederum münden in den vollständigen Bewusstseinsverlust.
Pupillen zeitweise normal, dann wieder weit geöffnet und wieder extrem verengt. (Bewusstsein kehrte am dritten Tag wieder zurück, der Patient konnte alles hören, war jedoch vollständig blind).

Pseudoerysipel am Ellbogen und schmerzlose Furunkel am ganzen Körper (< Schulterblätter und unterer Rücken)

Gesicht zyanotisch, Atemnot.
Unwillkürlicher Harnabgang

- **Saccharomyces cerevisiae, Tor. – (Torula cerevisiae) – Bäckerhefe, Medizinische Hefe**

Wird als Backtriebmittel und zur Herstellung einer alkoholischen Vergärung verwendet, **ist sozusagen ein domestizierter Organismus**. Man lässt ihn für sich arbeiten und braucht dazu eine optimale Temperatur (25–37°C). Enthält viele B-Vitamine.
Viele Personen können Hefe nicht vertragen, sie leiden nach Genuss an heftigen Blähungen, mit Kopfschmerzen (Glutenunverträglichkeit?)
Torula wird auch bei infektiösen Erkrankungen von immunschwachen Patienten gefunden. Viele ähnliche Symptome wie Candida albicans, obwohl Torula nicht gleichzusetzen ist mit Candida. Hervorzuheben ist aber das Verlangen, sich immer zu beschäftigen mit immer der gleichen monotonen Tätigkeit (Fließband, will nichts Neues annehmen, immer die gleiche Tätigkeit verrichten
J. Sherr setzt Torula (nicht bekannt, welcher Typus) bei Kindern ein, die ein Thuja-Bild zeigen, aber Thuja keine Heilwirkung zeigt, besonders nach vielen Impfungen.
Häufig wird der Begriff Torula und Saccharomyces für alle Hefearten verwendet, dadurch entsteht Verwirrung. Laut Wikipedia wird „Torula" als Geschmacksverstärker in der Lebensmittelindustrie verwendet.

- **Secale cornutum, Sec. – Claviceps purpurea, Mutterkorn**[1,3,6]

Siehe auch Kapitel Pilze als Parasiten
Mutterkorn hat eine extreme Wirkung auf den Geist. Man vermutet, dass in der Antike die berauschende Wirkung zu Initiationsritualen verwendet wurden zu Ehren der Göttin Demeter und Eleusis. Albert Hoffman extrahierte in den 30er Jahren die Lysergsäurediäthylamid (LSD)
Fühlt sich ausgestoßen, nicht dazu gehörig
misstrauisch
Fühlt sich schmutzig, Abscheu vor sich selbst, aber auch: Das Schamgefühl ist verschwunden
Distanzlos
Übermäßiger Zornausbruch
Starr, maskenhaft
Heißhunger, Abdomen aufgetrieben
< Wärme, > Abdecken und kaltes Baden
Ameisenlaufen, DBS, Abgestorbenheitsgefühle in Körperteilen
Kontraktion der glatten Muskulatur
Tetanische Krämpfe
Kälte, Taubheit, Petechien
Präcancerose

Myome
Sepsis
Puerperalsepsis, Wochenbettpsychose
Folge von Abort, Unterdrückung von Tränen, Lochien, Milchsekretion oder Schweiß
Gangrän

- **Solanum tuberosum aegrotans, Sol-t-ae – Kartoffelkrautfäule, verschiedene Fäulnispilze**[3,6]

Gewalttätige Impulse, Impuls Feuer zu legen
Angst vor Dieben
Angst vor der Zukunft
Angst zu verhungern mit Futterneid
Hält sich für arm
Streitsüchtig, gereizt, krittisiert
Konzentration schlecht, lässt sich sofort ablenken
Geistige Verwirrung
Gedankenandrang
Redselig, geschwätzig,
Ruhelosigkeit
Traurigkeit
Meint Diebe seien im Haus
Heftige Obstipation
Prolaps von Anus und Rektum
Matt, müde,
Gelenke geschwollen, Gefühl, wie verrenkt.
Zahnfleischbluten
Rissige Zunge
Stinkender Atem

- **Tapinella atrotomentosa, – Samtfuß-Holzkrempling**[12]

Eine Prüfung 2010 von Frau Olga Fatula
Ich fühle mich uralt, mir wird ganz schwindlig, wenn ich darüber nachdenke
Gefühl, als wäre ich älter, meine Zellen sind älter
Mein Körper ist weniger elastisch und flexibel.
Fühle mich gebrechlich, meine Muskeln sind nicht mehr elastisch
Ich fühle mich wie ein alter irdener Topf.
Wenn ich Energie aufwenden muss, fühlt es sich an, als würde ich einen Teil von mir weggeben
Abgespannt, weniger Kraft,
Mein Gehirn arbeitet nicht mehr so schnell

Jede Arbeit kostet Anstrengung
Gleichgültigkeit, müde, will nicht sprechen
Fühlt sich übernommen, überanstrengt, kaputt, überfordert.
Alles ist verlangsamt, schleppend
Erschöpfung, Schwäche
Schwäche wie nach Alkohol
Schweregefühl
Ödeme

- **Tuber magnatum – Weißer Trüffel**

Tuber blotii _ Sommertrüffel
Tuber brumale – Wintertrüffel
Tuber melanosporum – Schwarzer Trüffel
Intensiver Geruch.
Enthält doppelt so viel Androstenol, als ein Eber normalerweise besitzt, chemisch dem menschlichen Geschlechtshormon sehr ähnlich. Dieses Pheromon macht die Männer für die Frauen attraktiv
Enthält Sulfid-Verbindungen, die wir auch im Knoblauch finden, im Spargel, bestimmten Käsesorten, Sellerie, Fleisch

- **Ustilago maydis, Ust. – Maisbrand**[3]

Parasitärer Pilz auf dem Mais.
Große Niedergeschlagenheit, weint oft und ist sehr traurig
Fühlt sich vernachlässigt, verlangt nach Unterstützung und Hilfe
Zieht sich zurück, will mit niemanden reden
Ustilago heilt, wo Secale versagt
Symptome wie Secale
Blutungen, dunkel, aber wässrig, auch mit Gerinsel.
Anstelle der Mens erscheinen Blutungen aus Darm oder Lungen.
Schwallartiger Abgang von Blut durch den geringsten Anlass.
Menorrhagien, Metrorrhagien nach Fehlgeburt, in den Wechseljahren.
Gefühl, als sei der Uterus zu einem Knoten zusammen gebunden.
Myome
Übelriechender Ausfluss.
Knotengefühl in den Därmen
Muskelkrämpfe in den Beinen
Haarausfall
Gefühl von kochendem Wasser dem Rücken entlang

Antidot: Lac humanum und Lac caninum haben die Überreaktionen einiger Prüflinge gemildert, auch Camphora, Carbo vegetabilis, Cannabis indica, Lycopodium und Colchicum.

Chlor und Essig ist das große Desinfektionsmittel gegen und bei Pilzbefall, hemmen das Pilzwachstum.

---

1 William Boericke, Handbuch der homöopathischen Arzneimittellehre
2 Prof. Dr. Jan Lelley, Die Heilkraft der Pilze
3 Robin Murphy, Klinische Materia Medica
4 Karl-Josef Müller, Wissmut 5.0
5 T.F. Allen, The Encyclopedia of Pure Materia Medica
6 A. Seideneder, Mitteldetails der homöopathischen Arzneimittel
7 Massimo Mangialavori, Klassische Homöopathie – Methodik und Arzneimittellehre
8 Prüfung Cathrin Morris
9 Spektrum Homöopathie, 2/2020, Artikel von Eberle und Ritzer
10 HAMSE Anne Schadde
11 Othon-André Julian, Materia medica der Nosoden
12 Spektrum Homöopathie 2/20 Artikel von Olga Fatula
13 Anna Lowenhaupt Tsing, Der Pilz am Ende der Welt

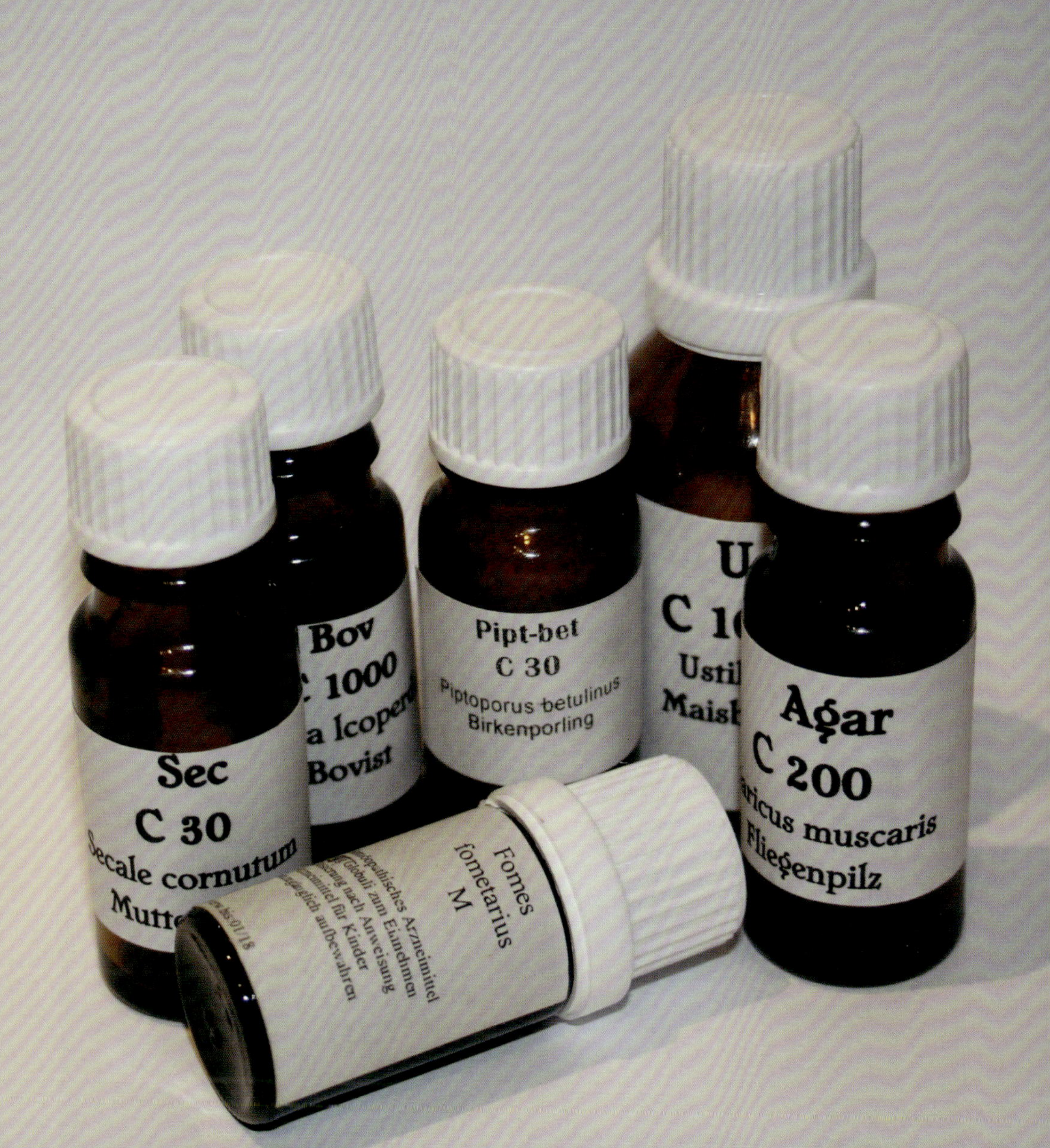

III. Studie über neue Pilzarzneien

Die gleiche Empfänglichkeit,
die zu einer Erkrankung führt, ist nötig,
um eine Arzneimittelprüfung durchzuführen.
Das ist die homöopathische Beziehung.
So erkennen wir, was Ansteckung ist.

(J. T. Kent)

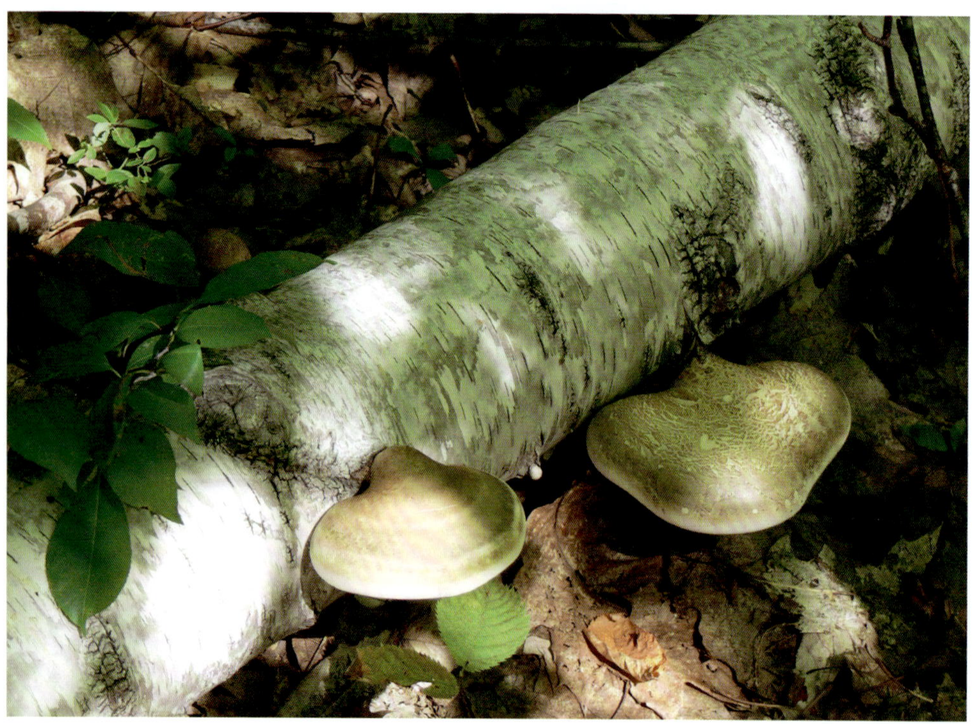

Birkenporling am Birkenstamm

Studie A) Piptoporus betulinus, Birkenporling, Pipt-b

1. Die Birke

(Familie der Hamamelidae)

Wegen ihrer grazilen Schönheit wurde sie oft besungen und als Tochter der Mondin bezeichnet. Ihre silbrig-weiße Rinde fasziniert mit den papierdünnen, abziehbaren folienartigen Stücken.

Sie wächst auf steinigen und moorigen Böden, man findet sie bis in den hohen Norden, wo es lange kalt und dunkel ist. Das Blätterwerk ist nicht dicht, macht wenig Schatten. Es hat den Vorteil, dass jedes lichthungrige Blatt voll das einstrahlende Licht empfangen kann. Sie ist der Lieblingsbaum der Finnen. Eine Birke entzieht dem Boden sehr viele Nährstoffe und Feuchtigkeit. Das dichte Wurzelwerk sondert in den Boden wuchsfeindliche Stoffe ab, die alle Pflanzen unter ihrer Krone verkümmern lässt.

Im Frühjahr hängen an den Zweigen die Birkenkätzchen und viele Allergiker haben mit deren Pollen ihre Probleme. In der Zeit der aufsteigenden Säfte, nach Ausbleiben der Fröste, wird der Birkensaft gewonnen und in der Volks- und Naturheilmedizin zur Blutreinigung, gegen Gicht und Gliederschmerzen eingenommen. Auch als Haarwuchsmittel wird er gehandelt.

Ihr Saft lockt auch Insekten und Schmetterlinge an.

Viele Überlieferungen aus Brauchtum, Aberglauben und Mythos erzählen von Birkenruten, mit denen man Hexen, Ratten und Ungeziefer ausgetrieben hat, von Birkenzweigenschmuck, der das Vieh im Stall und die Ernte auf dem Feld schützte.

Unser heutiger beliebte Reisigbesen wird aus trockenen Zweigen von der Birke gebun den, mit dem wir zwar noch kehren, aber keine bösen Geister mehr austreiben.

Die Birke in der Naturheilmedizin

R. u. H. Kalbermatten beschreiben die Wirkung der Betula Urtinktur folgendermaßen: *„Birkenblättertinktur ist das angezeigte Mittel, wenn die Welt als matt und grau empfunden wird, wenn man von Kräften der Erstarrung und Kälte zu sehr umklammert wird. Lässt der jugendliche Schwung in den Gedanken und Gefühlen nach, geht die Freude an der körperlichen Bewegung verloren, dient die Birke als reich fließender Quell neuer Kräfte.*

Die Birke erreicht aber auch den gegensätzlichen Menschentyp, der zu leichtfüßig, zu tänzerisch durchs Leben geht. Den Menschen, dem das Leben zur Bühne zur Selbstdarstellung ist, der tiefe Bindungen scheut, der wie ein Schmetterling nach der Süße des Lebens hascht und dessen herbe Seiten verdrängt. Durch sein unverbindliches Verhalten hat er keinen tiefen Anteil am gemeinschaftlichen Band der Freundschaft und des Interesses, das die Menschen verbindet."

Harald Knauss beschreibt Baumessenzen. *„Die Essenz der Birke hilft dem Menschen, ein blockiertes Lebensgefühl zu lösen. Der verbitterte Mensch, fühlt sich schwer, hohl und leer, hässlich und einsam, alt und am Ende seines Lebens angekommen. Die Birkenessenz hilft ihm beim Neubeginn, wieder zurück zum Leben, in die Gesellschaft zu gehen, wieder Schwung in sein Leben zu bekommen, alles spielerischer zu sehen."*

Das homöopathische Arzneimittel Betula und Birkenasche Cinis betulae esko gibt es auch eine Prüfung. Siehe *profings.info*

2. Der Birkenporling Piptoporus betulinus (Fomitopsis betulinus)

Der Baumpilz Birkenporling wächst nur auf der Birke und ist auf keinen anderen Baum zu finden. Er schwächt die alten und kränklichen Bäume und bringt sie in kurzer Zeit zum Absterben. Der Pilz sucht die Angriffsflächen an Aststümpfen zuerst im oberen Bereich und bald hat sich die Braunfäule im ganzen Baum ausgebreitet. Die Fruchtkörper sind nicht so hart und holzig wie die Zunderschwämme, aber trotzdem viel zu zäh, um als Speisepilz zu taugen, sie schmecken zusätzlich auch bitter. Der Hut ist flach und ist mit einem kurzen Stiel mit der Rinde des Wirtsbaumes verbunden. Auf der Hutunterseite sieht man die mikrofeinen Poren, wo die staubfeinen Sporen entweichen und vom Wind weiter verbreitet werden. Gerne werden die Fruchtkörper auch von Insekten, Würmern und Käfern aufgesucht, die daran knabbern. Erscheint der Winter mit dem Frost, dann sterben die Fruchtkörper ab. Zum Unterschied des Buchenporlings, der im Frühjahr wieder weiter wächst. Die Natur hat aber auch für dieses abgestorbene Gewebe Verwendung: Im nächsten Frühjahr sitzt der Birkenporling-Kissenpustelpilz darauf und ist jetzt selbst Nahrungsquelle.

Ein naher Verwandter des Birkenporlings ist der Reishi-Pilz oder der glänzende Lackporling, hoch geschätzt in der chinesischen Medizin, der hauptsächlich Laubbäume befällt. Als homöopathisches Mittel ist der Reishi-Pilz bereits unter dem Namen Gano-l beschrieben.

Pycnoporus sanguineus wurde von Cathrin Morris geprüft. Es gibt eine Literatur in englischer Sprache. Es ist auch ein parasitärer Pilz, der auf Guana Island, Teil der British Virgin Islands, entdeckt wurde. Er produziert die antibiotisch wirkende Substand Cinnabarin.

Den Birkenporling hatte Ötzi (eine Gletschermumie aus den Ötztaler Alpen) mit in seinem Gepäck bei sich, aufgefädelt auf einer Lederschnur. Man vermutet, dass er um die Zeit von 3300 Jahren vor Christus gelebt hat. Noch weiß man nicht genau, aus welchem Grund er diesen Pilz mit sich führte. Vermutungen, dass er ihn zu psychedelischen Zwecken dabei hatte, wurden widerlegt. Andere glauben, dass er ihn als „Verbandsmaterial" bei sich hatte. Da dem Pilz antibiotische und antiparasitäre Wirkung nachgesagt und in alten Überlieferungen auch von Blutstillung und Wundauflage berichtet werden, könnte er ihn als Heilmittel mit sich geführt haben.

Im Internet wird der Pilz auch als Heilpilz zum Verkauf angeboten. In einigen Foren gibt es einen regen Austausch über die Zubereitung von Heilpilztee mit getrockneten oder pulverisiertem Birkenporling. Er soll vor allem gegen Magenschmerzen und sogar bei Magenkrebs helfen, bei schütterem Haarwuchs und bei Schwäche. Gerade im ostsibirischen Raum wird dieser Pilz heute noch als wichtiges Heilmittel geschätzt. Durch die Selbsterfahrung nach der homöopathischen Zubereitung kann das heilende Wirkspektrum um vieles vergrößert werden.

„Das ist kein Arzt,
der das Unsichtbare nicht weiß,
das keinen Namen trägt,
keine Materie hat und doch seine Wirkung.
Nicht der Corpus ist die Arznei, das wahre Arkanum ist unsichtbar"

(Paracelsus)

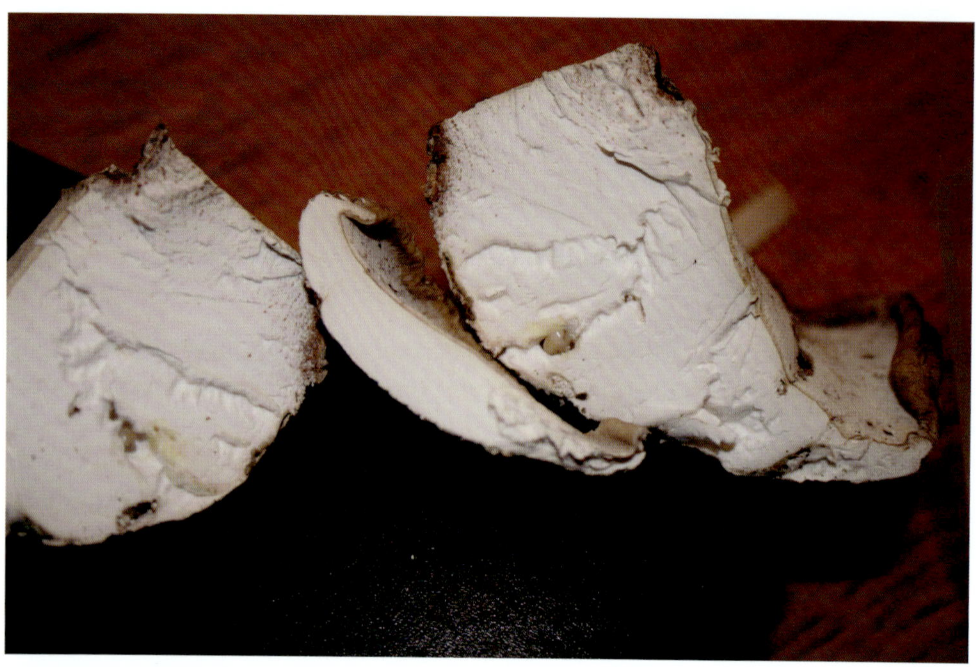

Birkenporling aufgeschnitten

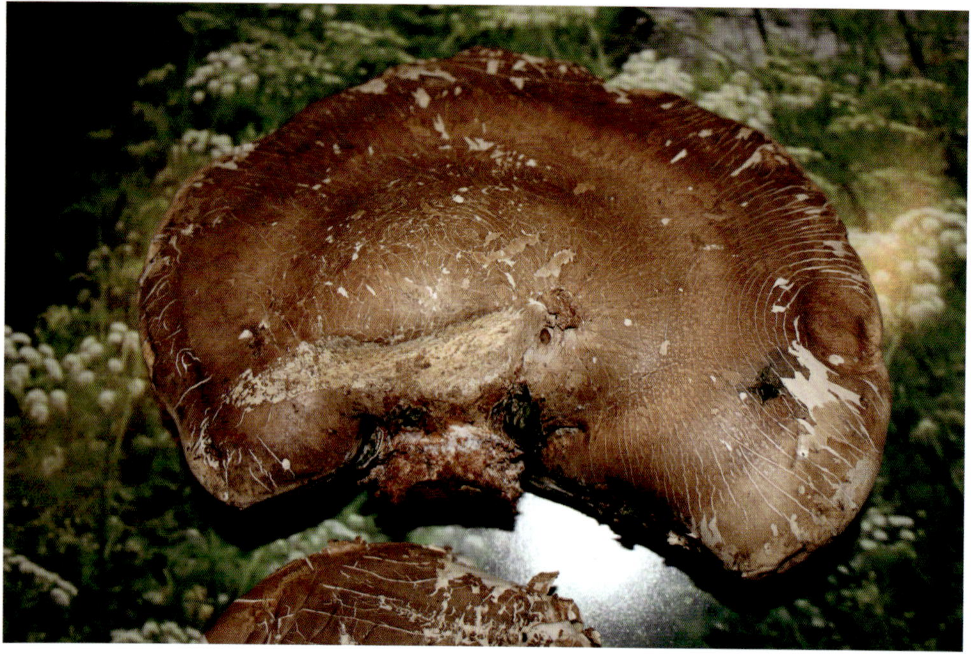

Birkenporling, getrocknet

3. Piptoporus betulinus Verreibung

Falscher Zunderschwamm oder Birkenporling.

Für die Herstellung des Arzneimittels wurde er geerntet im Ebersberger Forst vom Stamm einer abgestorbenen Birke. Er war in einem sehr frischen und vitalen Zustand, feucht und biegsam, besaß noch seine weiße Farbe.

Bis zur Verarbeitung lag er im Schatten zum Trocknen für etwa 3 Wochen. Da bekam er eine braune Kappe, die Unterseite blieb weiß.

Der geerntete Pilz wurde von einem Pilzexperten beurteilt und er bestätigte die Identität als Piptoporus betulinus.

Beim Aufschneiden für die Verarbeitung strömte ein angenehmer, frischer, nicht aufdringlicher, sondern ein leichter aromatischer Pilzgeruch entgegen. Ein Madenwurm, der noch sehr lebendig war und sich darin anscheinend sehr wohl fühlte, kam herausgekrochen. (Wurde nicht mit verrieben!)

Der Pilz ist federleicht, aber beim Schneiden fühlte er sich sehr kompakt an, sehr zäh, vergleichbar mit festem, feinporigem Styropor, das man mit dem Messer kaum zu bearbeiten ist.

Am 29. September 2007 (Samstag, abnehmender Mond im Stier, Michaelitag) wurde der Pilz von 4 Personen verrieben.
Nur eine Person kannte das Ausgangsmaterial, für die anderen 3 Personen war es eine Blindverreibung.
Anfangs hatten sich viele Teilnehmer angemeldet und zeigten reges Interesse an einer Verreibung. Als der Termin feststand, haben die meisten wieder abgesagt.
Die Entschuldigungsgründe waren:
Nehme gerade ein Mittel ein und das läuft gut.
Habe keine Zeit – Geburtstag, Arbeit, endlich mal ein Tag für mich.
Habe keine Lust.
Trotzdem haben alle beim Absagen eine kleine Möglichkeit offen gelassen, ob sie vielleicht doch kommen, so war alles sehr ungewiss.
Dieses Nicht-Verbindliche, Sprunghaft-Sich-Anders-Entscheiden, zuerst großes Interesse und dann sitzt man alleine da, hat sich durch die ganze Arzneimittelerfahrung durchgezogen.

Beim Abwiegen der Ursubstanz von 93 mg, die Menge für trockene Pflanzen und Rinden, entstand auf dem linken Handrücken ein intensives Kältegefühl, das immer stärker wurde. Es brannte und kribbelte, als würde sich eine Frostbeule entwickeln. Das Berühren der Haut zeigte aber zeigte keinerlei Kälte an dieser Stelle, sie fühlte sich normal warm an.

Das Brennen wurde immer schlimmer, als wäre Säure drauf, die sich immer tiefer in die Hautschichten frisst. Dann kam ein Windhauch oder das Gefühl, als würde auf dieser Stelle Äther oder Menthol verdampfen.

Starke Hitze, besonders Gesicht und Kopf, dabei konzentriertes Arbeiten möglich.

Verreibungsprotokoll von Pipt-b

Die Verreibung wurde mit 93 mg Pilzsubstanz vorgenommen, sie bestand aus Teilen der oberen, der mittleren und der unteren Schicht des Pilzes, auch Teile aus dem Stiel. Verrieben wurde mit 6,2 g Milchzucker pro Verdünnungsschritt, in 3 Portionen. Die Substanz war den Teilnehmern unbekannt.

AA; AE; B; E waren anwesend – alle weiblich
Die Teilnehmer verspäten sich alle.

Null- oder Jetztzustand:

AE: Alles läuft zäh, bin schon ½ Stunde vor Beginn da und bereite alles vor. Bei Glockenschlag 10 Uhr ist noch niemand da, dann kamen B u. AA, erst später E. Bin nervös und habe **Herzklopfen, heißes Gesicht**, Rückenschmerzen. Aber lasse alles ruhig auf mich zukommen.

B: **Herzklopfen, spüre jeden Herzschlag, pocht laut, bin unruhig.** Gestern starke Kopfschmerzen, **verspürte große Hitze** (bin eher verfroren), Kopf, Körper und Hände heiß, aber kalte Füße. Die letzten 3 Nächte ungewöhnlich zwischen 3–4 Uhr aufgewacht und konnte nicht mehr einschlafen – auch da Herzklopfen gehabt.

E: Eingerissene Haut am rechten Daumen, sehr schmerzhaft, ungeduldig, sehr hungrig, Verlangen nach Süßem, bin nicht zu einer Essenseinladung gegangen, obwohl diese sehr wichtig hätte sein können; habe eine sehr liebe Person betreut; sehr auf Schule und Arbeit konzentriert

C1 a)

AA: Die Hände schmerzen, wende zuviel Energie auf, bin verspannt. Kopf auf der rechten Seite schmerzt. Fühlt sich an, wie wenn ich Styropor verreiben würde, trotzdem geschmeidig. Leichte Übelkeit Mir kommt das Wort Psilocybile plötzlich in den Sinn *(sie wusste wirklich nicht die Ausgangssubstanz)*. Das **Geräusch** vom Reiben der Mörser **stört**, Reden stört.

AE: bin stark auf die Arbeit **konzentriert**, bin jetzt ruhig, gelassen und habe ein freies Gefühl klebt jetzt am Rand fest, ist fast nichts mehr pulveriges in der Schüssel zum Reiben.

B: Herzklopfen nicht mehr zu spüren. Bin ruhiger und **möchte meine Ruhe haben** um mich herum, es wird zuviel geredet, es **stört**.

E: Ich möchte die Substanz komplett zu Pulver verreiben, so dass keine „Fasern" mehr existieren, **bin sehr konzentriert.** Das weiße Pulver hat etwas Reines und Würdevolles an sich

C1 b)

AA: Warum bekommen die anderen nicht mit, was schon einmal gesagt wurde? Das regt mich auf. **Gähnen.** Rechte Finger nehmen Vibrationen wahr. Erfahre ich es? Wenn AE stirbt, kann ich mich verabschieden und werde ich es erfahren, was wir da haben? **Gedanken an den Tod** und was ist dann? **Nase kitzelt, muss husten. Augen tränen, rechter Hinterkopf ziehender Schmerz,** werde **gleichgültig. Durst,** Brauner Strich in der Schüssel **stört.** Sorgfältig scharren, dabei denke ich an meine EB-Patientin, was mache ich mit ihr? Schweife mit den Gedanken, **Gähnen,** Nase kitzelt, **Hunger**

AE: alles geht leicht. Die **Augen brennen** stark. Mir ist **so heiß, meine Wangen glühen. Li. Lymphknoten mandibular ist spürbar, schmerzt, Gedanken gehen weg,** aber ich weiß nicht, wohin, es **geht ins Leere. Bin ganz bei mir,** die anderen sind mir neutral, **Nase juckt. li. Niere schmerzt, ich spüre eine Kraft, die mich durchdringt, ich kann sie nicht beschreiben, es ist wie ein warmer Schauer. Augen werden hitzig, Oberlippe juckt.**

B: Geruch vernehmbar, weiß nicht welchen. **Jucken in der Nase, Zunge brennt, Hals wird trocken. Mir wird heiß, heiße Hände, trockene Nase, Halsschmerzen. Die Ruhe tut gut.** Die Nase geht zu. Das Reden der anderen stört mich enorm. Muss räuspern, trockener Hals. **Stechen in der Brust, Engegefühl in der Brust.** Warum **reden** die anderen dauernd? **stört. Schweres Atmen, bekomme schwer Luft, Druck im Brustkorb, Seufzen, Kalte Füße, Stechen bis in den Rücken, Schmerzen unter dem Schulterblatt, Durst, Kopf wird schwer, geräuschempfindlich, das Schaben und Kratzen ist unerträglich.**

E: **Bedürfnis zu perfektionieren. Wende Kraft auf.** Ich komme mir wie ein Alchemist vor. Habe das Gefühl, die Mühe lohnt sich. Wird immer härter. **Es leistet Widerstand oder ich habe keine Kraft mehr.** Es klebt mittlerweile wie eine dicke Schicht am Schüsselrand. Habe jetzt regelmäßigeren Reiberhythmus, finde meinen Rhythmus

C1 c)

AA: **Nase kitzelt.** Halte die Schüssel wie ein Baby. **Kopf wird dusselig.** Gespräch über Freimaurer – mache gute Wünsche für das Baby. **Muss die verspannten Muskeln in Rücken und Kiefer lockern, Hand wird schwer. Bin müde, muss gähnen, Augen tränen. Sehe eine Bibel. Ziehende Schmerzen im rechten Nacken. Ordnung. Erschrecke von einem Türknall. Müde. Hals kratzt.**

AE: habe Mühe, die Uhr richtig zu stellen, **alles geht so mechanisch, bin nicht im Hier und Jetzt, bin abgedriftet. Gespräch über Geheimbündnisse. Muss mich anstrengen beim Reden, es ist mir widerlich. Druck im Rektum wie Stuhldrang, Oberkörper juckt, wie stechende Flohbisse. Die anderen sind so still, wie gedrückt und ich habe das Gefühl, ich muss sie aufmuntern. AA gähnt immerzu. Möchte nichts denken, möchte träumen, an nichts denken, einfach hängen. Linker hinterer Rippenbogen stechende Schmerzen, wird immer intensiver.** Es staubt. **Bin lichtempfindlich. Bin empfindlich auf Wind, kühle sofort aus, obwohl ich hitzig bin**

B: **Alles ist so laut. Will keine Geschichten hören, auch nicht über Freimaurer, möchte Stille. Stechen im Rücken lässt nach. Möchte gerade sitzen, richte mich auf.** Schönes weißes Pulver, so edel und rein, anmutig, weich. **Nackenschmerzen ziehen in den Kopf. Bin ruhig und entspannt**, das Verreiben macht Freude. **Fühle mich leicht und beschwingt. Bin dankbar für die Stille, wie die Stille im Wald.** Das Pulver ist so schön weich, weiß und fein. **Draußen ist es so hell, bin so lichtempfindlich.** Es staubt und staubt beim Scharren. **Mir ist so heiß, muss schwitzen. Empfindlich auf kalte Luft.**

E: **Das „Mittel und Ich" kommen jetzt besser klar,** weniger Widerstand, die Verreibung geht locker von der Hand. Nur nichts kleben lassen an den Rändern von diesem kostbaren Gut! Beim Reiben schaue ich aus dem Fenster: Die Substanz „läuft alleine" Drehe immer nach rechts, zwischendrin 1x linksrum. Mittel klebt am Schalenrand

C2 a)

AA: AE isst Nüsse, wahrscheinlich ein hungerförderndes Mittel. **Nase kitzelt.** Pulver klebt am Rand. Soviel Kraftaufwand für so wenig Pulver. **Müde, ich prüfe lieber im Schlaf. Kopf fällt immer nach rechts, obwohl ich ihn bewusst hochhalte. Husten, im Hals**

kitzelt es. Stirn schmerzt. Ich will schlafen. Eine Unebenheit im Mörser stört. Habe eine neue Mörser-Kratzmethode eingenommen

AE: Schaue gerne aus dem Fenster, bemerke zum erstenmal bewusst die Kugel auf der Kirchturmspitze. Alles ist so pulvrig, leicht. **Augen brennen, das Gesicht juckt, wie wenn Fliegen drauf säßen und muss sie mit Muskelzucken wegscheuchen, linkes Bein außen kühles Gefühl und es kribbelt in beiden Fußsohlen. Ameisenlaufen im linken Bein und auf dem Fußrist. Atme flach. Jucken wie Flohstiche auf dem linken Unterarm**

B: **Spüre das Vibrieren der Reibeschale in meinem Unterbauch, unangenehm, geht in den ganzen Bauch. Will tief durchatmen.** Weißer Staub steigt aus der Schale, Staubwolken. **Bin ganz konzentriert, denke an Menschen, die ich schon lange nicht mehr angerufen habe. Bin ganz ruhig und vertieft.** Ich ziehe weiße Kreise. **Stechen am Kopf und am rechten Ohr. Kurzes Stechen in der linken Brust. Jucken im rechten Ohr.**

E: Das Reiben geht leicht von der Hand. Es wird immer feiner und reiner. Wenn man sich soviel Mühe gibt, kann nur was Gutes dabei rauskommen

C 2 b)

AA: **bin träge, Genauigkeit in der Beschreibung hinkt nach.** Der Unterarm wird schwer, Substanz will lieber hochgeschabt werden, nicht gedrückt werden. **Müde. Kratzen: entspricht, das Gelernte testen, aufwühlen und dann verfestigen im Lebenslauf. Lege mich beim Verreiben hin, da geht es leichter. Unterarm ist schwer und schmerzhaft. Sehe die Mitmenschen mal alt, mal jung.**

AE: **AA ist so verschmitzt, schmunzelt, hat müde Augen. Sehe alle mit einem alten Gesicht, das wechselt mit einem jungen Gesicht. Schmerzen im Rücken li sind weg. Alles ist ganz still und schön angenehm. Beim Reiben höre ich häufig ganz hohe Töne wie ein Gesang mit einer hohen Stimme. Brustkorb ist eng, atme flach – will nicht tief atmen, denn es schmerzt in den Bronchien und im Rücken. Gefühl, in einem glücklichen, abgeschiedenen Zustand zu sein. Bin abgeschottet, nichts stört, ich schwebe, fühle mich leicht und trotzdem mit der Erde verbunden. Alles geht mechanisch, leicht, aber müde, wie in Trance.**

B: Was Schwarzes in der Schale, muss es entfernen. **G.v. wie in Meditation. Der Rhythmus des Lebens, ich ziehe langsam, sanft meine weißen Kreise. Bin ganz vertieft. Jucken auf der Kopfhaut, muss Kratzen am Kopf. Das Gesicht juckt, die Haare kitzeln im Nacken, im Gesicht. Werde müde, schaue ins Leere. Das Reiben wird anstren-**

gend und dröhnt in den Ohren. Atme oberflächlich, Gefühl; ich sacke in mir zusammen. Jucken am Kopf. Traurigkeit

E: Substanz in der Reibeschale wird lockerer, klebt nicht mehr an den Rändern. Das Pulver ist flockig und locker und von einer schönen Leichtigkeit. Es läuft einfach weiter. Sieht lecker aus, am liebsten würde ich es jetzt essen.

C 2 c)

AA: **Denke an Hs. Zigaretten, will sie bepulvern, löst extremes Lachen aus. Alles wirkt jetzt so drollig. Mir fiel ein: Mönche haben früher Seiten behandelt. Nase kitzelt.** Pulver wird feiner, homogener. **Das Geheimnis der Liebe, warum lieben sich 2 Menschen?**

AE: **bin wie im Traum, in Trance. AA macht eine spaßige Bemerkung, ich stelle es mir bildlich vor, kann nur noch Tränen lachen – die Vorstellung, wie jemand einem einen Streich spielt und wie der andere drauf reagiert. Es ist alles so leicht, fast unwirklich. Rechte Hand Finger tun weh, Nase läuft.**

B: **Tränen vor Lachen über den Scherz der anderen, dabei bin ich doch so traurig. Stechende Schmerzen im oberen Rückenbereich, kann kaum mehr sitzen, möchte mich mal strecken. Gähnen. Kann nicht mehr sitzen, lege mich auf das Sofa. Liegen tut so gut, möchte schlafen**

E: ich reibe und reibe und reibe ......

C 3 a)

AA: Viele Gespräche über alte und neue Mittel, Sankaran-Sichtweise, Prüfungen von hom. Mitteln, Husten, Nase kitzelt, nussiger Geruch

AE: **Alle nehmen Kontakt zueinander auf und es entstehen lockere Homöopathiegespräche, fast zu gesprächig im Unterschied zu vorher.**

B: **sehr gesprächig, schwarze Fussel in der Schale, muss sie entfernen**

E: plötzlich riecht das Mittel

C 3 b)

AA: **Unordnung stört auf dem Tisch, es liegen die leeren Tüten herum. Gespräch über Wert der Homöopathie und wie viel Erstanamnesen am Tag möglich sind.** Fall Veratrum album und Tochter Coffea in DD Choc., Thema Ablösung, Zeitgefühl ist verloren. Desorientiert, was kommt jetzt, in welchem Tournus sind wir? Schaben und Gähnen. Wieder müde.

AE: **Gefühl im rechten Auge, als würde ich ein Gerstenkorn bekommen. Gespräch über Wert, Wertschätzung der Arbeit, über verschiedene Richtungen in der Homöopathie. Alles klebt plötzlich in der Schüssel fest. Hitze, ich glühe, habe heißen Kopf, Kollegin der Löffel runtergefallen, Gefühl, als wäre es mir passiert und muss Rechenschaft abgeben.**

B: **Gespräch über Wert der Hömöopathie und Wertschätzung, verschiedene Richtungen in der Hom., über Coffea, Choc – Malvengewächse und die Bindungsgeschichten. Pulver wird immer pappiger, das Reiben wird immer schwieriger. Der Kollegin ist der Löffel runtergefallen, ist gebrochen.**

E: Wertschätzung der Arbeit und die Kraft, die in den hom. Mitteln steckt. Die Verreibung läuft einfacher, die Substanz nimmt weiße Formen in der Reibeschale an, wie Muster. Ich entwickle mehr System beim Abschaben, es geht leichter. Löffel herunter gefallen und zerbrochen.

C 3 c)

AA: **Gespräch über Computer, über Antivirusprogramm. Heisere Stimme, Hitze, Gähnen, Gespräch über Christian Rätsch – habe alle Mittel probiert, Konsistenz wie Puderzucker,** Kollegin hat doch Geld dabei, ersetzt den Porzellanlöffel

AE: **Druck in der Magengegend – wie überfüllt. AA wirkt sehr ironisch und schelmisch, redet sehr bayrisch. Die Gespräche sind etwas wirr, unzusammenhängend, zum Teil fremd klingend. Verlangsamte Auffassung, alles ist verzögert, mache Schreibfehler, alle müssen über Kleinigkeiten sehr viel lachen. Gespräch über Ethnomedizin. E zahlt den Löffel, ich reagiere kaum darauf, schaue wie durch einen Schleier**

B: **Gespräch über Antivirusprogramm.** Alles haftet fest, wir sind drin, draußen die Sonne und viel zu hell. **Gesprächsthema: Rätsch, Tibet. Schamanen. Ruhe vor dem Sturm, G.v. es kommt gleich was neues und es zerreißt mich. Löffel abbrechen, Zigaretten abbrechen, meine Schrift: kann sie selbst kaum mehr lesen. Rede mehr bayrisch als sonst. Material neigt zur Verunreinigung. Bin sarkastischer als sonst.** Nachbarin hat doch Geld dabei, entgegen der Aussage bei C1

E: **werde immer müder.** Drücke zu fest auf das Mittel, sauberer Reibevorgang

C 4 a)

AA: Neigung zu Probieren. **Schelmische Gedanken an alte Streiche. Thema Willigis Jäger, Zenbuddhismus.** Am Stößel haftet alles viel intensiver

AE: **Alle wollen die Substanz probieren, nehme ein Staubkorn.** Es staubt nicht mehr. **Re. Karunkel juckt, Übelkeit, Enge im Magen. Habe vergessen, die Uhr zu stellen, bin nicht mehr orientiert, in welchem Zyklus wir sind. Höre alles entfernt, kann den Gesprächen der anderen nicht folgen, ich glaube, ich schaue sie ganz entgeistert an**

B: **Neigung das Mittel zu probieren. Gespräch über häufiges Vorkommen von Zysten in den Knochen, die brechen, evtl. seit Tschernobyl. Willigis Jäger, Zenbuddhist und Benediktinermönch. Verlust von Zeitgefühl, auch die Uhr nicht gestellt. Stechen im Kopf.** Pulver geht nicht mehr vom Pistill weg, haftet

E: **Lust zum Probieren.** Tendenz zu fest zu reiben, später immer weniger reiben. Ich bekomme die Ränder der Schale kaum mehr sauber. **Fühle mich drogig.** Welches Mittel ist das?

C 4 b)

AA: **Unkonzentriert, Zeit vergeht zu langsam. Schwerer Kopf. Frosch im Hals und keine Lust zu sprechen. Wie wenn etwas auf den Stimmbändern liegen würde oder klebt, es reibt. Ganz trockenes Gefühl im Hals.** Reibepistill nur noch leicht in der Hand, zwischen 2 Fingern, will keinen Druck beim Reiben ausüben. **Keiner spricht mehr, Wechsel von Reden und Schweigen. Hals wieder frei, klare Stimme kommt wieder, Geruch wie verbrannt.** Pulver fliegt aus der Schale.

AE: **Unkonzentriert, weiß nicht mehr, was ich schreiben wollte, aber Gefühl, es war wichtig. Erkenntnis und Nachdenken über: Es geht auch alles mit Leichtigkeit. Druck in der li. NNH. Trockene Schleimhäute in Nase und Hals, Wechsel von viel Sprechen, Lossprudeln, und stummes, stilles Arbeiten. Verträumt, schau in die Ferne und sehe das Nahe nicht.**

B: **Geschichten über eierlegende Schildkröte, behandelter Elapskatze, Pulver weicher,. Verpasse das Klingeln des Weckers, Müdigkeit kommt wieder. Pulver ist samtweich am Rand. Halte den Stift unkontrolliert. Gähnen und tränende Augen, Halskratzen, Habe Gedanken von Feuer**

E: Unermüdliches Rühren und Reiben. Es klebt fest. **Leicht wie ein Vogel so frei.** Ich habe das Gefühl, das Mittel passt zu mir.

C 4 c)

AA: **Nase kitzelt, Schnupfen, Augen laufen. Gähnen, mit oder ohne –hh-, Zigarettenraucher auf dem Kieker. Alte lustige Streiche – viel Lachen. Harndrang, Halskratzen, Husten.** Schüssel umarmend halten

E: **Wenn Stuhlgang der Brustkinder stinkt, dann gedeihen sie gut.**

AE: **Höre Geräusche wie Schlittenfahren auf Eis, Gespräche über kostenlos sich verköstigen, sich bei Empfängen einschleichen. Spaßige, hinterlistige Begebenheiten, muss so lachen, dass ich auf die Toilette muss; draußen weiß ich nicht mehr, warum ich so lachen musste, bin wie in einer ganz anderen Welt. Als ich zurückkam, erzählt AA gerade weitere Streiche, kann aber nicht mehr mitlachen. Plötzlich Geruch zitronig, würzig. Hals trocken und rau, muss ständig räuspern. Augen brennen, Wangen brennen vor Hitze**

B: **Gähnen, schwerer Kopf, stechend. Zieht bis in das rechte Schulterblatt runter. Starkes Gelächter über Streiche des Sohnes von AA.**

E: klebt wie Leim, werde immer passiver

Zum Schluss wurde das Geheimnis gelüftet, welche Substanz verrieben wurde.

Zuerst waren alle sehr still und nachdenklich, sie waren sehr überrascht. Dann kam langsam Begeisterung und freudige Stimmung hoch. Eine Teilnehmerin sagte: „Da haben wir aber ein kräftiges Baby geboren." Als wir uns trennten, müde und zufrieden, waren alle guter Laune.

4. Zusammenfassende Eindrücke von und nach der Verreibung von AE

30.9.2007

Auffallend war der rasche Wechsel der Stimmung während der Verreibung. Es wurde viel geredet, dann war wieder große Stille. Zwischendrin kam das Schelmische hoch, vom Streiche spielen, die anderen foppen, auf den Arm nehmen, es fühlte sich sehr kindlich und spielerisch an. Dann war die Rede frei wie ein Vogel zu sein, grenzenlos – dann gegenteilig wurde wieder über die Strenge des Zen-Buddhismus gesprochen. Die Empfindlichkeit auf Geräusche, Reden und Licht war sehr ausgeprägt. Die Gesprächsthemen wechselten von theoretischen, philosophischen Themen zu spaßigen Dingen. Die Belustigung und das Verlangen, Streiche zu spielen, lausbübisches, kindliches Verhalten an den Tag zu legen und sich dabei nicht erwischen lassen war sehr intensiv. Fast hätte man glauben können, es sind Kobolde im Raum.

Auch die Konzentration wechselte rasch von voller Klarheit und dann wieder wie benebelt, weit weg, den Gedanken nachhängend oder total leer.

Die Umgebung wurde zeitweilig fremdartig, verzerrt, wie unter Drogeneinfluss, wahrgenommen.

Alle Teilnehmer litten unter heftiger Müdigkeit und Abgeschlagenheit. Wegen intensiver Schwäche konnten zwei Personen nicht mehr aufrecht sitzen, sie legten sich auf die Couch.

In keiner anderen Verreibung ist mir aufgefallen, dass der Milchzucker so heftig staubte, dann wieder im Mörser festklebte. Die Konsistenz der Trituration wechselte auch von klebrig, hart und festhaftend zu pulvrig und staubig trocken. (Diese Feststellung wurde nicht bei der Symptomenaufstellung verwendet, aber es sollte nicht unerwähnt bleiben, es unterstreicht die Wechselhaftigkeit).

Als körperliche Symptome traten besonders häufig auf: Bei allen das Augenbrennen, Niesen, Husten und trockene Schleimhäute im Hals und in der Nase. Dabei immer wieder Hitzeanflüge, Zerschlagenheitsgefühl, Magenschmerzen, Kopfschmerzen. Auf der Haut waren Jucken, Kitzeln, Prickeln, wie Flohbisse und andere Missempfindungen. Dabei heftigste Müdigkeit und Erschöpfung.

In der Gruppe waren wir alle fasziniert von diesem Pilz, von der Energie, die er ausströmte und uns eingelullt hat. Irgendwie standen wir neben uns, als hätten wir uns selbst verloren. Wir wurden wie von außen gelenkt. Der Arbeitsablauf war mechanisch, trotzdem korrekt.

Nach der Arbeit in der Gruppe berichteten die Teilnehmer von zuhause, dass das Gesicht anfangs glühte wie von der Hitze, dann aber zu frieren begannen. Alle waren sehr sehr müde, haben ganz schnell geschlafen. Im Bett fühlten sie sich fiebrig, der ganze Körper war zerschlagen, hatten brennende Schmerzen im Hals, als würden sie eine Grippe bekommen. Morgens erwachten sie wie zerschlagen mit Kopfschmerzen, als hätten sie einen Kater. Die Rückenschmerzen waren immer noch da, der Hals war trocken und fühlte sich wund an, wie die Oberfläche abgeschabt, wund und roh.

Kopfschmerzen rechtsseitig, bis in den Nacken, Druck auf das rechte Auge, rechte Nase verstopft bis in die Stirnhöhlen

Wir waren ganz benommen, wussten nicht, wie der Tag gestaltet werden sollte.

Die lustigen Vorstellungen und die Wünsche, jemandem einen Streich zu spielen, einer gewissen Person die Zigaretten zu zerbrechen, hatten ein unangenehmes Nachspiel. Beim nächsten Arbeitskreis war sie anwesend und A machte spaßige Bemerkungen und knüpfte an das Albern in der Verreibung an. Da sie den Zusammenhang und die Vorgeschichte nicht kannte, empfand sie es sehr beleidigend, fühlte sich provoziert, hat selbst dann provoziert und es kam zu einer heftigen Missstimmung. Letzten Endes hat sie wegen noch anderer Gründe den Arbeitskreis verlassen.

Birkenporling – Gedanken nach der Verreibung von A

A: Als ich in den Wald ging, habe ich so eine innige Verbindung mit dem Wald und mit dem ganzen Universum verspürt. Es war mir das Leben und Sterben so nahe.

Ich habe viel über Tod und Leben nachgedacht. Der Tod hat dabei keine abschreckende oder beängstigende Rolle, er fügt sich einfach in das Stirb und Werde ein, in den Kreislauf eines Lebens, wo er hingehört, wie die Geburt.

Viele Gedanken über Älterwerden, über den Wert eines Lebens eines alten Menschen. Gedanken über den Nachlass meines Wissens, soll dies alles meiner Nachwelt verloren gehen? Gedanken, Assistenten und Schüler zu haben, um mein Wissen weiter zu geben. Gedanken über Verreibung, was passiert da? Warum kommt man da einem Pilz, einer Pflanze oder sonst einem Stoff so nahe?

Weil man sich dafür öffnet, dafür offen ist? Weil durch das Verreiben die Schwingung des Stoffes stärker wird und wir sie leichter vernehmen können? Was passiert aber mit den Schwingungen aller Stoffe, denen wir täglich begegnen, wir aber denen nicht die Aufmerksamkeit schenken?

5. Verschüttelung des Pipt-b.

Die Verschüttelung fand statt am 9.3.2009 von 19.00 bis 20.25 Uhr in den Laborräumen der Enzian-Apotheke. Anwesend waren:

Walter Schmidt, Apotheker und Homöopath
Anneliese Barthels, Heilpraktikerin und Homöopathin
Thomas Beer, Heilpraktiker-Schüler

Atmosphäre: Sehr entspannt, sehr selbstverständlich und viel Platz für Gespräche und Austausch. Klare Gedankengänge. Die Arbeit ging sehr selbstverständlich und routinemäßig ab, wenn es auch für Thomas, der die Verschüttelung übernahm, körperlich anstrengend war.

Herr Schmidt erzählte über die Ötzi-Ausstellung in Bozen. Es wurde in den Raum gestellt, ob Ötzi (der Mann aus dem Eis) ein Schamane war, der bei seinen Fundstücken auch einen Birkenporling bei sich hatte. Es kreisen die Gerüchte, dass der Birkenporling für ihn ein Heilmittel war, man vermutet auch, dass der Pilz ein Schamanenutensil sein könnte. Die Schamanenmittel werden erfahrungsgemäß nicht alleine eingenommen, meist mit anderen Mitteln, oft harmloses Beiwerk wie Pflanzenasche, ungiftige oder entgiftende Heilkräuter usw. Es wäre wichtig zu wissen, was Ötzi in seinem Beutel neben dem Birkenporling noch bei sich hatte. Eine Fahrt nach Bozen wird wohl geplant werden müssen, um dies zu recherchieren. (Leider hatte dieses Vorhaben später keinen Aufschluss gebracht).

Als wir die fertigen Globuli in der Hand hielten, spürten wir die enorme Kraft dieses Mittels. Der ganze Körper war mit einbezogen, es kribbelte bis in die Beine.

Auf der Heimfahrt hatte ich die Globulischale neben mir auf dem Beifahrersitz liegen und spürte Frieden und Harmonie. Plötzlich begann es heftig zu schneien und zu stürmen, nach kurzer Zeit war der Schauer wieder vorbei, als wäre nichts gewesen. Es war, als wollten alle Naturgewalten sich zeigen; auch das Gegensätzliche, das sich bereits bei der Verreibung zeigte.

Trotz Müdigkeit bin ich noch wach gelegen und ging dann in einen Halbschlaf über. Ich spürte mich präsent, spürte den Körper, der sich langsam auflöste, wegging und wenn er weit weg war und ganz luftig und ätherisch war, hat er sich wieder langsam formiert und kam wieder zurück. Dies passierte immer wieder und ich spürte, als sei dies ein Kreis, der sich in meinem physischen Körper schließt. Es war wie ein Rhythmus von Kommen und Gehen. Immer wieder spürte ich die Energie durch die Wirbelsäule laufen bis in die Füße. Viele Gedanken kreisten in meinem Kopf, ich hätte sie aufschreiben sollen, denn ich hatte sie am nächsten Morgen vergessen. Aber in der Nacht schienen sie mir so klar und präsent, dass ich keinerlei Zweifel hatte, sie im Gedächtnis behalten zu können. Am nächsten Morgen fühlte ich mich leicht und unwirklich, alles rückte weit weg und doch war alles so nah. Ich fröstelte und hatte eiskalte Extremitäten bei einer Zimmertemperatur von 23° C.

12.3.2009

Gestern war ich indisch essen und anschließend war mir sehr übel. Ab 1 Uhr konnte ich nicht mehr schlafen, weil die Säure bis in den Mund hochkam. Wenn ich nur erbrechen könnte, war mein Wunsch, aber außer Würgen ging nichts. Ich konnte nicht flach liegen, weil immer wieder die Säure hochkam.

Die Zunge war ganz dick weiß belegt und deshalb holte ich mir Ant-c C 200, was mir schnell geholfen hat und ich dann einschlafen konnte.

Heute ging es mir anfangs gut, solange ich nichts gegessen hatte. Als ich mittags zu essen begann, bekam ich Magenschmerzen. Dabei aber hatte ich das Gefühl von Leere und ich hatte den Wunsch, immer mehr zu essen. Die Magenschmerzen spürte ich im Rücken und im Epigastrium. Schlimmer wurde alles, als ich eine Banane aß.

Trotzdem war ein Arbeitsdrang, habe gebügelt und Vorhänge nebenher gewaschen. Obwohl es mir hundeelend war, dabei so müde, dass ich im Stehen hätte schlafen können, habe ich trotzdem funktioniert.

6. Die homöopathische Arzneimittelselbsterfahrung (HAMSE) mit Piptoporus betulinus

- Nr. 1 weiblich, geprüft mit C 30
- Nr. 2 weiblich, geprüft mit C 30
- Nr. 3 männlich, geprüft mit C 30
- Nr. 4 männlich, geprüft mit C 30
- Nr. 5 weiblich, geprüft mit C 30
- Nr. 6 männlich, geprüft mit C 30
- Nr. 7 weiblich, geprüft mit C 30
- Nr. 8 weiblich, geprüft mit C 30
- Nr. 9 weiblich, geprüft mit C 30
- Nr. 10 männlich, geprüft mit C 30 und C 200
- Nr. 11 männlich, geprüft mit C 30
- Nr. 12 weiblich, geprüft mit C 30
- Nr. 13 weiblich, geprüft mit C 1000
- Nr. 14 weiblich, geprüft mit C 200

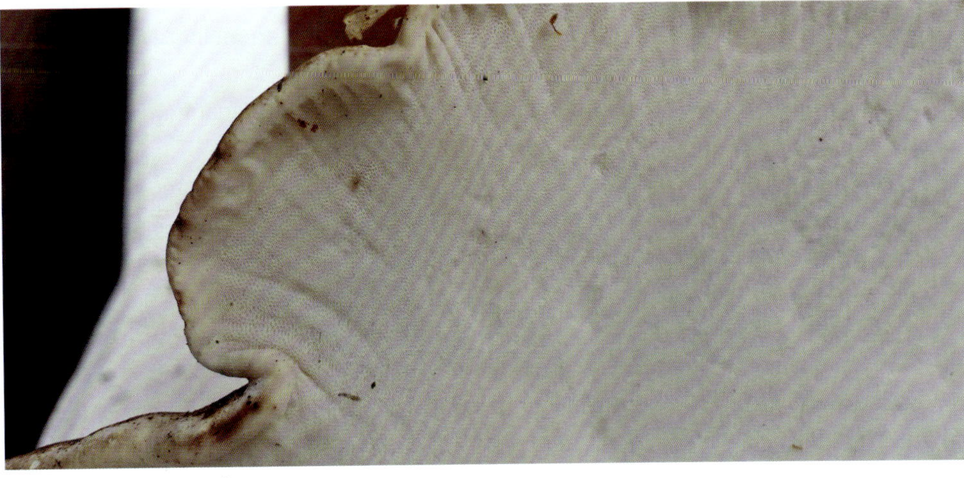

Birkenporling, Hutunterseite

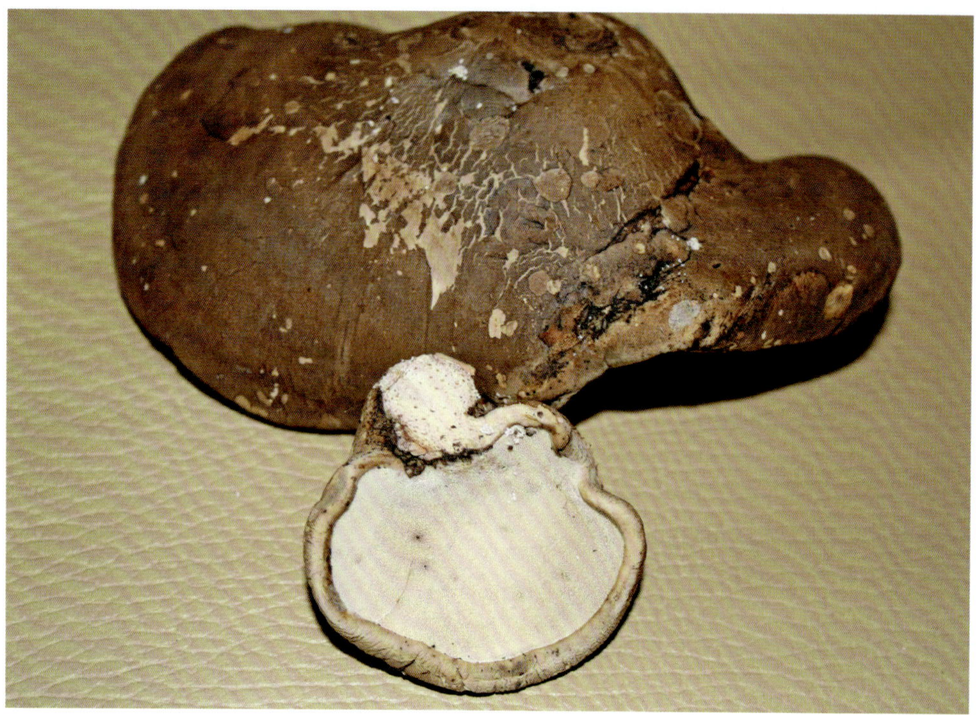

Birkenporlinge

6.1 Prüfungs-Themen Gemüt – Pipt-b.

Will Alleinsein – Gesellschaft – Gefühl der Verlassenheit – Isolation – Außenseiter
Später am Abend bin ich getriggert und es kommen viele Tränen – tiefe, alte Ängste von Verlust – mein Vater kommt mir in den Sinn, wie sehr er an meiner Mutter hängt. Tag 1, Nr. 3
Sehr in mich gekehrt, will ungestört sein, will alleine sein (kein Verlangen nach Gesellschaft) Tag 1, Nr. 11
Immer noch Verlustängste (eher seelische Nähe und Angst, sie zu verlieren) Tag 1, Nr. 3
Depression: verlassen, einsam, dabei aggressiv mit Ungeduld, hält nach 3 Wochen immer noch an. Verlassen, isoliert, alleingelassen. Tag 2 bis Tag 16, Nr. 7
Nehme gut Kontakt mit anderen auf. Tag 2, Nr. 14
Beziehung: Obwohl eine Ebene rein ist, ist die Stimmung immer noch unnahbar. Mir würde Nähe gut tun.
Um diese Unnahbarkeit nicht zu spüren und ich glaube, dass es vor allem meiner Partnerin gut tut, entscheide ich mich auf dem Sofa zu schlafen. Tag 2, Nr. 3

Es fällt schwer, wirklich passende Dinge ins Rollen zu bringen. Ich tendiere, mich zurückzuziehen.
Negative Spirale, es ist anstrengend, dagegen vorzugehen. Tag 3, Nr. 3
Beziehung: Obwohl eine Ebene rein ist, ist die Stimmung immer noch unnahbar. Mir würde Nähe gut tun. Tag 4, Nr. 3
Gleichsam scheint mir die Beziehung umnebelt, für mich nicht angenehm. Tag 4, Nr. 3
Fühle mich zerstört und angegriffen, zerschmettert, wie ein Outsider, niemand mag mich, niemand will was von mir wissen. Ich fühle mich ganz auf mich allein gestellt. Habe das Gefühl, niemand würde mir helfen. Tag 4, Nr. 13
Hängt sich an den Therapeuten, lässt ihn nicht los. Will von ihm betreut werden. Will nicht alleine sein. Tag 4, Nr. 9
Ich spüre auch den alten Trott hier bei meiner Familie und dass ich mich immer wieder zurückziehe um wieder zu mir zu kommen. Tag 5, Nr. 3
Fühle mich sehr einsam und unbehaglich. Tag 5, Nr. 11
Auf manche Besuche bei alten Freunden habe ich einfach keine Lust und spüre eine Stimme, ich sollte ich doch der Freundschaft wegen melden. Tag 5, Nr. 3
Häuslich und Beziehung: Fürsorglich und genügend Freiraum. Tag 6, Nr. 3
Ich fühle mich angegriffen und ich habe das Gefühl, sie verstoßen mich von meinem Platz. Tag 6, Nr. 13
Fühle mich selbst kaum, leer und allein, komme mir alleine vor. Tag 7, Nr. 11
Das Verlangen, mit Freunden was zu unternehmen kommt zurück. Tag 12, Nr. 11
Bin dankbar für die Stille, wie die Stille im Wald, will niemanden hören oder sehen. (Verr., B)

Betäubtes Gefühl, Benommenheit, wie unter Drogen, wie im Traum, alles erscheint unwirklich

Trägheit, kann mich nicht konzentrieren, vergesse, wie betäubt (Verr. AA, AE, B)
Gedanken gehen weg, aber ich weiß nicht, wohin, es geht ins Leere (Verr., AE)
Draußen weiß ich nicht mehr, warum ich so lachen musste, bin wie in einer ganz anderen Welt. (Verr. AE)
Verträumt, schau in die Ferne und sehe das Nahe nicht. (Verr. AE)
Verträumt, verpasste das Klingeln des Weckers (Verr. B)
Muss mich anstrengen, durch den Nebel um mich durchzudringen (Verr., AE)
Höre alles entfernt, kann den Gesprächen der anderen nicht folgen, ich glaube, ich schaue sie ganz entgeistert an. (Verr. AE)
Fühle mich drogig. (Verr. E)
Alles geht mechanisch, leicht, aber müde, wie in Trance. (Verr., AE)
Dusselig im Kopf. Verr., AA, AB, B, 1.Tag, Nr. 10
Verlangsamte Auffassung, alles ist verzögert, mache Schreibfehler, alle müssen über Kleinigkeiten sehr viel lachen. (Verr., B)

Total aufgelöst, denn sie findet ihre Geldbörse nicht mehr, sie vermutet, man hat sie ihr gestohlen. Hoffnungslos. Zuhause findet sie sie in der Jackentasche. Tag 1, Nr. 8
Meine Reaktionen sind verlangsamt, alles erscheint unwirklich. Tag 1, Nr. 10
Lache grundlos. Tag 1, Nr. 13
30 sec. nach Einnahme: Ein Teil von mir steigt aus, meine eigene Nebelgestalt steht neben mir. Ich fühle mich leicht, schwebend und trotzdem der Körper ist drückend und wie betäubt.
Fühle mich wie betrunken und ich muss nur noch kichern. Dieser Zustand dauert 3 Min. Tag 1, Nr. 13
Gleich nach Einnahme des Mittels Vergrößerungsgefühl der Zunge, wie angeschwollen, aber nicht die Spannungsschmerzen, die man dabei erwarten würde.
Ich fühle meinen Körper ganz anders, als hätte er keine scharfen Grenzen mehr, der Übergang, meine Abgrenzung im Gefühl ist verwaschen, wie wenn die Hautgrenze sich in Plasma, dann in Energie auflösen würde. Tag 1, Nr. 14
Unfähig zu konzentrieren, leichte Rechenaufgaben fast unmöglich. Tag 1, Nr. 12
Konzentration fällt schwer, zerstreut. Schreibe Einkaufszettel und anschließend wusste ich nicht mehr, wo mein Glas steht, das ich gerade vorher eingegossen habe. Tag 1, Nr. 10
Fühle mich total schwach, fast wie bewusstlos; nehme kaum was wahr, sehr schlechte Konzentration. Meine gewohnte Zigarette verschlimmert den Zustand enorm. Tag 3, Nr. 12
Im Supermarkt wurde mir das erste Mal die Tasche kontrolliert, ich muss mich im Geschäft auffällig verhalten haben. In den Augen der Kassiererin war ich ein Dieb. Tag 2, Nr. 10
Leerezustand. Bin nicht ganz anwesend Tag 3, Nr. 11
fühlt eine Nebelwand um sich, wie eine vernebelte Mauer, kann die andere Dimension nicht mehr sehen. Tag 3, Nr. 11
Fühle mich benebelt, komme nicht durch diese dicke Suppe, dann kommen wieder viele klare Ideen. Tag 3, Nr. 11
Fühle mich abgestumpft, stumpf, keine richtige Freude oder Gefühle kommen auf. Tag 4, Nr. 3
Bin abgestumpft, freudlos, dann kommt wieder eine Euphorie hoch, wie frisch verliebt. Tag 4, Nr. 3
Fühle mich wie in einem Nebel, kann dem nicht angehen. Kann diesem dusseligen Gefühl nicht entkommen. Spreche viel, habe aber das Gefühl, alles was ich sage, entspricht nicht der Wahrheit. Tag 4, Nr. 3
Kann lachen über mich, als mir ein Zahn heraus brach und ich im Spiegel die Zahnlücke sah. Normalerweise wäre ich vor Zorn fasst ausgerastet. Tag 4, Nr. 4
Aber fühlt eine Nebelwand um sich, wie eine vernebelte Mauer, kann die andere Dimension nicht mehr sehen. Tag 4, Nr. 11

Die ganzen Tage ist es nicht leicht, heißt, es fällt mir schwer bei mir zu sein – die Klarheit, die ich sehr tief spüre, ist wie umnebelt. Tag 5, Nr. 3
Gleichsam scheint mir die Beziehung umnebelt, für mich nicht angenehm. Tag 5, Nr. 3
Ständig versuche ich das Vaastu (kosmische und räumliche Ordnung) – die umgebenden Energien speziell der Wohnung – zu spüren und zu verstehen: Das Haus unterstützt das Gefühl in meinem eigenem Nebel festzuhängen – gefangen ohne Stricke – es fällt schwer, wirklich passende Dinge ins Rollen zu bringen. Tag 5, Nr. 3
Während der ganzen Zeit viel geredet, geplappert , ohne zu überlegen, habe mir oft selbst beim reden zugehört und war erstaunt über das, was ich sagte. Tag 5, Nr. 5

Empfindlichkeit
Geräusche und Licht wirken störend (Verr. B, AB, A)
Das Reden der anderen stört, nervt (Verr. A, B, AB)
Erschrickt leicht (Verr. AA)
Empfindlich auf Wind, spürt jeden Luftzug (Verr. AE)

Grübeln, Gedankenandrang
Nachdenken über den Sinn des Lebens und was will ich wirklich. Tag 2, Nr. 11
Habe das Gefühl, das Alte ist alles nicht mehr stimmig, aber das Neue ist noch nicht klar. Denke über die alten Verkrustungen und Muster nach, dass ich alte Verhaltensweisen auflösen will. Die Verkrustungen halten mich zurück, das Neue zuzulassen.
Die Verkrustungen zu lösen bedeutet auch Schmerzen und Abschied vom Gewohnten. Tag 2, Nr. 11
Gedankenandrang nachts, kann deshalb schlecht schlafen, einstürmende Gedanken, Ideenandrang, kann deshalb schlecht schlafen. Tag 2, Nr. 1
Antriebslos, hat zu nichts Lust, ist total traurig und grübelt. Tag 2, Nr. 1
Der ganze Tag fällt mir schwer, es ist mir heiß und ich denke viel über die Zukunft nach. Tag 3, Nr. 3
Ängste werden besser, mir wird klarer und bewusster, wie ich sie bewältigen kann. Tag 4, Nr. 8
Stelle mir wieder die Frage, was ich eigentlich will und erwarte, stelle mir Zukunftsfragen. Tag 7, Nr. 11
Ich denke viel über die Demut des Menschen nach, über respektvolles Verhalten, über voreiliges Verurteilen, über Distanzlosigkeit. Tag 8, Nr. 13

Konzentration – Klarheit der Gedanken – macht Fehler und findet es in Ordnung
Unkonzentriert, Zeit vergeht zu langsam, schwerer Kopf. (Verr. AA)
Unkonzentriert, weiß nicht mehr, was ich schreiben wollte, aber Gefühl, es war wichtig. (Verr. AE)

Verträumt, schau in die Ferne und sehe das Nahe nicht. (Verr. AE)
Möchte nichts denken, nur träumen, möchte meine Ruhe haben. Alles um mich stört (Verr., AE, B, AA)
Höre alles entfernt, kann den Gesprächen der anderen nicht folgen, ich glaube, ich schaue sie ganz entgeistert an. (Verr. AE)
Trägheit, kann mich nicht konzentrieren, vergesse, wie betäubt (Verr. AA, AE, B)
Unfähig zu konzentrieren, leichte Rechenaufgaben fast unmöglich. Tag 1, Nr. 12
Konzentration fällt schwer, zerstreut. Schreibe Einkaufszettel und anschließend wusste ich nicht mehr, wo mein Glas steht, das ich gerade vorher eingegossen habe. Tag 1, Nr. 10
Fühle ich mich vollkommen präsent, vollkommen klar und mir wird heiß, wie eine Hitzewallung. Fühle um mich alles verlangsamt. Tag 1, Nr. 13
Mache Fehler, finde es aber in Ordnung. Tag 1, Nr. 13
Mache Fehler beim Schreiben, stelle Buchstaben um. Tag 1, Nr. 14
Fühlt sich hellwach, klar und voller Energie, Tatendrang. Tag 1, Nr. 8
Beginne das Prüfungsbuch auszufüllen und verschreibe mich immer, echte Leichtsinnsfehler. Ich habe aber das Gefühl, ich sei vollkommen konzentriert. Tag 1, Nr. 14
Gedankenandrang nachts, kann deshalb schlecht schlafen, einstürmende Gedanken, Ideenandrang, kann deshalb schlecht schlafen. Tag 2, Nr. 1
Vergesse viel, habe aber das Gefühl, ich hätte alles im Griff und unter Kontrolle. Tag 2, Nr. 13
Erinnerungsvermögen wird besser, sie erinnert sich an Situationen und Tatsachen, die sie schon längst vergessen hatte. Tag 2, Nr. 9
Ich habe das Gefühl, besser hinter die Fassaden sehen zu können, ich sehe die Klarheit und die Wahrheit. Ich erkenne das falsche Spiel. (Tag 3 – 10, Nr. 13)
Ich bin sehr geistreich und spitzfindig (Tag 3, Nr. 14)
Fühle mich total schwach, fast wie bewusstlos; nehme kaum was wahr, sehr schlechte Konzentration. Meine gewohnte Zigarette verschlimmert den Zustand enorm. Tag 3, Nr. 12
Will alles genau betrachten. Will alles hinterfragen und beleuchten. Tag 3, Nr. 8
Bin nicht ganz anwesend. Bin nicht da, wo ich eigentlich sein sollte. Tag 3, Nr. 11
Ist sehr klar im Kopf. Tag 3, Nr. 11
Bin sehr klar und ehrlich. Tag 3, Nr. 13
Erinnerungsvermögen wird besser, sie erinnert sich an Situationen und Tatsachen, die sie schon längst vergessen hatte. Tag 3, Nr. 9
Habe klare Gedanken und sehe tiefe Zusammenhänge, Themen sind wie Fäden, die andere berühren und ein Netz bilden, sich austauschen in den Informationen. Tag 3, Nr. 11
Sehr wechselhaft: Morgens gute Konzentration, voller Elan, sehr gelassen und locker. Dann wird wieder alles schwer, zäh und kalt. Tag 4, Nr. 11
Ideenreichtum mit klaren Gedanken und Plänen. Tag 4, Nr. 11

Die ganzen Tage ist es nicht leicht, heißt, es fällt mir schwer bei mir zu sein – die Klarheit, die ich sehr tief spüre, ist wie umnebelt. Tag 4, Nr. 3
Es fällt schwer, wirklich passende Dinge ins Rollen zu bringen. Tag 4, Nr. 3
Konzentration ist sehr gut. Tag 5, Nr. 8
Konzentration ist sehr gut. Tag 6, Nr. 8
Meint, er hätte gute Konzentration, die Gedanken sind aber sehr langsam und träge, begreift sehr langsam. Tag 6, Nr. 8
Starke Gedankenflut mit Denken an die Probleme, kann nicht abschalten (ist ein altes Problem, diesmal war es aber leichter, konnte es mehr hinnehmen). Tag 5, Nr. 1
Bin zerstreut, wie in einem Nebel. Tag 5, Nr. 6
Große Schwierigkeiten mit der Konzentration und habe trotzdem das Gefühl, dass ich bei mir bin, dass ich zentriert bin. Tag 6, Nr. 11
Gute Konzentrationsfähigkeit. Tag 8, Nr. 1
Verlangen zu meditieren, dabei gute Konzentration. Tag 8, Nr. 11
Schlechte Konzentration, kann nicht bei einer Sache bleiben, fange auch gar nichts an, bleibt alles nur in Gedanken, die nicht umgesetzt werden, fühle mich schwach, kaputt. Tag 9, Nr. 11
Fühle mich selbst kaum, leer und allein. Kann mich nur schwierig konzentrieren. Tag 11, Nr. 11
Die Energie des Mittels nimmt er zentriert wahr, es zentriert ihn. Tag 15, Nr. 3

Verzweiflung, hoffnungslos, traurig
Abends beim Essen ist eine schwere Stimmung, dunkel, unausgesprochen im Raum Tag 2, Nr. 3
Stimmung gedrückt, schwer (Verr, AA,AE,B)
Depression: verlassen, einsam, dabei aggressiv mit Ungeduld, hält nach 3 Wochen immer noch an. Tag 1 bis Tag 20, Nr. 7
Total aufgelöst, denn sie findet ihre Geldbörse nicht mehr, sie vermutet, man hat sie ihr gestohlen. Hoffnungslos. Zuhause findet sie sie in der Jackentasche. Tag 1, Nr. 8
Stimmungsauffälligkeiten mit Neigung zur Depression. Tag 1, Nr. 1
In den Phasen der Traurigkeit sehr intensive Träume. Tag3, Nr. 1
Weint, ist traurig, hoffnungslos, denn ihr Buch wird vom Verleger zurückgehalten und die Veröffentlichung verzögert. Tag 4, Nr. 8
Sie weine schon die ganze Nacht und sie stehe kurz vor dem Nervenzusammenbruch. Alles ist übermäßig hoffnungslos, es scheint ausweglos zu sein. Tag 4, Nr. 8
Hängt sich an den Therapeuten, lässt ihn nicht los. Will von ihm betreut werden. Wenn er sich lossagt, droht sie sich umzubringen. Tag 6, Nr. 8

Hoffnungslosigkeit mit Grübeln, Hoffnungslosigkeit abwechselnd Zuversicht. Tag 7, Nr. 11
Manche Dinge, Umzug und konkrete Angebote in der kommenden Selbstständigkeit, möchte ich voranbringen, doch die Zeit verrinnt, ohne viel umgesetzt zu haben – schon viel getan, aber ohne Ergebnis. Tag 8, Nr. 3
Hoffnungslos, aber will die Situation in seinem Ausmaß nicht anerkennen. Tag 14, Nr. 11

Hochgefühl, Euphorie, Stimmungsschwankungen
Gefühl, in einem glücklichen, abgeschiedenen Zustand zu sein.
Bin abgeschottet, nichts stört, ich schwebe, fühle mich leicht und trotzdem mit der Erde verbunden. (Verr., AE)
Ist ausgesprochen gut gelaunt und voller Erwartung und weiß nicht, worauf. Tag 1, Nr. 2
30 sec. nach Einnahme: Ein Teil von mir steigt aus, meine eigene Nebelgestalt steht neben mir. Ich fühle mich leicht, schwebend und trotzdem, der Körper ist drückend und wie betäubt. Fühle mich wie betrunken und ich muss nur noch kichern. Dieser Zustand dauert 3 Min. Tag 1, Nr. 13
Beobachtung meines Ehemanns: Bin gefühlsbetonter, sogar etwas euphorisch, habe stärkeres Einfühlungsvermögen, fühle mich wie angeheitert, wie nach einem Glas Rotwein. Tag 2, Nr. 10
Schlechte Laune, sehr abweisend. Tag 3, Nr. 3
Schwankende Stimmung, schlägt schnell von einem ins andere Extrem. Tag 5, Nr. 11

Albern, kindlich
Will jemandem Streiche spielen, malt die Situation aus (Verr. AA)
Erzählt von lustigen Streichen und alle finden Gefallen daran (Verr. AA)
Will jemanden hinterlistig dazu bringen, dass er nicht mehr raucht. (Verr. AA)
Gespräche über kostenlos sich verköstigen, sich bei Empfängen einzuschleichen. Spaßige, hinterlistige Begebenheiten, muss so lachen, dass ich auf die Toilette muss; draußen weiß ich nicht mehr, warum ich so lachen musste, bin wie in einer ganz anderen Welt. (Verr. AE)

Langsamkeit, Schwere
Kann vor Schwere und Müdigkeit nicht mal mehr sitzen, muss mich hinlegen (Verr. AA, B, E)
Kann vor bleierner Müdigkeit nicht mehr denken (Verr. AE)
Meine Reaktionen sind verlangsamt. Tag 2, Nr. 10
Komme nicht vom Fleck. Habe das Verlangen, leichte Filme anzuschauen und habe mir Biene Maja angeschaut. Tag 3, Nr. 11
Bin sehr langsam, bewege mich langsam, meine Tätigkeiten verrichte ich langsam.
Tag 2, Nr. 10

Fühle mich schwer, Tag 3, Nr. 10
Prüfung abgebrochen, konnte sich wegen der hohen Müdigkeit kaum mehr auf den Beinen halten und seinen Alltag bewältigen. Alles geht nur zäh voran. Tag 6, Nr. 6
Die letzten Tage waren gekennzeichnet von einem schweren Vorankommen. Tausend Dinge gäbe es zu tun und wenn auch einiges geht, so fällt es schwer immer wieder anzufangen – Mir ist der Satz vom Religionsunterricht in den Sinn gekommen: „Steh auf und geh!" – im Sinne von: den nächsten Schritt tun. Tag 7, Nr. 3
Nachmittags kommen wieder Gefühle von: Nichts geht vorwärts – Lustlosigkeit. Trotz konkreter Vorhaben komme ich nicht in die Energie, sie zu tun . Tag 9, Nr. 3

Ruhelosigkeit
Tagsüber: obwohl ich was tue, bringt es mir keine Zufriedenheit, ich versuche ständig zu spüren, was ich gerade tun möchte, finde aber keine wirkliche Antwort. Ich denke viel über die Zukunft nach. Tag 2, Nr. 3
Bin fahrig, fange eine Arbeit an und gehe zur nächsten über – mache nichts zu Ende. Tag 2 u. 3, Nr. 13
Voller Tatendrang, aber weiß nicht, auf was. Tag 2, Nr. 1
Will viele Sachen auf einmal machen. Tag 2, Nr. 11
Voller Tatendrang, aber bringe nichts fertig. Tag 3, Nr. 2
Ruhelosigkeit, mit innerem Kribbeln, hinter dem Kreuzbein. Tag 3, Nr. 14
Unruhig/zappelig. Ganz schlimm sind die Hände und Finger. Ich muss immer in Bewegung bleiben. Tag 5, Nr. 6
Ruhelosigkeit, mache sinnlose Beschäftigung. Tag 5, Nr. 3
Erst wenn ich wieder zur inneren Ruhe komme ist etwas Klarheit da und Motivation für die Schritte. Tag 8, Nr. 3

Impulse zu Schlagen, Verletzen, Schelmereien, kindlich
Habe den Impuls, jemandem in die Kniekehlen zu treten. Tag 5, Nr. 6
Habe das Verlangen, jemandem mit dem Kopf zu schlagen. Tag 5, Nr. 6
Sarkasmus, mache spitze Bemerkungen (Verr. B)
Will jemandem einen Streich spielen, will ihn necken, malt die Situation aus. (Verr. AA)
Schaut sich Biene Maja-Film an. Am meisten beeindruckte mich das schelmische Umfeld, trotz der Gefahrensituation. Willi hat dazu beigetragen. Tag 3, Nr. 11
Neigung verletzend zu sprechen (Tag 2–7, Nr. 3)
Spricht unverblümt seine Meinung aus, auch wenn es beleidigend ist (Tag 3, Nr. 14)
Spreche ohne zu überlegen und es kommt sehr verletzend an. Für mich ist es die Wahrheit, fühle mich in der Klarheit. Meine Partnerin meint, ich sei verletzend. Tag 3, Nr. 3
Sage jedem die Wahrheit und stoße sie vor den Kopf (Tag 2–8, Nr. 2)

Wut, Zorn, Aggression

Sehr aufgebracht und schimpft über Gott und die Welt, fühlt sich von allen verraten und verlassen. Sie weine schon die ganze Nacht und sie stehe kurz vor dem Nervenzusammenbruch. Tag 4, Nr. 8

Will allen widersprechen, gebe mich kampfbereit. Tag 8, Nr. 6

Bin ich in Stille, dann spüre ich Wut – Wut auf mich, keine wesentlichen Dinge zu tun, nicht voranzukommen mit dem, was mir Freude bringen könnte und kann auch nicht mehr spüren wie das ist. – der Körper wie das Leben ist ein bisschen ferngelenkt. Tag 21, Nr. 3

Sehr aggressiv und wütend wegen der nächsten Prüfung und ich verstehe nichts mehr. Alles leer. Großer Aufwand, mir die Themen herzuholen, nichts funktionierte, und am nächsten Tag ist die Prüfung. Tag 13, Nr. 11

Widerspenstig, widerspreche, nichts ist mir recht. Muss mich sehr zurückhalten. Tag 21, Nr. 3

Wenn ich reinspüre ist sehr viel Wutpotential, das sich an vielen kleinen Dingen austoben könnte wie Widerworte, Trotz, Disharmonie. Ich spüre auch, das ist keine Lösung. Ein Gefühl wie ein Löwe, der sich in eine Ecke gedrängt fühlt und zum Sprung ansetzt. Langsam kommt auch Gleichgültigkeit. Tag 24, Nr. 3

Umgang im Zwischenmenschlichen, moralisches Empfinden, Diplomatie, Wahrheit

Ich mag mich mitteilen und verstanden werden und will wieder Harmonie spüren. Tag 2, Nr. 3

Gespräche über kostenlos sich verköstigen, sich bei Empfängen einschleichen.

Spaßige, hinterlistige Begebenheiten, muss so lachen, dass ich auf die Toilette muss. (Verr. AE)

Spüre tiefe Dankbarkeit allen gegenüber (Verr. AE, B, AA). Es ist leicht, innige Liebe für K. in mir aufsteigen zu lassen und es ist sehr berührend, um so mächtiger ist die äußere Disharmonie in mir zu spüren – immer wieder stoße ich fast an meine inneren Grenzen. 4. Tag, Nr. 3

Er ist schlecht gelaunt, ist verletzend in seinen Äußerungen, obwohl er nicht verletzen will. Kindlich, sagt einfach, was ihm einfällt und denkt nicht daran, dass es verletzend ist. Dann entschuldigt er sich. Tag 4, Nr. 3 (Beobachtung der Partnerin)

Er ist sehr anhänglich und unselbstständig. Ich will ihn abschütteln, denn er klebt fast an mir. Tag 2 – 10, Nr. 3 (Beobachtung der Partnerin)

Wollte, dass man sich um sie kümmert, sie umsorgt und bestätigt (Beobachtung des Supervisors). Tag 1–10, Nr. 1

Will, dass man sich um ihn kümmert, wie ein kleines Kind, war sehr unselbstständig. Tag 2–10, Nr. 3

Will, dass man sich um ihn kümmert, ihm zuhört und die Symptome für ihn aufschreibt. Tag 2–12, Nr. 11

Spreche ohne zu überlegen und es kommt sehr verletzend an. Für mich ist es die Wahrheit, fühle mich in der Klarheit. Meine Partnerin meint, ich sei verletzend. Tag 3, Nr. 3
Bin sehr klar und ehrlich. Spreche ohne Umschweife meine Meinung aus und denke nicht nach, ob es den anderen verletzen könnte. Keinerlei Diplomatie. Ich lege die Worte nicht auf die Goldwaage, ich bin oft selbst über mich erstaunt, wie hart manchmal meine Äußerungen sind, aber sehr wahr. Tag 3, Nr. 13
Will, dass man sich nur um sie kümmert. Verlangt, dass der Supervisor sofort zu ihr hinfährt (20 km). Tag 4, Nr. 9
Will Mitleid. Braucht viel Zuneigung. Der Supervsior hält es nicht mehr aus. Er fühlt sich bedrängt. Will am liebsten alles hinwerfen. Es geht ihm über seine Kräfte. Seine Geduld wird sehr auf den Prüfstand gestellt. „Ich werde ausgesaugt!" Das ist bestimmt ein Parasitenmittel! Tag 4–6, Nr. 11
Ich fühle mich von allen so alleine gelassen. Ich habe den furchtbaren Zustand durch die Mitteleinnahme und ich fühle mich total verraten und alleine gelassen. Ich fordere viel mehr Unterstützung und Verständnis. Tag 4, Nr. 9
Erpresst den Supervisor: Wenn du nicht kommst, dann bringe ich mich um. Tag 4, Nr. 9
Bedauert sich sehr. Tag 4, Nr. 11
Will Mitleid, bemitleidet sich selbst. Tag 4, Nr. 3
Wenn K. unterwegs ist (Partnerin), ist der Druck, mich anstrengen zu müssen, geringer – es ist leichter mich auf mich einzulassen, genau das zu tun, was gerade sinnvoll erscheint, es fließt leichter. Dieses ZUMIRSTEHEN ist mit K. eine Herausforderung – und ich liebe sie dafür. Es ist leicht, innige Liebe für K. in mir aufsteigen zu lassen und es ist sehr berührend, um so mächtiger ist die äußere Disharmonie in mir zu spüren, immer wieder bis fast an meine inneren Grenzen zu gehen. Tag 5, Nr. 3
Denke viel über das Konkurrenzverhalten nach. Ich bekomme Beklemmung, wenn ich mit Menschen zu tun habe, die sich besonders hervorheben und Ellbogen benutzen. Ich habe das Gefühl, ich muss mich immer behaupten. Setze viel Druck ein, um meine Vorhaben durchsetzen zu wollen. Habe trotzdem immer das Gefühl, der Unterlegene zu sein. Tag 5, Nr. 13
Ich fühle mich besonders angegriffen und ich habe das Gefühl, sie verstoßen mich von meinem Platz. Tag 5, Nr. 13
Ich denke viel über die Demut des Menschen nach, über respektvolles Verhalten, über voreiliges Verurteilen. Tag 6, Nr. 14

Selbstvertrauen, Selbstsicherheit

Es drängt es mich dazu mich zu zeigen, was früher nicht ging. Tag 2, Nr. 3
Er ist schlecht gelaunt, ist verletzend in seinen Äußerungen, obwohl er nicht verletzen will.
Kindlich, sagt einfach, was ihm einfällt und denkt nicht daran, dass es verletzend ist. Dann entschuldigt er sich. Tag 4, Nr. 3 (Beobachtung der Partnerin)

Er ist sehr anhänglich und unselbstständig. Tag 2 – 10, Nr. 3 (Beobachtung der Partnerin)
Wollte, dass man sich um sie kümmert, sie umsorgt und bestätigt (Beobachtung des Supervisors). Tag 1–10, Nr. 1
Will, dass man sich um ihn kümmert, wie ein kleines Kind, war sehr unselbstständig. Tag 2–10, Nr. 3
Fühle mich sehr mittig und richtig am Platz. Tag 1, Nr. 13
Findet sich sehr selbstsicher, gewandt, ist überheblich. Tag 6, Nr. 6
Hat ein schlechtes Gewissen, meint, alles falsch gemacht zu haben und ist am Missgeschick der anderen schuld. Tag 5, Nr. 3
Ich muss mich immer behaupten, mit viel Nachdruck. Ich habe das Gefühl, ich muss meine Dinge, die mir zustehen, immer aufs neue einfordern. Tag 14, Nr. 14

Unzufriedenheit
Tagsüber: obwohl ich was tue, bringt es mir keine Zufriedenheit – ich versuche ständig zu spüren, was ich gerade tun möchte, finde aber keine wirkliche Antwort. Ich denke viel über die Zukunft nach. Tag 2, Nr. 3

Wahnideen, Delusions
Verlassen, einsam, dabei aggressiv mit Ungeduld, hält nach 3 Wochen immer noch an.
Verlassen, wie allein gelassen, allein auf dieser Welt. Gefühl, zu gehöre zu niemanden
Allein: allein auf der Welt zu sein. Tag 3–14, Nr. 7
Würde zu niemandem gehören. Tag 3–14, Nr. 7
Um ihn ist eine Nebelwand und kann niemanden erreichen. Tag 3, Nr. 11
Nachmittags beim inneren Reinspüren: Wie eine Wirbelwindhose, die Energien eingesammelt – in dem Moment bewusst, dass meine Energien irgendwie verstreut, eher zerstreut sind.
Energiewirbel, er sitze im Energiewirbel. 1. Tag, Nr. 3
Entfernt, alles erscheint weit entfernt. Tag 2, Nr. 3
Fäden, er sei mit Fäden mit anderen verbunden. 4. Tag, Nr. 11
Fäden, er sei mit Fäden mit den anderen vernetzt. Tag 4, Nr. 11
Ferngesteuert, fühlt sich unter einer fremden Macht. Nr. 3
Geräusche, hört nachts Geräusche, Laute, Rufe. Nr. 11
In der Nacht erwache ich, weil ich den Eindruck hatte, es hätte geklopft und jemand hat nach mir gerufen
Klopfen, hört jemand klopfen, an der Tür. Tag 3, Nr. 13
Rufen, jemand ruft, nachts. Tag 3, Nr. 13
Sagt, er hätte alles im Griff, sei voll konzentriert. Supervisor: Er ist wie im Traum, schleppt sich und macht verzögerte und falsche Antworten
Konzentriert, er hätte alles im Griff, ist wie im Traum. Tag 5, Nr. 11

Vergesse viel, habe aber das Gefühl, ich hätte alles im Griff und unter Kontrolle. Tag 4, Nr. 13
Ich spüre eine Kraft, die mich durchdringt, ich kann sie nicht beschreiben, es ist wie ein warmer Schauer. (Verr. AE)
Sehe die Gesichter der Teilnehmer mal alt, dann wieder jung (Verr., AA, AE)
Nebel, im dichten Nebel zu stehen. Nr. 11
Nebel, alles erscheint im Nebel. Nr. 3
Nebel, er scheint gefangen im Nebel, hoffnungslos dagegen anzukämpfen. Nr. 3
Rufen, jemand ruft, nachts. Nr. 13
Schweben, er würde schweben. Der Körper fühlt sich leicht an. Nr. 13
Verlassen, Freunde würden ihn verlassen, würden sich von ihm abwenden. Nr. 13

Wahnideen über den Zustand des Körpers
Körper: Loch sei im Brustkorb. Nr. 6
Wind zieht durch das Loch im Brustkorb vorbei. Nr. 6
Gesicht ist vergrößert. Nr. 8
Gesicht ist geschwollen. Nr. 8
Gesicht ist vergrößert, geht in die Breite. Nr. 13
Gesicht löst sich auf, gasförmig, < Augenschließen. Nr. 13
Hals sei verdreht. Nr. 6
Kiefer sei verschoben. Nr. 6
Körper wird flüssig und versickert im Boden. Nr. 14
Körper löst sich gasförmig auf. Nr. 11
Körper löst sich gasförmig auf, kommt und geht wellenförmig. Nr. 13
Körper ist grenzenlos, wie Nebel, aufgelöst. Nr. 14
Körper sei zerstreut. Nr. 3
Körper sei verschoben. Nr. 6
Körper fühlt sich schief an. Nr. 6
Unterleib fühlt sich schief an. Nr. 6
Zunge vergrößert, wie geschwollen. Nr. 14

Träume
Träume vom Tagesgeschehen. Tag 1, Nr. 1 + 2
Angenehme Träume, habe sonst oft Alpträume. Tag 2, Nr. 1
Träume sehr lebhaft, viele kleine, sind aber nur Fragmente in Erinnerung geblieben. Waren ausschließlich Alltagsträume, von Leuten, mit denen ich täglich in Kontakt komme, konnte mich aber an keinerlei Handlungen mehr erinnern. Tag 2, Nr. 2
Unerinnerlich, Fragmente. Tag 2, Nr. 1 + 2 + 13

Traum: Ein Mann hält unter jedem Arm eine Gans und gibt lauthals Anordnungen: Schluss jetzt!" oder „geht los!" oder „Auf geht's!". ich kann nicht erkennen, wem er diese Anordnungen zuruft. Tag 4, Nr. 14
Traum von einem mittelalterlichen Schwertkampf. Tag 5, Nr. 6
Träume von Familienmitgliedern und Freunden. Tag 6, Nr. 6
Es kamen viele unbekannte Menschen vor. Tag 6, Nr. 10
Ein Ehepaar sucht seinen Schlüssel in meiner Wohnung, obwohl ich diese nicht kenne. Tag 6, Nr. 10
Viele Träume von Menschen, sehr realistisch. Tag 7, Nr. 10
Träume von Reisen. Tag 7, Nr. 6
Märchenhafte Träume. Tag 7, Nr. 6
Traum: Schwester von Hexe entführt. Tag 7, Nr. 6
Sehr viele, lebhafte Träume, aber nach dem Erwachen sofort aus dem Gedächtnis. Tag 8, Nr. 13

6.2 Prüfungsthemen – Körpersymptome – Pipt-b

Schwindel
Leichter Schwindel, schwummrig, schweben. Nr. 1, Tag 1

Kopf
Schwerer Kopf, stechende Schmerzen, zieht bis in das rechte Schulterblatt runter (Verr. B)
Jucken auf der Kopfhaut, muss Kratzen am Kopf. (Verr., B)
Druck auf dem Kopf, an den Schläfen und auf dem Scheitel. Nr. 10, Tag 1
Druck auf der Stirne. Nr. 9, Tag 1
Kopfschmerz pochend auf dem Scheitel. Nr. 9, Tag 2
Drückender Kopfschmerz an Stirn, Hinterkopf und auf dem Scheitel. Nr. 13
Kopfschmerz ziehend, re Seite (Verr., AA), Tag 3
Haare sind trocken, borstig, verheddern sich, Kurpackung bringt nichts. Nr. 14, Tag 4
Erwacht mit Kopfschmerzen, am Morgen, nur links. Nr. 5, Tag 4
Kopfschmerzen am Scheitel, am höchsten Punkt. Nr. 6, Tag 5

Augen
Augen brennen (Verr., bei allen Teilnehmern und durch alle Potenzen)
Augen tränen (Verr., bei allen Teilnehmern und durch alle Potenzen)
Hitzegefühl in den Augen (Verr., AB)
Schmerzen und Ziehen im re. Auge, als würde ich ein Gerstenkorn bekommen. (Verr., AE)
Trockenheitsgefühl. Nr.1, Tag 1
Müdigkeitsgefühl. Nr. 10, Tag 1

Müdigkeitsgefühl. Nr. 10, Tag 2
Lichtempfindlichkeit. Nr. 9, Tag 2
Brennende Schmerzen. Nr. 10, Tag 2
Zucken am linken Auge. Nr. 7, Tag 3
Beide Augenlider zucken. Nr. 13, Tag 4
Rechtes Oberlid zuckt und flackert. Nr. 11, Tag 5
Linkes Oberlid zuckt und flackert, Tag 6

Sehen
Die Farben erscheinen intensiver. Tag 1, Nr. 1
Alles erscheint heller und klarer. Tag 1, Nr. 13
Licht erscheint heller und intensiver. Tag 2, Nr. 9
Beim Augenschließen sehe ich farbige Bilder, Muster geometrische, Muster, die wechseln wie Diabilder. Die Grundfarben sind grün mit beige, darauf sind Linien wie ein Labyrinth. Die Farben wechseln auf blau, dann rot, aber sehr dunkel, gedeckt, keine grellen Farben wie gelb. Hält mehrere Stunden an. Tag 3, Nr. 14

Nase
Nase trocken, kitzelt, Niesen (Verr., bei allen Teilnehmern aufgetreten)
Jucken in der Nase (Verr., AB, B)
Schnupfen, Absonderung reichlich, wässrig, mild. Tag 1–5, Nr. 7
Schnupfen, Absonderung wässrig. Tag 3, Nr. 13
Heftiges und häufiges Niesen. Tag 3, Nr. 11; Verr. AA
Verstopfung der Nase (Verr., B)

Gesicht
Wangen brennen vor Hitze (Verr., Sympt. bei allen Teilnehmern)
Das Gesicht juckt, wie wenn Fliegen drauf säßen und muss sie mit Muskelzucken wegscheuchen. (Verr., AE)
Das Gesicht juckt, die Haare kitzeln im Nacken, im Gesicht. (Verr., B)
Zucken der linken Gesichtshälfte. Tag 2, Nr. 14
Taubheitsgefühl und Gefühl von Schwellung, Vergrößerung in den Lippen. Tag 2, Nr. 14
Zucken und Vibrieren im ganzen Gesicht. Tag 3, Nr. 14
Schmerzen vom linken Mundwinkel zum linken Auge, wie ein Faden ziehend. Tag 3, Nr. 14
Zucken im linken Mundwinkel. Tag 3, Nr. 14
Blaue Lippen. Tag 3, Nr. 1
Brennen auf der Lippe, als würde sich ein Herpes ankündigen, der aber ausblieb. Tag 3, Nr. 5
Oberlippe juckt. (Verr. AE)
Pickel, Mitesser vermehrt. Tag 3–7, Nr. 10
Kiefermuskulatur angespannt, verkrampft, muss sie lockern (Verr., AA)

Ohren/Hören

Geräusche sind unerträglich (Verr., B, AA)
Kratzende und schabende Geräusche sind unerträglich (Verr., AA, B)
Das Reden der anderen nervt, bin empfindlich (Verr., AA, B, AE)
Reibegeräusche klingen wie Schlitten auf dem Eis (Verr., AE)
Jucken im rechten Ohr (Verr., B)

Mund

Prickeln auf der Zunge, geht dann über in ein pelziges Gefühl. Tag 1, Nr. 11
Metallischer Geschmack. Tag 1, Nr. 10
Entzündung der Mundschleimhäute, mit schmerzhaften Rissen. Fühlt sich wie verbrannt und wund an. Tag 2–7, Nr. 7
Zungenbrennen (Verr., AB, B)
Zahnfleischentzündung, schmerzhaft und blutet. Tag 5, Nr. 8

Hals

Viel Schleim im Hals, muss vermehrt räuspern. (Verr., B, AB, 4. Tag Nr. 1
Hals kratzig und trocken. (Verr., AB, B, AA, 5. Tag Nr. 1)
Wie wenn etwas auf den Stimmbändern liegen würde oder klebt, es reibt. (Verr., AA)
Schmerzen beim Schlucken. (Verr., AA, AB, B, 5. Tag Nr. 6)
Trockener Hals. (Verr., AA)

Äußerer Hals

Linke mandibuläre Lymphknoten schmerzen spürbar. (Verr. AE)

Magen

Sodbrennen, Aufstoßen, auch nach kleinen Mahlzeiten. Tag 2–5, Nr. 6
Durst extrem. Tag 3, Nr. 9; Verr. AA
Hunger, Heißhunger, geht nachts an den Kühlschrank mit Verlangen nach Deftigem. Tag 3, Nr. 2
Morgens heftige Übelkeit. Nach Trinken von lauwarmem Wasser >. Tag 3, Nr. 5
Heftige Magenschmerzen, krampfhaft, nachts, Wassertrinken >. Tag 3, Nr. 5
Kribbeln im Magen, wie aufgeregt, wie verliebt. Tag 4, Nr. 2
Oft und regelmäßiges Aufstoßen. Tag 5, Nr. 6
Durst, aber trinkt nur in kleinen Schlucken. Tag 6, Nr. 6
Hat viel Durst und trinkt viel Wasser. Tag 6, Nr. 8

Abdomen
Kribbeln im Nabel. Tag 4, Nr. 6

Rektum
Hartnäckige Obstipation. Tag 2–7, Nr. 1
Druck im Rektum, wie Stuhldrang (Verr., AE)

Sexualität
Keine Lust, kein Verlangen auf Sexualität. Tag 4–9, Nr. 6

Nieren
Linke Niere schmerzt (Verr. , AE)

Blase
Nächtliches häufiges Wasserlassen war merklich besser. Tag 2, Nr. 4
Muss häufig auf die Toilette und es geht viel Wasser ab. Der Urin ist dunkel, obwohl sie viel trinkt. Tag 2, Nr. 8
Es geht viel Wasser ab, dunkler Urin. Tag 2, Nr. 13
Der Urin ist reichlich und dunkel, obwohl sie viel trinkt. Tag 3, Nr. 9
Der Urin ist dunkel, trotz viel Trinken. Tag 2–5, Nr. 11

Atmung
Lungen fühlen sich offen an, mehr Platz in Lunge für Luft, Herz schlägt stark, Atem stoppt. Tag 1, Nr. 6
Will tief durchatmen. (Verr., B)
Atme flach (Verr., AE)
Will tief einatmen, vergesse auszuatmen. Tag 2, Nr. 6
Tief atmen, Verlangen (Verr., B)
Vergesse zu atmen, oder atme nur flach und langsam. Tag 3, Nr. 14
Atmung ist angehalten, versetzt. Muss mich zum Atmen zwingen. Tag 4, Nr. 6
Seufzen (Verr., B)
Atmung schwierig, durch Enge- und Druckgefühl auf der Brust (Verr., B)

Brust
Herz schlägt intensiv und heftig (Verr., AA, AB, B)
Stechen in der Brust, geht bis in den Rücken (Verr., B)
Druck auf der Brust, Engegefühl, erschwert das Atmen Verr., AA, AB, B)
Ein Druck auf dem Herzen, als wäre es ein energetischer, feinstofflicher Druck. Tag 2, Nr. 1
Fühlt die Herzschläge intensiv im Körper. Tag 2, Nr. 1

Herz schlägt stark. Fühlen von 2 Herzschlägen – einer in der Brust einer im Unterleib. Tag 2, Nr. 6
Bronchienprobleme, (altes Symptom), kam starkes Sekret für kurze Zeit.
Wie eine Restgeschichte, die jetzt geht. Tag 3, Nr. 11
Herz klopft, dass ich es im ganzen Körper spüren kann. Tag 3, Nr. 14
Gefühl, als würde das Herz gedrückt werden, dabei ein Drücken bis in den Bauch. G. v. der Herzschlag ist unterschiedlich, aber beim Fühlen des Pulses ist er gleichmäßig, zwar oberflächlich, aber voll und leicht wegdrückbar. Tag 3, Nr. 14
Der Herzschlag wechselt: Von heftig, dass ich ihn im ganzen Körper spüre, es vibriert – dann wieder das Gefühl das Herz bleibt stehen. Es hat einen Tremor ... Tag 4, Nr. 14
Herzklopfen, wie wenn ich eine Kanne Kaffee getrunken hätte. Tag 5, Nr. 13
Herzschlag heftig, wird in den Ohren gespürt. Tag 5, Nr. 13
Brustbein schmerzhaft, fühlt sich an, wie geprellt, wie entzündete Knochenhaut. Berührung und Druck < .Tag 5, Nr. 13
Brustkorb ist eng, atme flach – will nicht tief atmen, denn es schmerzt in den Bronchien und im Rücken. (Verr., AE)
Schmerzen in den Mammae, als würde Milch einschießen, sie sind schmerzhaft, prall, drückend. Tag 5, Nr. 13
Jucken Oberkörper Brust, wie Flohstiche (Verr AE)

Rücken
Schmerzen:
Schmerzen in der Brust, die bis in den Rücken ziehen (Ver., B)
Schmerzen unter den Schulterblättern (Verr., B)
Schmerzen, Nacken, ausstrahlend in die linke Schulter. (Verr., AA. Tag 1 Nr. 12)
Schmerzen, Nacken, rechts, ziehend (Verr., AA)
Schmerzen: Nackenschmerzen ziehen in den Kopf (Verr., B)
Schmerzen: Li hinterer Rippenbogen stechende Schmerzen, wird immer intensiver. (Verr., AE)
Druck im Atlasbereich. Tag 1, Nr. 9
Auch Schmerzen im seitlichen Hals, weil er abgewinkelt ist durch Liegen auf einem Kissen. Ich kann das Kissen nicht mehr ertragen, wenn ich seitlich liege. Tag 3, Nr. 14
Schmerzen im Kreuzbein wurden besser in der Prüfung. Tag 3, Nr. 4
Kribbeln und Ameisenlaufen hinter dem Kreuzbein. Macht ruhelos und aggressiv. Tag 3, Nr. 14
Die chronischen Schmerzen im Rücken sind weg. Tag 5, Nr. 9
Strecken: Tag 1: Verlangen sich zu dehnen und zu strecken. Nr. 9

Extremitäten

Hitze:

Mir wird heiß, heiße Hände, trockene Nase (Verr., B)

Hitze der Füße, bin sonst immer kalt, < in der Nacht. Tag 1, Nr. 13

Jucken:

Der linke Fuß fängt um 2 Uhr nachts heftig zu jucken an. Ein kalter nasser Lappen und Reiben hilft. Tag 2, Nr. 2

Es juckt und brennt am rechten Unterarm. Tag 2, Nr. 14

Krämpfe:

Krampf im mittleren Zeh rechts, nachts. Tag 3, Nr. 13

Krämpfe in der linken Wade. Tag 4, Nr. 1

Lähmung:

Tag 2: Ich konnte den Daumen rechts nicht mehr abspreizen, er war wie gelähmt. Nr. 7

Missempfindungen, Taubheitsgefühl, Ameisenlaufen:

li Bein außen kühles Gefühl und es kribbelt in beiden Fußsohlen

Ameisenlaufen im li. Bein und auf dem Fußrist. (Verr., AE)

Jucken wie Flohstiche auf dem li. Unterarm. (Verr., AE)

Zwicken im rechten Zeigefinger, 1. Gelenk, geht über in Schmerz wie nach Erfrierungen. Tag 1, Nr. 13

Kribbeln unter der Haut, es läuft etwas, wie wenn Millionen von winzig kleinen Perlen laufen würden. Dann ein Kribbeln unter der ganzen Haut, wie kleine Nadeln, ähnlich nach einer Erfrierung, wenn die Körperteile wieder warm werden. Tag 1, Nr. 13

Kribbeln in den Fingerspitzen und in den Fingerkuppen. Tag 2, Nr. 14

An den Handgelenken in der Nähe der Pulsstellen ein feiner, stechender, brennender Schmerz. Tag 2, Nr. 14

Taubheitsgefühl im linken großen Zeh, wird durch nichts besser. Ziehe die Schuhe aus und massiere, dann wird es leichter. Tag 2, Nr. 9

die Zehen beginnen zu kribbeln, wie viele, kleine winzige Nadeln, wie wenn sie Frost abbekommen hätten, wie abgestorben. Tag 3, Nr. 14

Müdigkeit, Schwere:

Prüfung abgebrochen, konnte sich wegen der hohen Müdigkeit kaum mehr auf den Beinen halten und seinen Alltag bewältigen. Tag 6, Nr. 6

Ödeme, Stau:

Probleme in den Kniekehlen beim Abwinkeln, ein schmerzhafter Stau, wie wenn die Blutgefäße abgeschnürt werden und die Venen voll sind. Tag 3, Nr. 14

Fühle mich schwer und meine Beine sind gestaut, geschwollen. Bin müde und will nur sitzen. Tag 7, Nr. 11

Schmerzen:
Zwicken im rechten Zeigefinger, 1. Gelenk, geht über in Schmerz wie nach Erfrierungen. Tag 1, Nr. 13
Krampf jetzt im linken Bein und im Hüftgelenkbereich, wandert hoch zur linken Schulter. Tag 2, Nr. 13

Probleme in den Kniekehlen beim Abwinkeln, ein schmerzhafter Stau, wie wenn die Blutgefäße abgeschnürt werden und die Venen voll sind. Tag 3, Nr. 13
Stechender, brennender Schmerz. Beine schmerzen in den Waden, Tag 3, Nr. 14

Schlaf
Gähnen, immer wieder (Verr. AA, AE, B)
Erwacht unausgeschlafen, müde. Tag 2 – 4, Nr. 14
Erwacht früh und kann nicht mehr einschlafen. Tag 3, Nr. 1
Erwacht häufig durch intensive Träume, die aber sofort wieder aus der Erinnerung verschwanden. Tag 3, Nr. 13
Erwacht unausgeschlafen. Tag 4, Nr. 1
Erwacht, weil sie meint, jemand klopft, oder jemand ruft. Tag 4, Nr. 13
Erwacht häufiger in der Nacht durch eingebildete Geräusche. Tag 5, Nr. 11
Ist kaum wach zu bekommen, ist unausgeschlafen und müde. Tag 5, Nr. 6
Erwacht unausgeschlafen und müde. Tag 3–6, Nr. 6
Braucht viel Schlaf. Tag 2–5, Nr. 4
Braucht viel Schlaf, ist nicht ausgeschlafen und muss viel Gähnen. Tag 2–6, Nr. 5
Schlaflosigkeit durch Wadenkrämpfe und Krämpfe in den Zehen. Tag 3–5, Nr. 13

Schweiß
Mir ist so heiß, muss schwitzen (Verr., B)
Schweiß macht Hautausschläge Tag 5, Nr. 11

Haut
Empfindung wie erfroren. Tag 1, Nr. 13
Hautausschläge in den Leisten nach Schwitzen. Tag 5, Nr. 11
Kribbeln unter der Haut, als würden winzige Perlen darunter laufen. Tag 2, Nr. 13
Kribbeln und feines Stechen wie winzige Nadeln. Tag 2, Nr. 13
Ein feines Stechen und Zwicken auf der Haut, als würden winzige Flöhe beißen. Tag 3, Nr. 13
Jucken und Kribbeln, wandert und ändert den Ort. Macht aggressiv. Tag 3, Nr. 14

Puls
schwach, oberflächlich, voll tastbar. Tag 4, Nr. 13
oberflächlich, schwach, kaum tastbar. Tag 4, Nr. 11

Allgemeines
Kälte
2 Stunden später Frösteln und Kälte, brauche eine heiße Dusche, was bessert. Dann Hitzegefühl. Tag 1, Nr. 10
Hitze, wie Hitzewallung. Heiß, sonst ist mir eher kalt. Tag 1–3, Nr. 13
Empfindlich auf kalte Luft. (Verr., B)
Ameisenlaufen, Missempfindungen am ganzen Körper. Tag 2, Nr. 14

Kreislaufprobleme
Hypotonie. Tag 3, Nr. 7

Müdigkeit, Schwäche, Schwere
Müde, sehr schlecht geschlafen. Fühle mich schwach. Dieser Zustand bessert sich durch Bewegung oder Essen. Tag 2–3, Nr. 1
Müdigkeit nach dem Essen. Tag 2, Nr. 5
Müdigkeit nach dem Essen. Tag 2, Nr. 9
Müdigkeit, wie nach schwerer Arbeit. Tag 2, Nr. 10
Die Müdigkeit tritt immer wieder auf, ganz spontan, von einer Minute zur anderen. Alles ist schwer. Es wechselt ab mit Leichtigkeit. Tag 2–9, Nr. 11
Bleierne Müdigkeit, morgens beim Erwachen. Tag 3–5, Nr. 14
Kann mich vor Müdigkeit und Schwäche kaum auf den Beinen halten. Ich antidotiere das Prüfungsmittel, denn ich bin zu keinerlei Arbeit mehr fähig. Tag 6, Nr. 6

Speisen
Verlangen nach Deftigem, Geräuchertem, nachts. Tag 2, Nr. 2
Verlangen nach Süß, aber es schmeckt zu süß. Tag 5, Nr. 6
Verlangen nach süß. Tag 4–6, Nr. 10
Verlangen nach Süß, oft und viel. Tag 6, Nr. 14
Abneigung Karotten roh. Tag 8, Nr. 11

Strecken, Verlangen zu strecken
der schmerzhaften Wirbelsäule, was unendlich gut tut. Tag 1, Nr. 9
Verlangen mich gerade hinzusetzen und die Wirbelsäule zu strecken. (Verr. B)

Zittern
inneres Vibrieren am ganzen Körper, mit heftigem Herzklopfen. Tag 1, Nr. 14

6.3 Rückblick des Prüfungsleiters über die Zeit mit Pipt-bet.

Zusammenfassende Eindrücke und Erfahrungen des Prüfungsleiters.
Beobachtungen des morphogenetischen Umfeldes und die Resonanzen dazu.

Während der ganzen Prüfungszeit war ich allgemein sehr gleichgültig, lebte in den Tag hinein, mit vielen Ideen und Plänen, aber diese sind kaum in die Tat umgesetzt worden. Kleinere Vorhaben wurden schnell vergessen, kaum umgesetzt. Ich funktionierte, die regelmäßigen Arbeiten sind gerade so mal erledigt worden. Habe mich sehr zurückgezogen und fühlte mich dort wohl.
Das Wort Pflichterfüllung war vernebelt – die Pflicht war sehr eng umschrieben, ließ kaum größere Räume. Es kostete großen Kraftaufwand, das wichtigste zu tun. Sehr verträumt, Sitzen und Arbeiten erledigen, die nur einen kleinen Radius beanspruchten. Unbeweglich, keine großen Unternehmungen; jede zusätzliche Aufgabe oder Anforderung wurde gleich wie ein unüberwindbarer Berg gesehen.
Immer war das Gefühl vorhanden, ich muss mich abschotten, muss Abstand von vielen Menschen halten und habe mich über Personen geärgert, die Nähe bei mir einforderten oder von mir etwas wollten. Ich fühlte mich gleich in meiner Freiheit beschränkt und meine Unversehrtheit bedroht.
Dieser Rückzug war wie ein Verkriechen in mich selbst, obwohl nach außen hin das Notwendigste irgendwie funktionierte und den Zustand kaum jemand bemerkte. Manchmal hatte ich das Gefühl, ich betrachte mich selbst von außen, wie ich meine Alltagspflichten erledige – mechanisch, lustlos und alles war wie fremd.
Die Prüflinge fühlten sich sehr alleingelassen, nicht aufgehoben, sie wollten viel mehr betreut, geführt werden und dies konnten ihnen die Supervisoren und ich nicht geben. Sie hingen wie Kletten an mir und an ihren Begleitern. Mir war das zu nahe, fast zu intim. Ich reagierte, indem ich mich sehr neutral, fast abweisend verhielt, was sonst nicht meine Art ist. Sie waren sehr böse, enttäuscht, fast aggressiv darüber. Sie wollten andoggen, sie wollten mehr haben, betreut und bemuttert werden. Auch die Supervisoren hatten Mühe mit den Prüfern, weil sie sehr beleidigend und fordernd sein konnten. Es sind dadurch auch Freundschaften in die Brüche gegangen.
Die Prüfung zog sich über längere Zeit dahin, weil ich nicht alle zur gleichen Zeit unter einen Hut bringen konnte. Immer hatte ich das Gefühl, die Prüfungen sind nicht genug beschrieben, nicht genau im Ausdruck, nicht tief genug empfunden, zu wenig Prüfungen gemacht worden; ich war sehr unzufrieden. Erst beim Ausarbeiten der Protokolle entdeckte ich die großen Schätze, die sich darin verborgen haben.

7. Zusammenfassung der hochwertigen HAMSE-Themen von Pipt-b und Vergleichsmittel

Gemütssymptome

Allein bleiben wollen,
sich zurückziehen, aber nicht alleine bleiben können, weil er den anderen braucht.

Abgrenzung – Ausgrenzung – Andoggen.
Fühlt sich alleine gelassen, ausgeschlossen von der Gesellschaft.
Unnahbare Stimmung, kann nicht auf die anderen zugehen.
Fühlt sich als Opfer. Fühlt sich ganz alleine auf sich gestellt.
Wo ist mein Freiraum und wie kann ich trotzdem fürsorglich für die Familie sein?
Kindlich, kann ohne den anderen nicht sein.
Enge, alles zu nah, kann Nähe nicht ertragen, andererseits Distanzlosigkeit

Milchmittel sind abhängig von Bezugspersonen oder Personengruppen, identifizieren sich mit ihnen.
Säugetiermittel von Tieren im Rudel.
Schlangenmittel: Verlassenes Gefühl, sucht die Nähe, aber Enge wird nicht ertragen.
Kohlenstoffserie: Schwache Identität, Suche nach der eigenen Identität, wer bin ich, wo stehe ich, kann ich mich und meine Familie ernähren.
Spalte 1 im PS: Impulsiv, kindlich, abhängig wie ein Kind
Liliflorae: Fühlen sich ausgestoßen, ausgeschlossen; Keiner hat Interesse an mir, fühlen sich vernachlässigt.
Scrophulariaceae: Anhaften, an jemanden hängen und sich wieder loslösen. Wenn die Bindungen brechen, reagieren sie mit Angst
Lepramiasma: Ausgestoßen, verstoßen, ausgegrenzt.

Betäubt, wie betrunken, benommen, benebelt, abgedriftet.
Dusselig im Kopf, wie benebelt, wie betäubt. Irrt im Kaufhaus herum, ziellos und wird als Diebin gehalten.
Wie unter Drogen. Alles erscheint weit weg oder unwirklich.
Meint, er kann sich gut konzentrieren, aber antwortet verzögert oder falsch.
Ständig versuche ich mich zu zentrieren und zu konzentrieren, was mir nur sehr schwer gelingt.

Gasförmige Mittel,
Spalte 18 im Periodensystem,
Alle drogigen Mittel.
Compositae: Benommen, betäubt, wie anästhesiert, Katalepsie
Magnolianae: Verwirrung, verdutzt, benebelt, befremdlich.
Papaveraceae: Taubheit, Gefühllosigkeit, wie ohnmächtig.
Ranunculaceae: Taubheit, abgestumpft, grübeln, (Hell)
Rubiaceae: Dumpf, Verlust der Gedanken
Hamamelidae: Stumpfheit der Sinne, Fliegen, Schweben
Säuren: Schwäche
Lignum Aquilegia: Wie unter einer Glocke, in einer Wolke, kann nicht fokussieren.

Empfindlichkeit

Überempfindlich auf Geräusche, auf das Reden der anderen, auf Licht, Gerüche. Empfindlich auf das, was die anderen sagen.
Ranunculaceae: Leicht gereizt, empfindlich gegenüber Kleinigkeiten, beleidigt, gestresst.
Rubiaceae: Überstimuliert

Grübeln, Gedankenandrang

Nachdenken über den Sinn des Lebens. Will alles hinwerfen, was Neues machen, weiß nicht was. Gedanken kreisen und hindern am Schlaf.
Sehr viele philosophische Gedanken über Leben und Sterben, über Spuren hinterlassen zu können, große Taten vollbringen zu können.

Hydrogenium: Denkt viel über philosophische Themen nach
Rubiaceae: Schlaflosigkeit durch Phantasien und Gedankenandrang, Zustrom von Gedanken.
Lanthaniden und Goldserie: Viele philosophische Gedanken, Verantwortung übernehmen.
Lepramiasma: Will große Taten vollbringen (Mutter Theresa)
Uranserie: viele philosophische Themen

Kindlich, abhängig, unselbstständig

Sich kostenlos von anderen durchfüttern lassen.
Will, dass man ihn versorgt, bemuttert, die Symptome für ihn aufschreibt.
Ist anhänglich, klammernd, jammert und bringt nichts in Gange.
Will, dass man sich sofort um ihn kümmert. Fordert es ein mit Erpressung.

Milchmittel: Wollen genährt und getragen werden.
Muttermittel
Parasitäre Insekten wie Cimex, Pediculus, Pulex, unverschämt, fordern ein
Cham.: Verlangen getragen zu werden.
Kohlenstoffe: Ist zwar ein eigenständiges Wesen, ist aber noch ein Teil von ..., Kohlenstoffserie: Prozess des Abnabelns, hilflos

Konzentration
Die Konzentration ist schwierig, der Kopf ist so schwer und spürt eine bleierne Müdigkeit.
Macht Fehler beim Schreiben und Antworten, meint aber gut konzentriert zu sein.
Vergisst viel, meint aber, alles im Griff zu haben.
Zerstreut, wie im Nebel.
Bin sehr klar und ehrlich.
Erinnere mich an alte Tatsachen, die ich schon lange vergessen habe.
Kann mich gut konzentrieren, bin sehr zentriert. Sehe alles klar und benenne die Themen.

Siehe auch „Benommenheit, betäubt".
Drogenmittel
Solanaceae: Benommen, betäubt und auch geschärfte Sinne
Sykose, Medorrhinum

Moralisches Empfinden, Diplomatie, Distanzlosigkeit, Umgang mit den Mitmenschen
Spüre tiefe Dankbarkeit allen gegenüber.
Will sich versorgen lassen, ist anhänglich, fast klammernd.
Sagt unverblümt die Wahrheit, stößt alle vor den Kopf, keinerlei Diplomatie. „Legt die Finger in die Wunden".
Erpresst, will, dass man sich sofort um ihn kümmert, sonst bringt er sich um. Unverschämt in den Forderungen.
Viel Nachdenken über Konkurrenzverhalten, über „Sich vor den Karren spannen lassen".
Nein sagen können – Abgrenzen können.
Die Leistungen werden eingefordert, das Gefühl, immer zu wenig bekommen zu haben.

Mangel an moralischem Empfinden: Bell, Hyos, Sram, Verat
Unverschämt: Canth, Cham, Graph, Hyos, Lac-c, Lyc, Petr, Psor, Verat
Insekten: Leistungen werden eingefordert, schamlos
Können nicht Nein sagen: Carc., Foll.
Toxoplasmose-Nosode
Säugetiere: Territorium abstecken und dieses wird streitig gemacht.

Schelmereien
Will Streiche spielen, die anderen ärgern und sich dann verstecken. Kindlich.

Spinnen: Schelmereien, spitzbübisch, schlau, gerissen
Spielt Possen: Bell, Hyos, Stram, Phos
Selbstvertrauen, Selbstsicherheit
Verlangen mich zu zeigen, was sonst nicht meine Art ist.
Sehr unsicher, will, dass man sich um ihn kümmert.
Fühlt sich selbstsicher, gewandt, fast überheblich, arrogant.
Fühlt sich mutig.
Fühlt sich am Schicksal der anderen schuldig.
Habe das Gefühl, die Dinge, die mir zustehen, immer wieder aufs Neue einfordern zu müssen.
Anhänglich, unselbstständig, will umsorgt werden.

Insekten: Verlangen sich zu zeigen, schamlos, frech, farbenfroh
Papaveraceae: ruhig und gelassen, selbst in schlimmen Situationen
Compositae: Der zähe Bursche, der Schläge einstecken kann, beschützt andere.
Milchmittel
Fordernd: Lanthaniden, Lyc, Puls.
Hochmütig, arrogant: Plat, Pall, Verat
Mutig: Lac-leon, Agar, Bov, Tub

Stimmungsschwankungen von Hochgefühl, Euphorie und tiefer Depression. Traurigkeit, Verzweiflung, Hoffnungslosigkeit.
Stimmung gedrückt und schwer, dunkel, dabei aggressiv und ungeduldig.
Fühlt sich leicht und fröhlich.
Nach einem Vorfall ist sie vollkommen verzweifelt. Kommt von dieser düsteren Stimmung nicht mehr los. Alles erscheint hoffnungslos, totale Verzweiflung. Droht sich umzubringen.
Fühlt sich wie betrunken, muss immer kichern.
Kleinigkeiten bringen aus dem Gleichgewicht.
Ist gefühlsbetonter, euphorischer, lässt Gefühle besser zu, ist lockerer.

Pflanzenmittel allgemein: Das eine Gefühl und das gegenteilige Gefühl
Drogenmittel: Hochgefühl und tiefe Depression
Rubiaceae: Überstimuliert mit Phantasien, macht Pläne
Geraniales: Euphorisch, stimuliert
Labiate: Erregung, lebhaft, geschwätzig, keine Reaktion auf äußere Einflüsse
Verzweiflung, hoffnungslos: Aur, Hell, Ign. Lyc, Psor, Verat

Verletzen, Schlagen, Wut, Aggression
Impulse jemanden zu treten, mit dem Kopf zu schlagen.
Sehr aufgebracht, schimpft und flucht, ist außer sich.

Verlangen, verletzend zu sprechen. Verletze die anderen, meine aber, nur die reine Wahrheit zu sprechen.
Spüre Wut und weiß nicht auf was. Widerspreche und bin sehr widerspenstig.

Impulse zu verletzen: Merc, Solanaceaen, Insekten, Spinnen, Tub.
Verlangen zu schlagen: Bell., Bufo, carb-s., elaps, hydr., Hyos., lil-t., nat-c., staph.

Wahnideen
Viele körperliche Missempfindungen und Fehlwahrnehmungen des Körpers: verschoben, vergrößert, ein Loch in der Brust, Körper löst sich auf, ist flüssig, gasförmig, steht im Nebel.
Geräusch- und Farbhalluzinationen. Allgemein drogige Symptome.

Drogenmittel
Milchmittel
Mittel aus dem Spinnenreich
Arzneimittel von Gasen wie z. B. Hydrogenium

Körpersymptome

Kopf
Benommenheit, dusselig im Kopf,
Kopfschmerzen, pochend, drückend,
Haare verfilzen, trocken
Solanaceae
Haare verfilzen und kleben zusammen: Borax, Psorinum, Mezereum

Augen
Sind müde, lichtempfindlich, trocken,
brennende Schmerzen.
Sehen: Sieht alles intensiver, heller,
hat Farbhalluzinationen beim Augenschließen: geometrische Muster
Sehen, Farben, bunt: Con, Hell;
Anhal., Psil

Nase

Schnupfen mit wässriger Absonderung. Viel Niesen
Nichts individuelles im Vergleich

Gesicht

Missempfindungen, Taubheitsgefühl,
Zucken und Tics,
Schmerz entlang eines Nervs
Blaue Lippen, Pickel und Mitesser
Zucken und Tics: Agar, Lyc, Opium, Selen, Zinc

Mund

Mundschleimhaut entzündet, eingerissen, blutet. Wie verbrannt und wund.
Zahnfleisch blutet.
Zunge pelzig und prickelt.
Ars, Bell, Merc, Phos, Schlangenmittel, Spinnenmittel

Hals

Kratzig, trocken. Muss häufig Räuspern.
Schleim im Hals, Schluckschmerzen
Sehr viele Mittel, nichts individuelles

Magen

Aufstoßen heftig (Arg-n., Mosch.),
Großer Durst, Heißhunger, isst gedankenlos.
Sodbrennen, Übelkeit < morgens, >Trinken von kaltem Wasser (Übelkeit, trinken >: Bry, Digox, Euph, Lob, Med, Paeon, Phos, Samb.)

Sexualität

Verminderte Libido

Blase

Urinieren vermehrt.
Nächtliches Wasserlassen besser,
Urin dunkel trotz viel Wasser trinken (Kann der „Birken-Einfluss" sein)

Atmung

Angehalten, versetzt, Verlangen tief zu atmen

Brust

Schleim in den Bronchien, zäh, ist schwer abzuhusten.
Brustbein schmerzhaft, wie entzündete Knochenhaut.
Herzklopfen, heftig, schnell, wird im ganzen Brustbereich gespürt.
Druck auf dem Herzen (Spinnen, Schlangen, Cactaceae),
Schwellung der Mammae, schmerzhaft, als würde Milch einschießen. (Milchmittel)
Milchmittel, Schlangenmittel, Solanaceaen, Aurum, Cactus

Rücken

Schmerzhafte Abgeschlagenheit und Müdigkeit.
Schmerz in der Zervikalregion, drückend.
Schmerz kribbelnd hinter dem Kreuzbein, macht ruhelos.
Von 2 Prüfern wurden chronische Rückenschmerzen besser.
Schwächemittel wie Säuren
Compositae: Zerschlagenheitsgefühl mit Schwäche

Extremitäten

Hitze in den Füßen.
Krämpfe in den Armen und Händen.
Heftige Krämpfe in den Beinen, Oberschenkel, Unterschenkel und Füßen. Die Krämpfe machen harte Muskelbäuche, verändern den Ort, wandern. Nach Lösen des Krampfes noch anhaltender Schmerz.
Lähmung des Daumengelenkes : Kali-c, Laur, Mez, Nit-ac, Rad-br, Rhod, Sabad
Schmerzen in den Gelenken, Hand-, Hüft-, Knie-, Sprung-, Zehengelenke. Bei 2 Prüfern wurden bestehende Gelenkschmerzen besser.
Schmerzen wie verrenkt, brennend, stechend.
Taubheitsgefühle auf der Haut, wandernd.
Zwicken, fein stechend, wie Insektenstiche oder –bisse. Wandernd
Hitze: Sulph, Puls, Med
Krämpfe in den Muskeln: Calc, Cupr, Hyper, Hyos, Mag-phos
Krämpfe, Konvulsionen, Kontraktionen und Schmerz krampfartig, wandernd: Calc, sars, Lyss.

Allgemeinsymptome

Extreme Schwäche und Müdigkeit.
Säuren, Cocc, Gels, Hell, Verat …

8. Fälle von Pipt-b

8.1 Ute: Der Knoten und das Wirr-warr

Heftige neuralgische Schmerzen im ganzen linken Arm. Der Schmerz beginnt an der Wirbelsäule zwischen den Schulterblättern und zieht über die Schulter zum Ellbogen in die Hand. Der Schmerz ist brennend, manchmal einschießend wie elektrischer Schlag, dann wieder Kribbeln in der Hand. Sie kann nicht flach im Bett liegen, muss erhöht liegen auf dem Rücken, was gegen ihre Gewohnheit ist. Die Arme muss sie nach oben strecken, weil sie sonst so schlimme Schmerzen hat. Anders kann sie gar nicht liegen und jede Lageveränderung bringt heftig einschießende Schmerzen. Das Strecken nach oben bessert. Sie nimmt viele Schmerztabletten, was auch ihren Magen in Mitleidenschaft zieht. Der Magen sei sowieso ihre Schwachstelle und mit der Medikamentenbelastung meldet er sich heftig mit Brennen und Drücken.

Sie fühlt sich sehr müde, die Augen fallen fast im Stehen zu. Sie hat Angst, sich an Mononukleose angesteckt zu haben, da das Nachbarmädchen im Moment daran erkrankt ist.

Sie ist sehr ruhelos, muss sich immer bewegen, hin und her gehen. Heiße Anwendungen auf den schmerzhaften Stellen bessern

Untersuchung: Starke Myogelosen auf Magen- und Pankreas-Reflexzone, Verklebungen und Verhärtungen im ganzen linken Bereich zwischen Schulterblatt und Wirbelsäule, schmerzhafte Punkte im linken Bereich des Nackens bis hin zum Occiput. Auf der rechten Seite sind ähnliche Verklebungen und Verhärtungen zu finden, aber nicht schmerzhaft.

Hat öfters Schmerzen im linken Knie bei Belastung. Leichte Beinlängendifferenz.

Die Schmerzen laufen entlang eines schmalen Stranges Rückseite Arm, über den Ellbogen zum kleinen Finger. Es ist, als wäre dieser Strang zu kurz und jemand würde in der Nähe der Finger an diesem Strang ziehen.

T (Therapeut): Erzählen Sie mehr von den Schmerzen!

P (Patientin): Die Schmerzen beginnen an der Wirbelsäule zwischen den Schulterblättern. Dort fühle ich einen Knoten, hart, der drückt und er fühlt sich hitzig an. Von da aus gehen die Schmerzen. Sie ziehen sich wie in Bahnen bis zur Hand. Manchmal ist es wie ein elektrischer Schlag, wie ein Kurzschluss, der sich über den ganzen Körper entlädt. Der linke Arm fühlt sich schon wie abgestorben an, dann kribbelt er wieder.

Manchmal denke ich, der Arm gehört gar nicht mehr zu mir, er ist wie abgeschnitten, taub, kalt, wie abgestorben. Dann kommen wieder die Schmerzen und wieder ein elektrischer Schlag. Da könnte ich aufschreien vor Schmerzen.

T: Wie abgestorben, wie ist das?

P: Der Arm ist da, ich spüre ihn mit seinem Gewicht beim Heben und Bewegen, aber irgendwie fühlt er sich anders an, eben wie abgestorben, nicht mehr so vital, nicht lebendig, muss ihn schonen, weil er nicht belastbar ist. Es sind nicht nur die Schmerzen, die ich spüre, er ist so kraftlos. Wie wenn da kein Leben mehr durchgehen könnte. Wie verstopft für das Lebendige, wie wenn Leitungen verstopft wären.

T: Leitungen verstopft, erzählen Sie mehr!

P: Der Arm muss versorgt werden, mit Blut usw., es laufen Nerven. Aber es fühlt sich an, als würde durch die Bahnen nur sehr wenig noch durchfließen, gerade noch so viel, dass er nicht ganz abstirbt. Der Stromschlag ist dann wie eine angestaute Überenergie, die sich dann über den ganzen Körper entlädt.

Ich bin so zermürbt und müde, bringe kaum die Augen auf. Ich muss mich sehr anstrengen, Ihre Fragen zu verstehen.

T: Lassen Sie einfach die Augen zu und erzählen Sie mehr von dieser Müdigkeit!

P: Ich könnte im Stehen einschlafen. Ich kann aber nicht schlafen wegen der Schmerzen. Aber ich fühle mich so, als wäre die ganze Kraft aus meinem Körper entwichen. Ich stehe so neben mir, als hätte ich eine Menge Schlaftabletten genommen. Die Schmerztabletten habe ich schon weggelassen, schon wegen meines empfindlichen Magens. Aber das war nicht der Grund. Bin wie eine leere Hülle, ausgehöhlt, kraftlos, schwer und schleppe mich durch die Gegend wie ein altes Weib. Hoffentlich habe ich nicht noch den Pfeiffer, ich könnte mich von der Kleinen unserer Nachbarn angesteckt haben. Ich könnte heulen über mich, über meinen Zustand. Keiner kann mir helfen. War schon in der Röhre, beim Röntgen, haben nichts gefunden, was der Grund sein könnte. Nur Schmerztabletten und Krankengymnastik wurden mir verordnet. Es wird aber nicht besser, eher schlimmer.

T: Erzählen Sie mir vom Magen!

P: Der ist schon immer meine Schwachstelle. Kleine Aufregungen, Diätfehler oder auch ohne Grund bekomme ich Magenschmerzen. Dann bin ich nur noch ein halber Mensch, zu nichts mehr zu gebrauchen. Müde, schlapp, kraftlos. Aber ich schleppe mich durch die Gegend. Ich kann mich nicht in Ruhe einfach mal hinlegen und schlafen, es treibt mich meine Unruhe sofort wieder aus dem Bett.

T: Wie sind die Magenschmerzen jetzt?

P: Er fühlt sich hohl und leer an, obwohl ich normal gefrühstückt habe. Ich muss immer ein wenig essen, immer nur wenig, aber sehr oft und leichte Sachen. Wenn der Magen leer ist, dann sind die Schmerzen schlimmer. Das Leeregefühl geht durch Essen nicht weg. Dann bekomme ich wieder Heißhunger, könnte 2 Tafeln Schokolade in 10 Minuten essen oder Kekse, hauptsächlich süß. Dann habe ich viel mit Aufstoßen und Sodbrennen zu tun.

T: Wie fühlt sich der Magen an?

P: Es ist so eine Unruhe im Magen, wie ein Kribbeln, wenn man aufgeregt ist. Dabei leer und immer hungrig. Wenn die Schmerzen schlimmer werden, dann verkrampft er sich, dass mir fast die Luft wegbleibt, fröstele dabei, obwohl mir heiß ist.

T: Hohl, leer, kribbeln, krampfen, erzählen Sie mehr!

P: Leer und trotzdem ein Völlegefühl mit Hunger auf mehr zu essen. Es ist aber kein Klumpen drin, sondern eher, wie lockeres Material, wie ein Ballen lebendiger kleiner Insekten, die Kribbeln und Krabbeln, wie aufgeregtes Krabbeln. Wenn der Krampf einsetzt, dann wird alles zu einem Knoten.

Wenn ich was esse, dann wird das Kribbeln besser, weniger oder hört auf, dann nach ungefähr einer Viertelstunde beginnt es wieder. Mit viel Luft aufstoßen und Sodbrennen.

T: Dieses Kribbeln und Krabbeln, erzählen Sie mehr!

P: Es ist was ganz feines, subtiles, wie kleine Bläschen oder Perlchen, die den Ort wechseln. Es könnten auch Luftbläschen sein, die hochsteigen. Wie Mineralwasser mit Kohlensäure oder Sekt.

T: Sie sprachen auch von Knoten. Knoten im Magen und Knoten neben der Wirbelsäule. Können Sie mehr dazu sagen!

P: (Sie braucht lange, bis sie antwortet). Irgendwie ist in meinem Leben auch ein Knoten. Ich bin so zerstreut, unkonzentriert. Es geht nichts voran. Bin sehr ruhelos geschäftig, aber ich bringe nichts wirklich zu Ende, dann sitze ich wieder nur rum. Bin sehr unzufrieden mit mir. Von meinem Mann fühle ich mich nicht unterstützt, dass er mir wenigstens etwas zur Hand gehen würde. Auch die Kinder tun was sie wollen, fragen mich nie: Mama, kann ich Dir helfen? Dann weine ich, am liebsten würde ich schreien, mal rausbrüllen: Lasst mich doch nicht alle so alleine! Dann ziehe ich mich wieder zurück, weil ich die Nähe der anderen nicht ertragen kann. Es kommt mir alles so nahe, es ist dann alles so eng. Irgendwie ist alles so verknotet. Viele Fäden laufen immer wieder zusammen zu einem Knoten und da komme ich nicht heraus. Möchte ihn weghaben, möchte ihn abschütteln können.

T: Erzählen Sie mehr von diesem Knoten!

P: Es ist wie ein Garnknäuel. Wenn das Garn gut gewickelt ist, dann kann man den Faden abwickeln, es läuft ohne Probleme. Wenn es aber verknotet ist, dann findet man keinen Anfang und kein Ende. Das ist ein Wirrwarr ohne Richtung und Ziel. Zieht man irgendwo einfach mal an, dann wird der Knoten nur noch dichter. Ähnlich wie mein Schmerz im Arm und Rücken. Eine kleine unbedachte Bewegung und es schmerzt durch den ganzen Körper und der Knoten verdichtet sich. Auch im Magen ist dieser Knoten zu spüren und dieses Wirrwarr vorhanden. Wenn alles verdichtet ist, verknotet ist, dann geht keine Kraft, keine Vitalität, mehr durch und dann fühlt es sich an, wie abgestorben.

Analyse:

- Verstopft, verknotet
- Fäden laufen zusammen zu einem Knoten, Knoten und Wirrwarr
- Es geht nur schlecht Energie durch
- Überenergie, elektrische Entladungen, Entladungen
- Fühlt sich wie abgestorben an
- Fühlt sich wie eine leere Hülle an, ausgehöhlt
- Fühlt sich vernachlässigt, wird nicht wahrgenommen
- Alles kommt ihr zu nahe
- Ruhelosigkeit
- Extreme Müdigkeit, kann kaum die Augen offen halten
- Hohler, leerer Magen, Magenkrämpfe. Kleine Bissen bessern das Kribbeln und Unruhegefühl
- Heftiges Verlangen nach Zucker
- Sodbrennen und Luftaufstoßen

	Graph.	Agar.	Lyc.	Gels.	Sulph.	Nux-v.	Verat.	Alum.	Phos.	Lach.	Sep.	Nit-ac.	Caust.	Valer.	Nat-m.	Sil.	Arn.
Analyse	100	92	71	61	59	57	56	54	53	52	50	47	46	45	44	43	43
LEERE, Schwäche, Hinfälligkeit, Hunger, Empfindung von; Essen; nicht bess. ...(64)		1	4		1		4	1	4	4	4				1	1	
Magen; LEERE, Schwäche, Hinfälligkeit, Hunger, Empfindung von; Essen; muss (5)	1									1							
Magen; KLUMPEN, Empfindung (86)	3	3	1		3	3			1	1	3				2	1	4
Magen; SODBRENNEN; Essen; nach (64)	3	1	2		1	3		3	1		1	3	1		3	3	
Extremitäten; AMEISENLAUFEN, Kribbeln; links (14)	3				1												
Extremitäten; ELEKTRISCHER Strom, wie (61)	3	1	1	3	1		1	3	3	1		3	1	1		3	
Extremitäten; ELEKTRISCHER Strom, wie; Arme (17)		1		1				3						1			
Extremitäten; SCHMERZ, Gliederschmerzen; elektrische Schläge wie durch (33)	1	3	3				3						1	3			1
SCHMERZ, Gliederschmerzen; elektrische Schläge, wie durch; Arme (12)		1	1				1							1			1
SCHMERZ, Gliederschmerzen; Strecken, Ausstrecken des Gliedes; bess. (17)		1			1	3						1			1		
Schlaf; SCHLÄFRIGKEIT; tagsüber (207)	3	3	2		4	4	3	2	4	2	3	4	3	1	3	3	2
Augen; SCHWERE, Empfindung von; Lider (176)	3	1	3	4	3	3	1		3	1	4	1	4		3	1	
Augen; OFFEN, öffnen; offenhalten, kann sie nur schwer (22)	1			4									1				

Grafik 1

Nervenschmerzen, Krämpfe im Magen, Ruhelosigkeit, Wärme bessert, kleine Bissen bessern. Zuerst dachte ich an eine Spinne, aber ihre Energie hat überhaupt nichts mit einem Spinnenmittel zu tun. Ihre Ruhelosigkeit und der Bewegungsdrang bessern nicht. Obwohl sie Wärmeverlangen hat und Wärme bessert, ist sie nicht so verfroren wie eine Spinne. Konnte auch das typisch periodische Auftreten der Beschwerden nicht feststellen.
Sie spricht eher von einer Abhängigkeit, will Aufmerksamkeit, die sie nicht bekommt, die man ihr verwehrt. „Am liebsten würde ich schreien: Lasst mich doch nicht so alleine!"

Am allerschlimmsten sind die Schmerzen und die Müdigkeit. Leer, abgestorben, sucht schnelle Energie in Form von Zucker.

Durch meine eigene Prüfung des Birkenporlings kannte ich dieses vollkommen ausgehöhlte kraftlose Gefühl, alle Reize kommen zu nahe und trotzdem braucht man die anderen, will Aufmerksamkeit und Hilfe. Ich hatte zwar keine Magenkrämpfe, aber so heftige Muskelkrämpfe, dass man die harten Knoten unter der Haut tasten konnte. Zuckerverlangen, keine Energie ist allgemein ein großes Pilzthema.

Die Repertorisation ergab auch Agaricus als gutes Mittel, als großer Vertreter der Familie der Pilze. Die Entscheidung fiel auf den Birkenporling: Pilzthema allgemein und Organbezug Magen, denn auch als Heiltee wird er bei Magenproblemen in der Volksheilkunde gegeben.

Sie bekam: Pipt-b C 200

FU nach 2 Wochen:
P: Ich habe keinen Pfeiffer bekommen, die ganze Müdigkeit ist weg. Habe auch keine Angst mehr davor, dass er doch noch durchbrechen könnte. Dieses total ausgehöhlte Gefühl ist weg. Als erstes hat sich der Knoten an der Wirbelsäule gelöst. Dann fing es in den Fingern furchtbar zu kribbeln an, wie wenn sie vorher eingeschlafen gewesen wären. Mir wurde abwechselnd heiß und kalt, bekam Durchfall. Ich lag einen ganzen Tag flach. Meine Kinder kümmerten sich sehr liebevoll um mich, brachten mir Tee und Suppe. Ich schlief fast 24 Stunden lang mit nur kurzen Unterbrechungen, dann bin ich aus dem Bett raus wie Phönix aus der Asche, wie neugeboren. Mein Magen ist seither auch besser, habe aber noch Sodbrennen und Aufstoßen.

Verordnung: Pipt-b C 30 wegen der noch bestehenden Magenprobleme.

Beobachtung über 2 Jahre:
Diese Patientin habe ich bis dahin nicht mehr gesehen und auch an sie nicht mehr gedacht. Sie kam nach 2 Jahren wieder wegen Magenproblemen und Schmerzen zwischen den Schulterblättern. Zwischendrin hatte sie zwar immer mal kurz Magenschmerzen,

aber mit Diät bekam sie alles wieder in Griff. Sie wollte wieder diese Wunderkügelchen und zwar schon im Anfangsstadium nehmen, bevor es so schlimm ausartet, wie das letzte mal.

Verordnung: Pipt-b. C 200

Beim Durcharbeiten dieses Falles habe ich erst in nachhinein verstanden, was sie mit Knoten und Garnwirrwarr meinte, mit verstopften Leitungen, ausgehöhlt. Es ist kein Spinnennetz, sondern das weitverzweigte Mycel der Pilze, die den Wirt aushöhlen, aussaugen, absterben lassen.

Zuckerhunger, ohne Zucker keine Energie und die totale Energielosigkeit.

Ihr Hauptproblem ist eine chronische Gastritis mit heftigen akuten Schüben. An ihrem Rücken war die Reflexzone des Magens so schlimm verkrampft, aufgequollen und verhärtet, dass dadurch Nervenschmerzen verursacht wurden.

8.2 Gertraud: Übergriff, wie narkotisiert

68 Jahre: Hüftgelenksschmerzen links, Schleimbeutelentzündung, < Liegen. Eingerissene Mundwinkel, empfindliche Mundschleimhaut und brennende Schmerzen. Aphthen. Schlafprobleme, erwacht 3 Uhr und kann nicht mehr schlafen, ist den ganzen Tag müde. Erwacht und dann Gedankenandrang. Sie schleppt sich durch den Tag. Kreislaufprobleme und Schwindel.

Wegen der Entzündung bekam sie schon Cortison-Spritzen, aber es wird nicht besser. Sie will auch keine weitere Spritze mehr, sie will es jetzt mit Homöopathie versuchen. Außerdem Taubheitsgefühle im linken Fuß, Missempfindungen wie Kribbeln, Ameisenlaufen.

Die Schmerzen in der Hüfte sind brennend, stechend. Keine Lage bessert, auch nicht Kühlung oder Wärme. Jede Lageveränderung schmerzt. Sie kann das linke Bein nicht belasten, sie muss mit Krücken gehen.

Die Schmerzen und die Bewegungseinschränkung haben sich langsam über mehrere Wochen aufgebaut. Die Taubheitsgefühle hat sie schon länger. In der Anamnese erzählt sie schnell von ihrer jetzigen Lebenslage.

Den Tod der Mutter vor einem Jahr hat sie noch nicht verarbeitet (ist mit 99 Jahren gestorben). Die Mutter ist in einem Altersheim untergebracht gewesen und wurde ins Krankenhaus gebracht, wo sie dann auch starb. Als sie nach der Beerdigung die Sachen der Mutter abholen wollte, hatten die Pfleger bereits schon alles in Mülltüten verpackt in den Heizungskeller gestellt. Sie hat sich über diese übergriffige Art sehr geärgert, war sehr erbost. Die ganz persönlichen, von der Mutter die liebsten Sachen einfach alles in Mülltüten gepackt, von fremden Menschen berührt, die in die private Sphäre der Mutter eingedrungen sind.

P: Das ist so übergeschwappt auf mich, über mich. Das ging mir durch Mark und Bein. Seither fühle ich mich wie fremdgesteuert. Der Tod meiner Mutter hat mich sehr mitgenommen, ich kann sie einfach noch nicht loslassen, auch wenn der Kopf was anderes sagt. Immer fühle ich sie noch bei mir, höre sie nachts nach mir rufen. Tagsüber spreche ich mit ihr und bei den kleinsten Entscheidungen frage ich mich, wie würde meine Mutter entscheiden, was würde sie dazu sagen.

Ich bin nicht mehr ich. Ich bin von mir so weit weg. Auch meinen Körper spüre ich nicht mehr richtig, alles ist wie taub. Wenn ich sehr wenig geschlafen habe, dann meine ich, mein Körper wird sich gleich in Nebel auflösen. Dem widerspricht aber, dass er sich so schwer und müde anfühlt, nur schleppend kann ich mich bewegen. Nicht nur wegen der Schmerzen. Ich fühle mich so müde, schwer und kraftlos, dass ich in den Boden einfach versinken könnte. Früher habe ich mich auf jede Diskussion eingelassen, habe mit Worten gefochten, habe mich auseinandergesetzt. Jetzt bin ich froh, wenn mich alle in Ruhe lassen und ich niemanden sehen muss. Irgendwie fühle ich mich wie narkotisiert.

Z: Erzählen Sie mehr von dem Gefühl, wie fremdgesteuert zu sein!

P: Ich bin nicht mehr ich, ich funktioniere, aber ich lebe nicht echt. Wie wenn eine fremde Person in meiner Haut stecken würde und mich lebt. Alles erscheint so weit entfernt, ich kann Situationen nicht richtig einschätzen, erkennen. Manche Aufgaben erkenne ich gar nicht als wichtig an und Nebensächlichkeiten erhebe ich zur wichtigsten Tagesordnung. Ich übertreibe und untertreibe, meistens aber gerade in falschen Situationen.

T: Erzählen Sie mehr von der übergriffigen Art der Pfleger!

P: Das war eine bodenlose Unverschämtheit. Ich ärgere mich heute noch, obwohl es bereits ein Jahr her ist. Die haben einfach die privaten Sachen alles durcheinander in die Mülltüten geworfen. Sie wollten ganz schnell das Zimmer leer haben.

T: Wie haben Sie das erlebt?

P: Die ganze Situation ging mir ganz tief. Das hat mich im Mark getroffen. Das hat mich so erschüttert, verletzt. Es wurden die Grenzen nicht eingehalten. Es ging in mich hinein und es nagt und frisst heute noch in mir. Ich habe das Gefühl, es frisst und frisst, breitet sich aus und nimmt mir meine ganze Energie weg.

T: Erzählen Sie mehr!

P: Es ist eine Verletzung der Intimität, ein Eindringen in die Privatsphäre.

T: Es frisst und nimmt Energie weg.

P: Ja, es ist wie etwas außerhalb von mir und doch ganz nah mit mir verbunden. Das bohrt und stochert in mich hinein und höhlt mich aus. Irgendwann bin ich nur noch eine leere Hülle, kraftlos

Themen:

- Entzündung des Schleimbeutels
- Taubheit
- Fremdgesteuert
- Alles erscheint weit weg
- Wie im Nebel oder sich in Nebel auflösen
- Teilnahmslosigkeit
- Wie narkotisiert
- Hört die Mutter nachts rufen
- Redet mit Verstorbenen
- Übertreiben / untertreiben
- Müde, kraftlos
- Schwere
- Übergriffig, grenzüberschreitend
- Nagt und frisst
- Breitet sich aus
- Höhlt mich aus bis zur leeren Hülle

Wenn wir mit dem Repertorium versuchen zum Mittel zu kommen, mit folgenden Rubriken, finden wir enttäuschende Ergebnisse.

	Ph-ac.	Excr-can.	Ruta	Kali-c.	Zinc.	Caust.	Acon.	Ant-c.	Gels.	Rhus-t.	Sulph.	Carb-an.	Ba-su.	Ant-t.
Analyse	100	63	59	55	54	43	42	42	42	39	39	39	38	[illegible]
Extremitäten; ENTZÜNDUNG; Hüften (10)		4		1									3	
Extremitäten; SCHLEIMBEUTEL, Beschwerden der; Gelenke (24)	1		3		1		1	1		1	1			
Extremitäten; SCHMERZ, Gliederschmerzen; Hüften; Bewegung; schl. (60)	3	3		3	1	3	1		1	3	3			1
Extremitäten; SCHMERZ, Gliederschmerzen; Hüften (417)	4	2	3	4	4	4	4	4	2	4	4	4	1	3
Extremitäten; SCHMERZ, Gliederschmerzen; Hüften; links (114)	1			1	1	4	3	4	1	3	3	4	1	1
Extremitäten; SCHLEIMBEUTEL, Beschwerden der; Schleimbeutelentzündung (1)			3											
Geist, Gemüt; TEILNAHMSLOSIGKEIT, Apathie, Gleichgültigkeit; Ermattung, mit (7)	1													
Geist, Gemüt; TEILNAHMSLOSIGKEIT, Apathie, Gleichgültigkeit; Schläfrigkeit, bei (34)	1	2			3		1					1		2
TEILNAHMSLOSIGKEIT, Apathie, Gleichgültigkeit; Schwäche, mit allgemeiner (8)	4			1					3					

Grafik 2

Wegen Kummer, Schwäche und Kraftlosigkeit, wäre Phos-ac gut gewählt, aber das Mittel deckt nicht das Gefühl der Patientin ab, einen heftigen Übergriff erlebt zu haben.

Ihre Reaktion auf den Übergriff erinnert an Mittel, die Drogenwirkung haben: Narkotisiert, auflösen, wie im Nebel, alles erscheint weit weg, Taubheit, übertreiben.

Auch Themen von tierischen Mitteln (Insekten) sind vorhanden: Übergriffig, Grenzen verletzen, nagen und fressen.

Die Pilze haben die Themen der Insekten, der Drogen und auch Empfindungen aus dem Pflanzenreich: Etwas dringt ein und frisst auf, hohl und leer, breitet sich aus, grenzüberschreitend und übergriffig, egoistisch, extreme Schwäche. Dazu die ganzen Themen von den Drogenmitteln.

Bei der Birkenporlingsprüfung traten viele Missempfindungen in den Füssen auf, Taubheit und Ameisenlaufen. Das Gefühl, wie von einer fremden Macht gesteuert zu werden, mit Toten zu sprechen und hört jemanden nach ihr rufen, hat mich veranlasst, aus der Familie der Pilze Pipt-b zu wählen.

Pipt-b M

FU:
Gelenkprobleme sind nach 2 Wochen vollständig verschwunden, keine Schlafprobleme mehr. Sie ist gelassener. Sie kann jetzt trauern und weinen, was ihr gut tut. Beobachtungszeit 18 Monate. Dann kamen die eingerissenen Mundwinkel wieder.

Wiederholung in C 200

8.3 Michael: Ausgesaugt und wehrlos

Z. n. Chlamydieninfektion, hatte nur wenig Symptome, aber bei seiner früheren Partnerin wurde sie diagnostiziert und er wurde mit behandelt.

Räuspern, Frosch im Hals, leidet bei kleinster Erkältung und Überanstrengung an Stimmverlust, Dellwarze 2. Zehe li., Nase läuft in der Kälte, Nase reißt ein und blutet, Tinnitus, < bei Stress, summend, Mundtrockenheit, Zähneknirschen, Pickel auf dem Bauch, Kälte der Hände und Füße, Bandscheibenvorfall, bei Stress Schmerzen im LWS-Bereich, Spondylitis, kann oft nur gebeugt gehen.

Schlanker Mann, sehr drahtig, sportlich

Sehr verkopft, theoretisiert, aber sehr offen, redet gleich von den wesentlichen Dingen. Wegen Beziehungen, die häufig in die Brüche gehen, hat er sich schon psychotherapeutische Hilfe geholt.

Als Kind habe er von seiner Mutter keine Liebe bekommen, er sei zwar versorgt worden, aber nie nur ein bisschen mehr.

P: Ich bin permanent getrieben, bin permanent auf der Suche nach Liebe. Habe auch keine Eigenliebe und suche danach, dass mich andere bestätigen. Ich suche die Liebe zu bekommen, über die Anerkennung durch Leistung. Der kleine Moritz in mir ist nie satt, hat das Gefühl zu verhungern. Bin getrieben von der Suche nach Liebe, endlich satt zu werden. Die Liebe, die ich bekomme, sättigt nicht meinen Hunger.
Ich bin innerlich getrieben. Wenn ich nicht im Kontakt mit einer Frau bin, dann bin ich vom Kraftfluss abgeschnitten. Ich fühle keine Geborgenheit. Ich fühle sie nur mit einem mütterlichen Gegenüber, das mich liebevoll umfängt. Ohne weibliche Zuwendung fehlt mir was.Ich muss immer ein Gegenüber haben. Ich bin wie eine Frau, die sich immer im Spiegel betrachtet.

Es ist so schmerzhaft, so verkannt zu werden, ich werde abgeblockt. Ich will Verbindungen aufbauen, aber die werden zurückgeschmettert. Ich will helfen, auch dies wird von meiner jetzigen Frau abgewiesen. Für mich ist die Kreativität sehr wichtig, ich will frei sein und ich lasse auch den anderen die Freiheit, ich bin kein Machtmensch.

Analyse:

- Melancholie
- trockener Kehlkopf, trockene Stimmbänder, verlorene Stimme, muss sich räuspern
- Probleme mit der Stimme, empfindlich
- Entzündung Genital.
- Sehr kreativ
- Suche nach dem mütterlichen Prinzip, Liebe. Suche nach Kontakt
- Braucht ein weibliches Gegenüber, Suche nach dem Spiegelbild
- Gelenke trocken

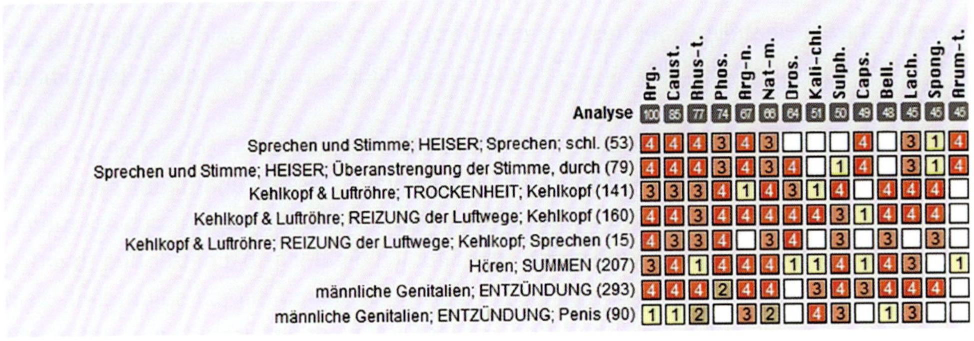

	Arg.	Caust.	Rhus-t.	Phos.	Arg-n.	Nat-m.	Dros.	Kali-chl.	Sulph.	Caps.	Bell.	Lach.	Spong.	Arum-t.
Analyse	100	85	77	74	67	66	64	51	50	49	48	45	45	45
Sprechen und Stimme; HEISER; Sprechen; schl. (53)	4	4	4	3	4	3				4		3	1	4
Sprechen und Stimme; HEISER; Überanstrengung der Stimme, durch (79)	4	4	4	3	4	3	4		1	4		3	1	4
Kehlkopf & Luftröhre; TROCKENHEIT; Kehlkopf (141)	3	3	3	4	1	4	3	1	4		4	4	4	
Kehlkopf & Luftröhre; REIZUNG der Luftwege; Kehlkopf (160)	4	4	3	4	4	4	4	4	3	1	4	4	4	
Kehlkopf & Luftröhre; REIZUNG der Luftwege; Kehlkopf; Sprechen (15)	4	3	3	4		3	4		3		3		3	
Hören; SUMMEN (207)	3	4	1	4	4	4	1	1	4	1	4	3		1
männliche Genitalien; ENTZÜNDUNG (293)	4	4	4	2	4	4		3	4	3	4	4	4	
männliche Genitalien; ENTZÜNDUNG; Penis (90)	1	1	2		3	2		4	3		1	3		

Grafik 3

Argentum ist das Metall des Mondes: Sucht immer ein Gegenüber, um sich zu bestätigen, um sich zu spiegeln. Argentum ist das Metall der 5. Serie, Silberserie, am Höhepunkt. Thema der Silberserie ist nach Scholten Kreativität, Ästhetik, Ideenreichtum, Sexualität.

Argentum hat einen oranotropen Bezug zu Gelenkknorpeln, Bändern, Sexualorganen und wirkt gut bei Exostosen, trockenen Schleimhäuten, Heiserkeit, Lumbalgien, Discus-Prolaps.

Ich habe mich für **Argentum metallicum M** entschieden.

6 Wochen später:
Es geht gut, aber Ischias meldet sich wieder. Ein Herpes, den er früher sehr oft hatte, kam wieder.

Arg M in Wasser wiederholen

3 Monate später:
Die Dellwarze auf der Zehe war eingetrocknet und sie kommt wieder, sie füllt sich gallertig. Sonst geht es gut, die Stimmung ist gut.

Arg M wiederholen

6 Wochen später:
Warze wird immer größer, abwarten

4 Monate später Anruf (10 Monate nach erster Mittelgabe):
Stimmung ist eingebrochen, Pickel auf dem Bauch wieder da. Kalte Hände, laufende Nase.

Argentum bringt keine Besserung.

Er kam zur weiteren Anamnese:
P: Ich bin total kraftlos, müde, kann mich kaum auf den Beinen halten. Meine Frau, mit der ich in Scheidung lebe, hat einen Rechtsanwalt beauftragt und stellt unerfüllbare Forderungen. Er hat sie in der Trennungszeit mit allen Mitteln unterstützt, hat ihr Seminare gezahlt, ihr Arbeitsstellen zugetragen, beim Umzug geholfen, ihr Geld gegeben, oft aus der Patsche geholfen und jetzt das. Diesen Schlag habe ich nicht verdient. Ich möchte weinen, wenn ich könnte.
Ich finde es schlimm, dass das Böse so in mein Leben eindringen kann. Es ist so schonungslos und ich bin so fassungslos, dass es geschieht, dass es überhaupt geschehen kann. Und das Böse wird noch Recht bekommen, es hat große Chancen, sich auszubreiten. Ich fühle mich als Opfer, ich bin die arme Sau. Ich bin doch so a netter Bua (bairisch und bedeutet Junge) und ich habe es nicht verdient, dass man mit mir so umgeht. Kein Dank. Ich fühle mich wie angedoggt und ausgesaugt. Es dringt in mich ein und macht mich kaputt. Es ist eine Übermacht, eine weibliche Übermacht. Es ist ein Angriff auf einer

Ebene, auf der ich nichts entgegenzusetzen habe, ich bin ungeschützt. Ich bin sprachlos und fassungslos. Ich fühle mich wie betäubt, verraten, alleine gelassen.
Ich fühle mich ausgesaugt und hohl. Was der Anwalt verlangt kann ich nicht erfüllen, es bleibt doch nichts mehr für mich übrig. Da kann ich mich gleich ins Krematorium begeben und mich für die Urne richten lassen. Ich habe so viel für meine Ex-Frau getan, damit Harmonie bleibt und es keinen Rosenkrieg gibt. Jetzt das. Jetzt soll ich auch den Rest noch geben. Das wirft mich um.

T: Sie fühlen sich wie angedoggt und ausgesaugt, erzählen Sie mehr darüber!
P: Ich habe keine Energie mehr. Ich fühle mich ausgenutzt

T: Weiter!
Der Anwalt meiner Frau hat sich auf mich eingeschossen und will alles von mir für meine Frau. Ich habe immer versucht im guten Geben und Nehmen zu leben, habe nach meiner Meinung immer etwas mehr gegeben, als ich sollte. Aber das geht mir zu weit. Der verlangt mehr als ihr zusteht. Da ist das Gleichgewicht verloren.

T: Gleichgewicht, erzählen Sie mehr!

P: Gleichgewicht ist Harmonie, ein Geben und Nehmen. Es besteht ein guter Austausch und auch ein gesunder Fluss. Beide Seiten sind zufrieden, haben keinerlei Verluste. Beim Ungleichgewicht gibt einer mehr und der andere nimmt mehr. Dadurch hat der eine zu wenig bis nichts mehr. Es ist wie ein Krebsgeschwür, das den Körper aussaugt, alles mitnimmt. Zum Schluss aber müssen beide sterben, weil das Krebsgeschwür ohne den Geber nicht leben kann.

T: Erzählen Sie vom Gefühl Krebsgeschwür!

P: Die Diagnose Krebs bringt fast jeden Menschen ins Entsetzen. Jeder rechnet mit dem schlimmsten und meistens ist es auch so. Die Diagnose ist eine Expressfahrkarte zum Friedhof. Das bedeutet Zerfall, aufgefressen werden bei lebendigem Leib, bis man nur noch eine leere Hülle ist. Das Krebsgeschwür ist wie ein überdimensionales fremdes Wesen. Dabei ist man ganz allein mit dieser Übermacht, eine Hydra, die nur noch mehr um sich schlägt und wilder wird, sobald man mit ihr kämpft.

T: Hydra, was hat Sie mit Ihrem Empfinden zu tun?

P: Ich fühle mich so wehrlos und ausgesaugt. Ich habe auch keine Kraft gegen die vielen Köpfe anzugehen. Ich fühle mich gefangen in einem Spinnennetz dieser Köpfe, die mich festhalten und aussaugen. Ich finde auch keinen Hebel, wo ich ansetzen könnte, mich zu wehren. Es ist wie eine übernatürliche Macht, eine Macht, nicht von dieser Welt.

Themen:
- Gleichgewicht von Geben und Nehmen
- Das Böse dringt in mich ein
- Ich werde geschwächt, ausgesaugt, ausgehöhlt
- Ich bin wehrlos, fühle mich zu schwach, um mich zu wehren
- Wehrlos gegen eine Übermacht, gegen eine nicht fassbare Macht
- Opfer – Täter und zu schwach, sich zu wehren
- Dieses überdimensionale fremde Wesen dringt in mich ein, macht mich hohl und tötet mich.
- Viele Köpfe. Spinnennetz. Krebsgeschwür, saugt mich aus.
- Ich muss gegen eine übernatürliche Macht antreten, die ist nicht von dieser Welt.

Thema Symbiose und Parasiten:
Man könnte auch an Insekten oder Spinnen denken, wenn er von aussaugen und auffressen spricht, wo er dazu auch so kalte Extremitäten hat.

Rep.: Warzen an den Zehen u.a. Blatta

Er spricht aber von einer Macht, einem nicht sichtbaren Wesen, das ihn aufsucht, in ihn auch eindringt und aussaugt, aushöhlt. Eindringen, aushöhlen, das Gleichgewicht ist verloren.

Das ist das Thema der Pilze.

Sankaran beschreibt die Themen der Fungi:
- Eindringen
- erodieren
- zerfressen
- sich einbohren und eingraben
- zernagen
- geschwürig
- korridierend
- sich ausbreiten, expandieren
- Gefahr und Räuber, übermenschlich
- Passive Reaktion: Fühlt sich leer an, ausgehöhlt, hohl

Da er 8 Monate lang gut auf Argentum metallicum reagiert hat und eine gute Heilung zeigte, gab ich ihm den Pilz, der auf der Birke parasitär wächst. Die Birke ist dem Mond zugeordnet und Silber ist ebenfalls das Planetenmetall Mond.

Arzneimittelgabe Pipt-b M

Pipt-b C 30 mitgegeben, Einnahme nach Rücksprache

Bericht nach 2 Wochen:
Fühlt sich wieder in seiner Kraft und kann die Briefe vom gegnerischen Anwalt ohne Herzklopfen und Schwächeanfall öffnen. Fühlt sich von seinem eigenem Anwalt nicht mehr in Stich gelassen und sieht optimistisch in die Zukunft.

Nachdem Patient M. die wunderbare Fähigkeit besitzt, sich zu beobachten, zu spüren und die Erfahrungen in Worte zu fassen, sind seine e-mails hier in Orginal:

Liebe Frau Barthels,

Birkenporling C30 ist weiterhin höchst hilfreich für mich. In Abständen kann ich meinen Körper durch 1 Globulus rechtzeitig an den „neuen" Weg erinnern und auf dem Weg der Heilung fortschreiten. Die Heilung verläuft nämlich wellenförmig und betrifft die Dellwarze, die Pickel am Bauch und auch die kalten Hände und Füße. Immer wenn Heilung ins Stocken kommt und die Entwicklungsrichtung wieder umzukehren droht, kann ich mit einem Globulus nachhelfen und wieder in Richtung Heilung drehen.

Die Hauptwirkung von Birkenporling nehme ich als erhöhten Energiefluss im ganzen Körper, aber besonders in der Peripherie wahr. Mir scheint, als ob die Dellwarze nur so lange existieren konnte, weil die Energieversorgung des betreffenden Zehs mangelhaft war und der Körper und mein Bewusstsein somit verringerten Zugriff auf diese Region hatte. Das kann ich aber erst jetzt so formulieren, nachdem ich den anderen Zustand kenne. Im Bett liegend durchzucken mich ab und zu Energieblitze, die zu einem kurzen Zucken des ganzen Körpers führen, ähnlich eines schlafenden Hundes. Ist ein angenehmes Gefühl und mir scheint das auch Heilung zu bringen, quasi alle Energieleitbahnen durch zu putzen und frei zu pusten.

Meine psychische Verfassung in Richtung Selbstbewusstsein ist schon seit einiger Zeit hervorragend; privat und beruflich bin ich inzwischen in einem enormen Flow. Die Dellwarze ist noch nicht ganz verschwunden, aber inaktiv und wird stetig besser. Letzthin hatte ich mal 2 Globuli Birkenporling als Auffrischung genommen, das war wohl ein wenig zu viel (Hautkribbeln), ein Globulus reicht. Ich bin mir sicher, dass eines Tages diese Auffrischungsgaben nicht mehr nötig sind, aber solange noch Symptome da sind, habe ich das Gefühl unbedingt eine Umkehr der Entwicklungsrichtung verhindern zu müssen mit den Mittelgaben. Zu C1000 habe ich keine Resonanz mehr.

Es ist wohl wegen der Parasiten-Signatur, dass kleine Reste die Tendenz hätten, still und heimlich wieder aufzuflackern und zu erstarken. Erst eine vollständige Ausrottung bringt den endgültigen Erfolg. Zur Zeit schmerzt die Stelle sogar manchmal kurzzeitig heftig, zugleich sind die Reste der Warze so klein wie selten. Der Körper scheint gerade die „Endlösung" herbeizuführen, wie sich das gehört.

Schöne Grüße XXXXX

Hallo Frau Barthels,

es geht mir weiterhin blendend mit einer großen inneren Ruhe, viel Energie und Zuversicht (Vertrauen in die Zukunft). Tinnitus und Dellwarze sind auf auffallend niedrigem Niveau, Tendenz weiter abnehmend. Ich habe derzeit noch keine Auffrischung genommen und sehe auch momentan keine Notwendigkeit. Die Wirkung hält besser an als ich dachte. Sie hatten recht, zur Geduld zu raten.

Viele Grüße XXXXXX

Hallo Frau Barthels,

habe noch ganz vergessen und erst gestern bemerkt, dass die Nase bei Kälte nicht mehr läuft! Wirklich ein tolles Gesamtergebnis.

Viele Grüße und besten Dank XXXXXX

Beobachtung 4 Jahre, die letzten Jahre hat er sich nicht mehr vorgestellt.

8.4 Fall E: Ohne Abgrenzung und Schutz, Verstrickung

20.9.2010
Weiblich, 28 Jahre, Friseurmeisterin. Hat vor 3 Wochen geheiratet.

Kam wegen akuter Magenschmerzen. Sie hat das Gefühl, die Wundheit geht bis zum Hals hoch und meint, alles hinter dem Sternum ist feuerrot und wund, offen. Brennende Schmerzen in der Magengrube, dann wieder zusammenkrampfend. Sie muss häufig würgen und erbrechen.

P: Es ist ein Gefühl von Lava, die aus dem Vulkan gespuckt wird, wenn ich mich übergeben muss. Es baut sich ein Druck auf und dann muss ich mich übergeben. Es ist ein Brennen und Explodieren".

Sie meint, sie sei reif für Haar (ein Ort bei München mit Krankenhaus für Psychiatrie), weil sie so ungeduldig ist, immer gleich ausrastet, auf ihre Freundinnen und Ehemann losgeht, dann schweigt sie wieder stundenlang.

Die Aufzeichnung der Anamnese ist sehr gekürzt, denn sie redet viel und sehr verwirrt. Manchmal kann ich dem Sinn ihrer Reden nicht folgen.

P: Dann geht mir so vieles durch den Kopf: Ich fühle mich bestraft, bin selber schuld und ich habe es auch nicht anders verdient, fühle mich ausgeschlossen, allein und fallengelassen. Alle Gedanken purzeln durcheinander. Habe das Gefühl wie fremdbestimmt zu sein, werde von außen bestimmt. Ich habe keinen freien Willen, keine andere Wahl, sehe auch keinen Ausweg. Ich kann mich nicht dagegen stellen. Egal, was ich tue, es ist ausweglos, ich bin immer Opfer. Ich bin gefangen wie in einem Spinnennetz und werde von außen übersehen, fallengelassen, ignoriert. Ich könnte schreien und niemand hört mich. Ich habe immer das Gefühl, ich muss mich den anderen gegenüber für jede Handlung rechtfertigen, ich will nicht für Worte und Taten bestraft werden, die ich fast zwanghaft begehe oder äußere. Die anderen sollten mich wortlos verstehen, warum ich dies so mache. Ich kann nicht anders, das bin ich einfach. Dabei habe ich permanent ein schlechtes Gewissen, darunter leide ich. Ich will das nicht mehr haben. Ich will was tun können, ohne mich immer rechtfertigen zu müssen. Immer laufe ich rum, als hätte ich ein Verbrechen begangen und muss mich dafür schämen. Ich habe das Gefühl, ich habe jemandem Unrecht angetan. Ständig sage ich: „Es tut mir leid!" Ich falle in ein tiefes schwarzes Loch und dann stelle ich mir vor, dass nur der Tod noch die Lösung bringt.
Häufiger Traum: Ich weiß, ich muss sterben, weil ich Milzkrebs habe. Man sagt mir, ich habe nur noch 3 Monate zu leben und dann freue ich mich darüber, endlich sterben zu können, gehen zu können. Morgens, wenn ich zur Arbeit gehe, auf dem Weg zur Arbeit, habe ich immer einen Pilzgeruch oder modrigen Waldgeruch in der Nase, obwohl ich an einer stark befahrenen Straße entlang gehe.

T: Erzählen Sie mir mehr von den Magenschmerzen, vom Brennen, Explodieren, wund sein!

P: Es brennt wie Feuer, es lodert unterirdisch, nicht sichtbar, wie ein Moorbrand. (Handgeste zeigt eine Fläche). Wenn sich genügend Hitze und Feuer aufgestaut haben, dann explodiert es nach außen, denn will es will an die Oberfläche. Dadurch wird es erst recht schlimm, denn es brennt bis in den Hals. Dieser Schmerz macht mich wütend. Ich kann nichts dagegen tun. Dieser Schmerz ist was Fremdes, das gehört nicht zu mir und es brennt in mir, wie wenn ich innerlich verbrennen müsste. Der Schmerz durchdringt meinen ganzen Körper.

T: Wie fühlt sich dieser Schmerz an?

P: Er nimmt mich vollkommen in Beschlag. Ich spüre ihn nicht nur im Magen, Speiseröhre und Hals, er zieht sich durch den ganzen Körper. Er gräbt sich wie ein Spinnennetz durch den ganzen Körper und bohrt jede Zelle an. Der ist so grenzenlos sich ausbreitend.

T: Erzählen Sie mehr von dem Gefühl, grenzenlos und ausbreitend!

P: Ich habe immer das Gefühl, ich komme den anderen zu nah. Deshalb ziehe ich mich zurück, sage nichts, halte mich still, sage nur das nötigste. In der Arbeit sagen meine Kolleginnen, ich sei muffig und krätzig. Ich will aber auch nicht, dass die anderen mir zu nahe kommen, das kann ich nicht haben."

T: Zu nahe kommen, erzählen Sie mehr!

P: Wenn mir jemand zu nahe kommt, dann wird eine Grenze überschritten. Die Nähe spüre ich, wie wenn jemand in mich eindringen würde und von mir etwas wegnehmen würde. Dann bin ich Opfer.

T: Erzählen Sie mir davon, Opfer zu sein!

P: Ich kann nicht anders, will aber anders sein, will beliebt und liebenswürdig sein. Deshalb entschuldige ich mich fast in jedem Satz. Ich habe das Gefühl, ich gehöre nicht hierher. Ich bin gefangen, verstrickt. (HG schiebt von beiden Händen die Finger ineinander und schließt sie dann zu einer Faust). Ich erwarte, dass die anderen es wortlos verstehen und ich mich nicht immer entschuldigen muss. Wenn ich was sage, dann fühlen sich die anderen vor den Kopf gestoßen. Mein häufigster Satz ist: Es tut mir leid. Ich muss es aber sagen. Für mich ist es die Wahrheit, die Klarheit. Wenn ich anders wäre, dann wäre es eine Lüge.

T: Sie zeigten mit den Händen, gefangen, verstrickt. Erzählen Sie mehr!

P: Das lässt mir keinen Raum und den Raum hole ich mir, indem ich still bin und nichts spreche. Da bin ich wie Nebel, zwar vorhanden, sichtbar, aber nehme keinen Raum ein. Da fühle ich mich wohl und glücklich. Da sehe ich alles in wunderschönen Farben und stelle mir die wunderschönsten Dinge vor. Da kann ich richtig überschwänglich sein. Wenn ich spreche, dann lieber über belanglose Dinge wie über das Wetter usw. Ich will mich zu keiner Diskussion einlassen, denn da gebe ich sofort kontra, das klingt bei mir immer gleich so verletzend und übergriffig. Die anderen haben dann sofort das Gefühl, ich fresse sie auf. Sie meinen, ich kenne kein Maß und Ziel, ich müsste immer übertreiben. Für mich ist es aber die unverblümte Wahrheit.

T: Unverblümte Wahrheit aussprechen .....

P: Ja, ich sage alles frei raus und das ist für viele verletzend. Für mich ist es die Wahrheit.

T: Gehen wir noch mal zu Ihrem Traum!

P: Milzkrebs, da stelle ich mir eine dunkelbraune Wucherung vor, die plötzlich an die Oberfläche kommt. Das ist wie eine fremde Kraft, wie ferngesteuert, die mir sagt, jetzt ist es Zeit, die Welt zu verlassen und ich freue mich darüber. Ich habe das Gefühl, dass ich nur über den Tod dieser Verstrickung entkommen kann. Ich hätte nichts dagegen, wenn Sie mir jetzt sagen würden, mit diesen Magenproblemen haben Sie nur noch höchstens 3 Monate zu leben."

T: Seit wann haben Sie diese Magenschmerzen? Gab es einen Auslöser?

P: Mein Magen ist empfindlich, aber diese Schmerzen kenne ich nicht. Es ging los, nachdem ich beim Frauenarzt war, der mir eröffnete, dass ich ohne Hormontherapie keine Kinder bekommen kann, evtl. sogar kinderlos bleibe. Und das nach den Flitterwochen! Wir beide wollen Kinder. Ich war total aufgelöst und wollte am liebsten gleich sterben, mich auflösen, nicht mehr da sein. Vor meinen Augen lief der Film ab, wie mich mein Mann verlässt, mich wegstößt, mich alleine lässt. Seither bin ich total depressiv und hänge ganz fest an meinem Mann, ich umklammere ihn. Ich möchte ihn nicht verlieren. Ohne ihn bin ich nichts mehr.

T: Wie war das Gefühl nach dieser Nachricht?

P: Zuerst war ich vollkommen leer, vollkommen verwirrt. Ich habe es nicht begriffen, was er meinte. Ich hörte ihn nur von ferne reden, ich wollte nicht reden und bin gegangen. Auf dem Nachhauseweg knickten mir fast die Knie ein vor lauter Schwäche. Ich war ganz ausgehöhlt, leer. Die Augenlider wurden schwer und ich hatte Mühe, sie offen zu halten. Ich wollte die Welt verlassen. Diese Nachricht hat sich in meinem Körper ausgebreitet, ist nicht bis zum Verstand vorgedrungen, eine fremde Macht hat mir die Kräfte geraubt."

Repertorisation:

Allein der Auslöser: „Beschwerden durch schlechte Nachrichten" und wie sie darauf reagiert hat, lässt an Gelsemium denken. Aber ihr ganzes Verhalten mit den Kolleginnen, ihre Magenschmerzen, ihre Gefühlswelt bringen große Zweifel.

	Gels.	Ars.	Phos.	Bism.	Kali-c.	Calc.	Cham.	Coloc.	Lach.	Bos-s.	Nat-p.	Cupr-acet.	Ign.	Acon.	Stanh
Analyse	100	98	77	66	64	62	59	59	58	57	56	55	53	51	5
NACHRICHTEN, Neuigkeiten; Beschwerden durch, schl.; schlechte, machen ...(68)	4	1	1		1	4	1	1	1		1		3	1	
Augen; OFFEN, öffnen; offenhalten, kann sie nur schwer (22)	4	1									3				
Magen; SCHMERZ, Magenschmerzen; brennender Schmerz; Erbrechen; bei (22)		1	1	4					1			2			
Magen; SCHMERZ, Magenschmerzen; Gemütsbewegungen, nach (32)		1	2		1	1	4	4	1				3	3	4
Magen; ERBRECHEN; heftig (103)		4	4	2					3			3		1	
Geist, Gemüt; WAHRHEIT; sagt die reine (31)					3					4					
Geist, Gemüt; BENOMMENHEIT, Stumpfsinn, Betäubung (578)	4	4	4	1	4	4	4	4	4	3	3	1	4	3	4

Grafik 4

Arsen? Ein großes Magenmittel, die Schwäche, Benommenheit. Arsen hätte aber Angst vor dem Tod und würde sich nicht den Tod wünschen.

Phosphor? Sie fühlt die Menschen so nahe, Depression, ist auch benebelt, das Wundheitsgefühl. Aber Phos. ist nicht so verletzend, ist einfühlender.

Lachesis? Spricht verletzend, mag keine Enge, aber geht lieber auf Angriff statt auf Rückzug.

Bismutum? Großes Magen- und Depressionsmittel. Rep.: Einsamkeit ist unerträglich, Kinder halten die Hand der Mutter.

Analyse:

- Es geht sehr viel um Abgrenzung: Zu nahe kommen, Eindringen, durchdringen, dann wieder die Nähe ihres Mannes suchen, „ohne ihn kann ich nicht leben"
- Übertreiben, kein Mittelmaß, exzentrisch
- Austausch, Austausch ohne Worte; „Ich will, dass sie mich wortlos verstehen!"
- Auflösung, Nebel, keinen Raum einnehmen wollen
- Zorn und Probleme nach Zorn
- Sagt unverblümt die Wahrheit, nicht fähig zur Diplomatie
- Tod ist die Lösung aller Probleme, aus diesen Verstrickungen herauszukommen
- Verstrickungen, Leere
- Der Schmerz ist was fremdes, durchdringt den ganzen Körper
- Gräbt sich wie ein Spinnennetz durch den ganzen Körper und bohrt jede Zelle an.
- „Die Nachricht hat sich in meinem Körper ausgebreitet"
- „Eine fremde Macht hat mir die Kräfte geraubt."

Es zeigen sich viele Themen aus dem Reich der Pilze. Nachdem ich selbst die Baumpilze geprüft habe, wusste ich wie es sich anfühlt, wenn man alle vor den Kopf stößt, weil man unverblümt, undiplomatisch spricht. Dabei keinerlei Unrechtbewusstsein hat, damit die anderen verletzt zu haben.

Auch das Übertreiben: Alles ist unüberwindbar, nur der Tod kann noch helfen, aus der Verstrickung (Pilzmycel) herauszukommen.

Es sind Themen von Agaricus muscaris, Secale und LSD, auch Bovista-Symptome kann man finden.

Sie **bekam Pipt-b M**

Die Magenschmerzen wurden bereits am nächsten Tag leichter.

Nach 8 Wochen:

Sie erzählt mir, dass sie seit 2 Wochen weiß, dass sie schwanger ist. Nachdem der Magen gut war, ging sie zum Frauenarzt, um mit der Hormontherapie baldmöglichst zu beginnen. Dort wurde festgestellt, dass sie bereits schwanger ist. Sie freute sich über alle Maßen. Das schönste ist, sie kann die Freude mit anderen teilen, sie kann es annehmen, dass die Kolleginnen sich für sie freuen und kann die spitzen Bemerkungen sein lassen. Sie bekam jetzt eine wieder aufflackernde Blasenentzündung. Sie leidet an extremem Hungergefühl, könnte den ganzen Tag essen, bekommt nach ½ Stunde nach dem Essen wieder extrem Hunger.

Pipt-b C 30 in Wasser

Die Schwangerschaft verlief ohne Probleme, nur manchmal hatte sie starke Wasseransammlungen und zwischendrin Stimmungsschwankungen. Pipt-b. C 30 in Wasser hat den Urinfluss angeregt, ihre Stimmung aufgehellt und stabilisiert.

Sie hat einen gesunden Jungen geboren, ist sehr stolz und glücklich.

8.5 A: Mein Körper und Ich

A. T. weiblich

Reagiert heftig nervös auf alle Umstände und Unannehmlichkeiten, die ihr widerfahren. Die ganze linke Körperhälfte „summt und brummt". Sie möchte dabei aus der Haut fahren, ist angespannt, kann nicht schlafen. Sie will vor sich selbst davon laufen. Schon als Jugendliche fühlte sie sich immer todkrank – immer ein Unwohlsein. Es drückt im Brustkorb, das Herz macht Hüpfer, sie schreckt davon auf – sie ist total verkrampft, ist deshalb bei einem Osteopathen in Behandlung. Seit einem Jahr bleibt die Mens aus, sie ist im Klimakterium.

P: „Ich bin wie eine Harfe, die man anzupft, und dann vibriert der ganze Körper."

Wenn das Vibrieren kommt, fühlt sie sich vorübergehend wie gelähmt, sie kann sich im Bett nicht einmal mehr auf die Seite drehen. Seit einem Jahr ist sie geschieden. In der Ehe fühlte sie sich immer fehl am Platz, überflüssig, störend. Der Ehemann war pedantisch, konnte keine Nähe zulassen. „Ich war in meinem eigenen Haus wie zu Besuch. Habe panisch reagiert, er wurde für mich zur Bedrohung. Er hatte für mich überhaupt kein Verständnis, ich bin neben ihm emotional verhungert."

T: Erzählen Sie von diesen Missempfindungen:

P: Ich habe einen Druck im Kopf und auf dem Kopf. Dann kommt ein Gefühl, als würde ich einen Herzinfarkt bekommen, Druck auf der Brust und das Herz stolpert. Dann fühlt sich die ganze linke Körperhälfte an, als wäre dort ein Bienenschwarm, es brummt und summt und vibriert. Ich bin dabei wie benommen, wie benebelt. Wie wenn ein Schleier vor meinen Augen liegen würde. Dabei ist alles von einer körperlichen Steifheit begleitet. Wenn es ganz schlimm ist, fühle ich mich wie gelähmt. Bin empfindlich auf Geräusche und Gerüche. Alles kommt mir sehr nahe. Ich kann bewegende oder brutale Filme nicht anschauen. Meinen Kummer trage ich mit mir selbst aus, erzähle kaum jemandem von meinen Problemen und Ängsten.

Als Kind wurde sie von ihren Eltern sehr gedemütigt und geschlagen. Die Mutter sagte immer, sie würde es nie zu etwas bringen und ich hätte nur Talente, die für eine Klofrau reichen. Ich hatte eine Schwäche in Mathematik, aber in den Sprachen war ich sehr begabt.

Analyse:

- Sehr widersprüchlich, hysterisch
- Stiller Kummer
- Ärgert sich über sich selbst
- Gedemütigt, geschlagen
- Wie gelähmt
- Paralysiert, kann sich nicht mehr bewegen

Themen der Familie der Loganiacea und auch durch Repertorisation bot sich Ignatia aus dieser Familie als Simile an.

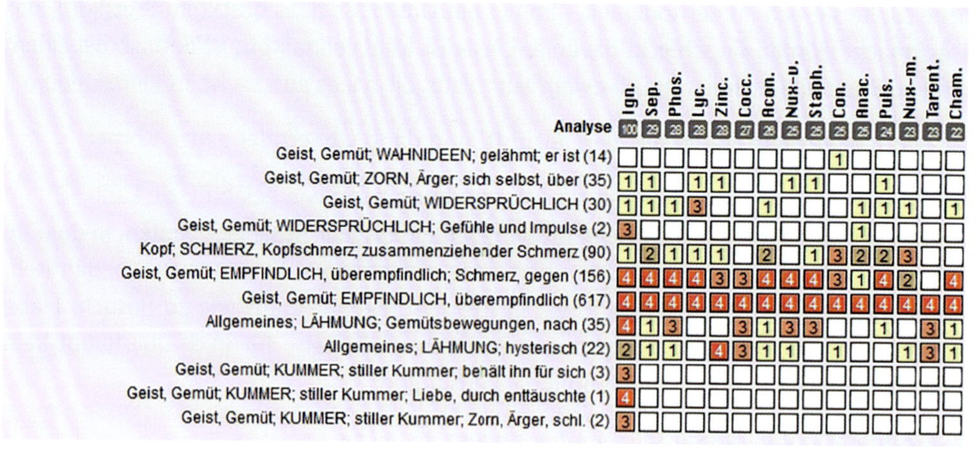

	Ign.	Sep.	Phos.	Lyc.	Zinc.	Cocc.	Acon.	Nux-v.	Staph.	Con.	Anac.	Puls.	Nux-m.	Tarent.	Cham.
Analyse	100	29	28	28	28	27	26	25	25	25	25	24	23	23	22
Geist, Gemüt; WAHNIDEEN; gelähmt; er ist (14)										1					
Geist, Gemüt; ZORN, Ärger; sich selbst, über (35)	1	1		1	1			1	1			1			
Geist, Gemüt; WIDERSPRÜCHLICH (30)	1	1	1	3			1				1	1	1		1
Geist, Gemüt; WIDERSPRÜCHLICH; Gefühle und Impulse (2)	3										1				
Kopf; SCHMERZ, Kopfschmerz; zusammenziehender Schmerz (90)	1	2	1	1	1		2		1	3	2	2	3		
Geist, Gemüt; EMPFINDLICH, überempfindlich; Schmerz, gegen (156)	4	4	4	4	3	3	4	4	4	3	1	4	2		4
Geist, Gemüt; EMPFINDLICH, überempfindlich (617)	4	4	4	4	4	4	4	4	4	4	4	4	4	4	4
Allgemeines; LÄHMUNG; Gemütsbewegungen, nach (35)	4	1	3			3	1	3	3			1		3	1
Allgemeines; LÄHMUNG; hysterisch (22)	2	1	1		4	3	1	1		1			1	3	1
Geist, Gemüt; KUMMER; stiller Kummer; behält ihn für sich (3)	3														
Geist, Gemüt; KUMMER; stiller Kummer; Liebe, durch enttäuschte (1)	4														
Geist, Gemüt; KUMMER; stiller Kummer; Zorn, Ärger, schl. (2)	3														

Grafik 5

Verordnung: Ign C 200
Follow up: Hat gut getan und die Anfälle wurden immer seltener. Ignatia wurde wiederholt und auch in höheren Potenzen gegeben, später in der LM – Potenz bis zur LM 30 gesteigert in der Zeit von 2 Jahren. Es wurde langsam besser, aber Restbeschwerden blieben. Sie hat dann zwei Jahre ausgesetzt.

Nach diesen zwei Jahren neue Anamnese:
Sie hatte eine Reise nach Malaga gemacht und seither fühlt sie sich wieder unwohl. Die ganze rechte Seite ist verkrampft, wie wenn der Körper geteilt wäre. Die eine Seite ist blockiert, fühlt sich dumpf, stumpf und wie abgeschnürt an, gefühllos und taub.

P: „Ich habe mich äußerlich befreit, aber innerlich bin ich blockiert. Bin auf der Suche und will ausbrechen, dann blockiere ich mich wieder. Das verursacht mir Enge, Ängste und Sorgen. Ich wünsche mir Leichtigkeit und möchte fliegen können. In den Träumen kann ich das. Das Herzrasen ist wieder schlimmer geworden. Es wurde alles untersucht, aber alle Befunde sind in Ordnung."

Sie ging dann in eine psychiatrische Tagesklinik. Die Psychotherapeutin hat festgestellt, dass sie sehr unter einer unterdrückten Wut leidet.

„Ich bin so wertlos, bin die Klofrau vom Stachus. Ich wurde von der Mutter geschlagen. Ich bin eine Schande, meine arme Mutter ist geschlagen mit mir. Dabei wollte ich immer nur angenommen und geliebt werden. Ich habe das Gefühl, ich bin für alle eine Last. Es ist alles so eng in der Brust. Dabei habe ich heftige Herzangst. Der Puls beginnt zu rasen."
Eine wirklich neue und bessere Idee hatte ich nicht, deshalb war die Verordnung für ihre akuten Herzprobleme:

Verordnung: Lathrodectus mactans C 30
Follow up: Die Herzsymptome haben sich schnell und nachhaltig gebessert, aber es war mir bewusst, den Kern der Pathologie nicht getroffen zu haben. Deshalb habe ich sehr bald noch einmal eine neue Anamnese und Analyse gemacht.

Analyse:
- Redet von ihrem Körper, als sei er ein fremdes Wesen, nur ein abgespaltener Teil von ihr. Mit diesem Körper ist etwas nicht in Ordnung.
- Wahnidee, eine unheilbare Krankheit zu haben
- Wahnidee, falsche Ideen über den Zustand seines Körpers
- Wahnidee, bestimmte Teile seien vergrößert, die anderen kleiner.
- Hypochondrie.

Verordnung: Sabadilla C 1000
Es ging ihr damit sehr gut und auch in der Psychotherapie machte sie gute Fortschritte.

Zwischenbericht:
P: Mein Körper ist der weise Teil, auf den kann ich hören. Ich bin sehr gespalten, da steht mein Körper und ihm gegenüber stehe ich. Beim Ich steht auch die Klofrau. Der Körper ist weise und er signalisiert mir sofort, wenn etwas nicht in Ordnung ist. Ich kann den Körper jetzt annehmen. Früher war der Körper für mich ein Störenfried, der Schmerzen macht, der müde wird, der sich unwohl fühlt. Jetzt kann ich ihn annehmen. Auch in der Arbeit lasse ich mich nicht mehr mundtot machen. Ich trete für mich ein. Es spricht nicht mehr die Klofrau aus mir, ich bin selbstbewusster.

Weiter Sabadilla C 200

Alle 2 Wochen eine Gabe.

Nach 3 Monaten:
P: Mir geht es viel besser. Habe kaum mehr Herzhüpfen. Mir und meinem Körper tat dieses Mittel sehr gut. Ich lerne meinen eigenen Wert kennen, den ich in der untersten Schublade verstaut hatte. Ich kann jetzt Wut zulassen, ich kann mir Luft machen. Meine Knoten lösen sich langsam auf. Für mich ist jetzt mein Körper nicht mehr ein Wesen, das mir böses will. Früher habe ich immer geglaubt, ich sei krank, obwohl ich eigentlich keine Schmerzen hatte. Aber ich bin so furchtbar verspannt und verkrampft. Es sind heftige Knoten in meinen Muskeln, so dass die Energie nicht fließen kann. Ich kann gut und gerne alleine sein. Da fühle ich mich wohl. Ich fühle mich von den Leuten so bedrängt und fühle mich immer als Opfer. Es ist eine Art Bedrohung, ich kann meinen Körper nicht schützen. Alles kommt mir zu nahe, dann wird mir alles zuviel. Ich sage alle Termine ab, weil mich alles so bedroht und ich kann nicht Nein sagen. Ich fühle mich so überfordert und bedroht und es dringt alles so tief in mich rein.

T: Es geht so tief rein

P: Es ist wie ein Reinkrabbeln, ganz tief reinbohrend, wie Wasser, das in einen Schwamm hineinfließt und Pore um Pore füllt. Ich bin wehrlos und schwach, kann mich nicht wehren und ich werde davon sehr schwach. Ich sitze dann da wie ausgehöhlt und leer.

T: Leer, ausgehöhlt

P: Die Nähe und die Aktionen der Leute schwächen mich. Wie wenn ich keine intakte Oberfläche hätte und die Menschen wissen genau meine Schwachstellen, sie gehen auf diese los. Dort kommt deren aussaugende Energie an und sie höhlen mich aus. Ich fange dann wieder an zu zittern und zu vibrieren. Die ganze Energie spüre ich im Körper laufen und an den verkrampften Muskeln gibt es einen Stau. Das tut heftig weh.

Auch wenn die verordneten Mittel scheinbar gut gewirkt haben, ist der Kern der Pathologie nicht berührt worden.

Analyse:

- Eindringen, Reinbohren
- leer, ausgehöhlt, aussaugen
- Fühlt sich angegriffen, wird von anderen verletzt und ausgesaugt
- Kann meinen Körper nicht schützen

Insekten-Themen aber auch Themen von drogigen Mitteln: Sie spricht wie in Trance, spricht von sich, als würde sie ihren Körper von außen beobachten.

Es sind Themen der Pilze

Verordnung: Pipt-b C 30
In einer Woche Pipt-b C 200

Follow up: Sie kommt immer mehr in ihren Körper, spricht nicht mehr von ihrem Körper, als wäre er neben ihr, wäre von ihr abgetrennt. Die Psychotherapie ruht zur Zeit. Die Verkrampfung der Muskulatur kommt immer mal wieder, aber Pipt-b. löst die Knoten. Sie ist nicht mehr so empfindlich und hypochondrisch.

Beobachtung ein halbes Jahr.

Verordnung: C 1000 nach einem hysterischen Anfall. Beobachtung von 2 Jahren: Es geht ihr gut. Sie hat eine neue Arbeitsstelle und eine neue Aufgabe gefunden.

8.6 Fall C: Ich bin abhängig und angebunden

Weiblich, 70 Jahre
Arthrose in den Gelenken mit Schmerzen. Hat über längere Zeit Cortison genommen, was die Lungen nicht mehr mitmachten. Wärme und Sauna tut gut. Der Ehemann war auf Kur und jetzt ist er wieder zurück. Sie kann nichts mehr essen wegen Magenproblemen, jedes Essen löst krampfartige Schmerzen aus. Nach jedem Essen bekommt sie starke Blähungen, die sehr schmerzhaft sind. Die Magenschmerzen werden durch Essen besser, auch warmer Tee tut gut, am schlimmsten ist Hunger. Sie leidet an Schlaflosigkeit, die durch Erregung und Erwartungsspannung schlimmer wird. Auch bei Vollmond kann sie nicht schlafen trotz Baldrian. Am schlimmsten ist es, wenn sie am nächsten Tag was vor hat. Sie ist sehr aufgewühlt und kann nicht loslassen. Sie bleibt im Bett und liest. Wenn das Leben genau nach Rhythmus geht, dann geht es ihr gut. Sie ist sehr unruhig. Sie hat das Gefühl, dass das Herz schneller schlägt. Verlangen Käse und süß. Sie braucht immer jemanden, den sie bemuttert, für den sie sorgt. Sie selbst ist bei Pflegeeltern aufgewachsen. Sie hatte Keuchhusten als Baby – Eiter kam aus den Ohren – Brust-OP wegen tennisballgroßem Tumor – war gutartig. Eierstock wurde entfernt. Hatte Chla-

mydieninfektion in der Lunge. Mit 40 sterilisiert worden, sie hatte viele starke Blutungen – ist anschließend gleich ins Klimakterium gerutscht. Dabei ist es ihr sehr schlecht gegangen, wurde depressiv. Zu der Zeit gingen auch die Kinder außer Haus, alles kam zusammen. Dann hat sie einen Enkel betreut. Es sind viele Schicksalsschläge in den Familien der Kinder passiert, innerhalb der Familien spielen sich viele Eifersüchteleien ab, das schmerzt sie alles sehr.

P: „Ich will immer alles allen gerecht machen und erreiche das Gegenteil, nur Undank, oft sind die Kinder sehr boshaft zu mir. Ich will immer ehrlich und offen zu allen sein und die anderen mauern, erzählen mir nichts."

Sie litt früher sehr häufig an Halsentzündungen, mit hohem Fieber. Der Hals war zugeschwollen und eng.

Analyse:
- Beschwerden durch unterdrückte Mens
- Schlaflosigkeit durch Erregung
- Magenschmerz > nach dem Essen, Eierstockszyste
- Brusttumor
- Arthritis
- Halsentzündung mit Engegefühl

Verordnung: Lachesis C 30
Sie hat die erste Nacht durchgeschlafen, dann ist sie krank geworden und musste Antibioticum nehmen. Sie war beim Arzt wegen heftiger Halsentzündung. Jetzt kann sie wieder nicht mehr schlafen trotz Baldrian. Sie spürt eine Unruhe im Herzen, es hüpft. Die Gelenkbeschwerden wurden schlimmer und sie macht sich weiter viele Gedanken. Sie ist sehr ruhelos und liest viel in der Nacht. Sie will immer wissen und nachfragen, wie es den Kindern geht.

T: Wie sind die Gliederschmerzen?

P: Sie sind nicht mehr so stechend wie früher

T: Wie ist der Magen?

P: Der Magen macht kaum mehr Probleme, nur die Blähungen sind noch sehr heftig.

Sie hat zur Zeit große Belastung mit Aufgaben, aber diese helfen ihr sich von den Grübeleien abzulenken.

Lachesis C 30 wiederholen.

Es wurde das Mittel Lachesis über 3 Jahre immer mal wiederholt und dabei mit den Potenzen höher gegangen.
Die Gelenkschmerzen wurden besser, die Schlaflosigkeit blieb sehr wechselhaft.

Nach 3 Jahren neue Anamnese:
Sie steckt in einer heftigen Depression, sie weiß keinen Ausweg mehr. Der Mann wird immer dementer, aggressiver und sturer und sie muss laufen und springen, ihn umsorgen, die Gefahrenstellen wegräumen, für ihn denken. Er lässt den ganzen Zorn gegen sie aus und wenn die Kinder zu Besuch kommen, dann spielt er den lieben Papi, der kein Wässerchen trüben kann. Sie hat Todeswünsche. Schwimmen gehen, in der Natur sein und sich ablenken, das tut ihr gut.

P: „Ich fühle mich angehängt und bin meinem Ehemann auf Gedeih und Verderben ausgeliefert. Ich wollte zu einer Kur gehen, aber er geht während dieser Zeit nicht in eine Tages-Pflege-Unterkunft, deshalb kann ich nicht weg. Ich schaffe es nicht mehr. Ich bin ausgehöhlt und leer, ohne Kraft. Ich werde ausgenutzt, ausgesaugt, auch von meinen Kindern, denn sie wollen von der Demenz ihres Vaters nichts wissen. Sie unterstützen mich nicht. Eher stellen sie noch ihre Kinder bei mir ab. Ich habe immer Magenschmerzen, die sich wie ein heftiger Knoten anfühlen. Der geht mit Essen nicht weg. Habe trotzdem einen guten Appetit. Bin so müde und ich schleppe mich durch den Tag. Ich könnte nur süß essen. Ich fühle mich ausgehöhlt, ausgelaugt, ohne Kraft. Ich war früher so ein Familienmensch und jetzt habe ich das Gefühl, die Menschen, mit denen ich gelebt und die ich umsorgt habe, diese saugen mich aus und machen mich kaputt. Ich habe auch keine Kraft mehr, mich aus diesem Schlamassel rauszuholen. Mein Mann ist so fordernd, er weiß genau, auf welche Tasten er drücken muss, damit ich springe und ihn bediene. Die Situation ist wie eine Fahrkarte in den Abgrund, wo wir beide zugrunde gehen. Wahrscheinlich ich noch früher, denn er ist körperlich vollkommen gesund."

Analyse:
- Auf Gedeih und Verderb dem anderen ausgeliefert
- Ausgehöhlt und leer
- Ausgenutzt und ausgesaugt
- Ohne Kraft
- Was mir Kraft und Energie gegeben hat, macht mich jetzt kaputt
- Fahrkarte in den Abgrund
- Ich kann da nicht raus, hoffnungslos
- Ich konnte früher weg und Sport machen, jetzt geht es nicht mehr
- vollkommen ausgeliefert, verbunden

Pilzthema, Schmarotzerthema

Verordnung: Pipt-b C 30
Ein Schmarotzerpilz der Birke, der in der Prüfung viele Magen- und Gelenkprobleme zeigte.

3 Wochen später:
Sie hatte eine Kur gemacht und die Kinder haben ihren Vater in dieser Zeit versorgt. Während der Kur hatte sie eine Blasenentzündung bekommen und musste Antibiotikum nehmen. Es geht ihr jetzt besser, aber die Kraft reicht nicht, diese jetzige Situation wieder alleine zu stemmen.

Sie hat heftigen Juckreiz an Hautstellen, wo die Wäsche scheuert: An den Hüften, am Brustkorb unter der Achsel. Man sieht keinen Ausschlag. Es fühlt sich an wie Flohbisse, ein Zwicken und dann ein Jucken.

Pipt-b C 200
In der Prüfung kamen viele Missempfindungen auf der Haut vor.

3 Wochen später:
Juckreiz etwas leichter. Was sie nie erzählte, dass sich ihre Zehen taub anfühlten, ist besser. Auch hat sie das Gefühl, die Füße sind wärmer und nicht mehr so eisig. Sie erzählte, dass die unruhigen Beine besser geworden sind, von denen sie mir auch nie berichtete. Blasenentzündung ist kurz aufgeflammt und konnte mit Blasentee behandelt werden. Das Jucken ist jetzt mehr an den Armen.

Pipt-b C 200 wiederholen

Es geht ihr langsam immer besser und ihr Mann reizt sie nicht mehr so heftig. Beobachtung jetzt 2 Jahre. In dieser Zeit wurde Pipt-b 5 x gegeben, 3 x C 200 und 2 x C 1000

Die schöne Buche

„Ganz verborgen im Wald kenn´ ich ein Plätzchen, da stehet
eine Buche: man sieht schöner im Bilde sie nicht.
Rein und glatt, in gediegenem Wuchs, erhebet sie sich einzeln.
Keiner der Nachbarn rührt ihr an den seidenen Schmuck.
Rings, soweit sein Gezweig der stattliche Baum ausbreitet,
grünet der Rasen, das Aug´ still zu erquicken, umher;
Gleich nach allen Seiten umzirkt er den Stamm in der Mitte:
Kunstlos schuf die Natur selber dies liebliche Bild.

Jetzo, gelehnt an den Stamm (erträgt sein breites Gewölbe
Nicht zu hoch), ließ sich rundum die Augen ergehn,
wo den beschatteten Kreis die feurig strahlende Sonne,

fast gleich messend umher, säumte mit blendendem Rand.
Aber ich stand und rührte mich nicht; dämonischer Stille,
unergründlicher Ruh´ lauschte mein innerer Sinn.
Eingeschlossen mit dir in diesen sonnigen Zauber-
Gürtel, o Einsamkeit, fühlt´ ich und dachte nur an dich!"

(Eduard Mörike)

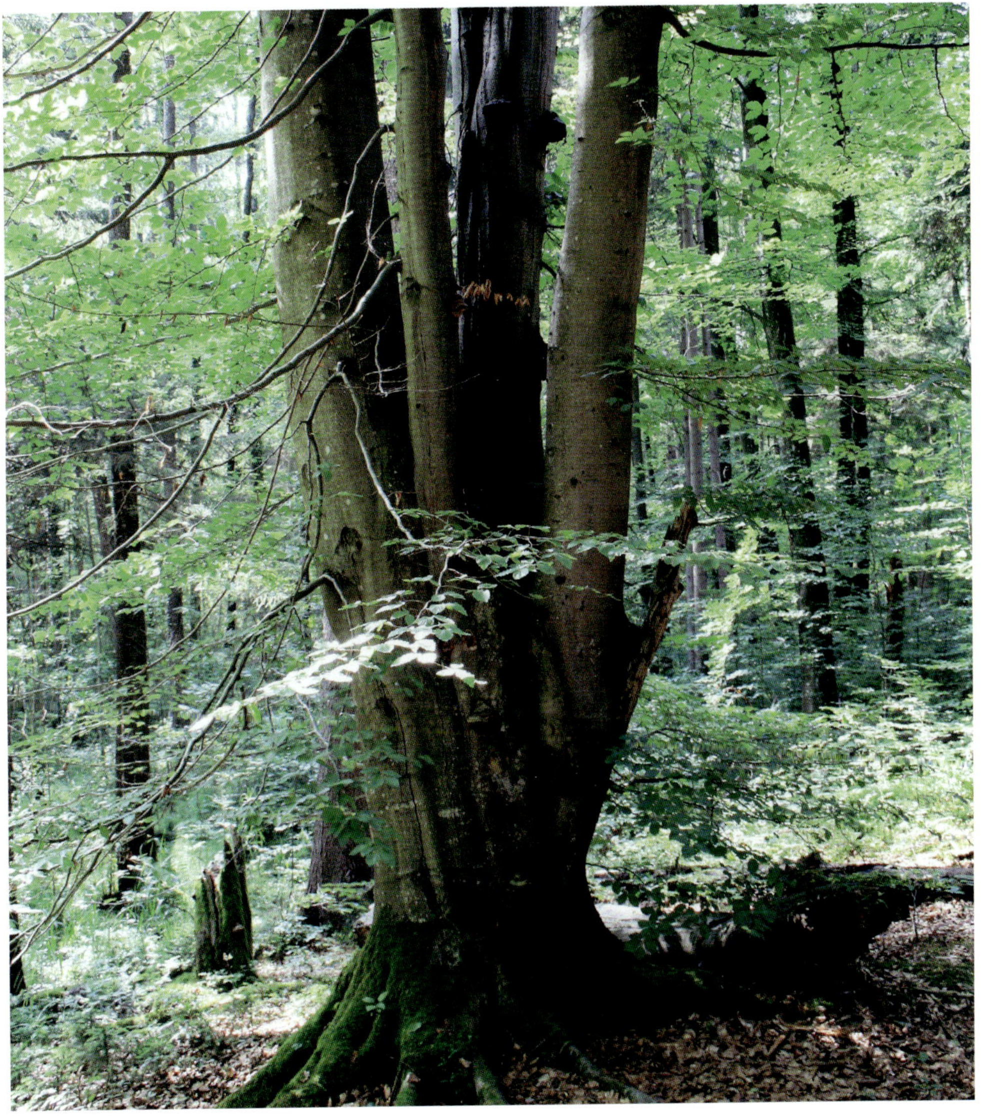

Die Buche

Studie B) Fomes fomentarius, Zunderschwamm, Fom-f

1. Die Rotbuche, Wirt des Zunderschwammes

(Fagus silvatica, Familie der Hamamelidae)

Die Buche ist ein sehr imponierender Baum, liebt nährstoffreichen Lehmboden und feuchtes Klima. Sie wirft einen dichten Schatten und verdrängt alle anderen Wuchsarten, die viel Licht brauchen. Deshalb gedeihen Lärchen in der direkten Nachbarschaft schlecht, Eiben aber fühlen sich unter dem Dach einer Buche sehr wohl. Mit ihrem dichten Blätterdach schützt sie auch ihre sonnenempfindliche Rinde. Die Äste und Zweige sind in einem ganz bestimmten Winkel geneigt, so dass das Regenwasser zum Stamm gelenkt und über die Oberfläche der Rinde in den Boden geleitet wird, also stammnahe. Die reifen Früchte der Rotbuche, die Bucheckern, decken einen reichen Tisch für Vögel, Eichhörnchen, Wildschweine und Mäuse. In Hungersnotzeiten hat man die ölhaltigen, aber leicht giftigen Früchte ausgepresst, um Lampenöl zu gewinnen, hat Brot gebacken und Kaffee damit gebraut.

Im Frühjahr treibt sie ihre zarten, leicht behaarten Blätter aus, die im lauf des Sommers lederig werden. Im Herbst zeigt sie eine wunderbare goldene Färbung und sie behält Reste des Laubes oft bis ins Frühjahr hinein.

Aus der Buchenholzasche wurden früher große Mengen Pottasche (Kalium carbonicum, Kali-c) zur Glasherstellung gewonnen. Riesige Wälder mussten deshalb abgeholzt werden.

Wegen ihres Reichtums an Früchten haben unsere Vorfahren sie mit heidnischen Fruchtbarkeitsgöttinnen in Verbindung gebracht, sie wurde zum Symbol von Reichtum und Fortpflanzung.

Baumessenz nach Harald Knauss:

In den Baumessenzen von Harald Knauss steckt der heilerische Effekt der Bäume. Die Baumessenz Buche wird eingesetzt, wenn der Mensch in einem Lebensgefühl von Unzufriedenheit feststeckt. Er fühlt sich als Opfer, von anderen abhängig, kritisiert seine Situation und die anderen, kann seine eigenen Interessen nicht formulieren und vertreten. Ihm fehlt Toleranz und Gelassenheit.

Bachblüte Beech nach Mechthild Scheffer:

Die Bachblütenessenz Beech braucht der strenge, engstirnige, harte und intolerante Mensch. Er kritisiert, hält die anderen für dumm und schwach. Das macht ihn kleinlich, pedantisch und unnachgiebig. Der Körper reagiert darauf mit inneren Anspannungen und Verhärtungen.

Die Weißbuche ist bei den Bachblüten (Hornbeam) auch vertreten.
Hier ist der Mensch mental erschöpft, fühlt sich kraftlos und geistig träge. Der Schlaf ist nicht mehr erholsam, zeigt keine Spannung und Willenskraft mehr.

Es gibt eine homöopathische Prüfung von Fagus sylvatica – Rotbuche– Februar/ März 2002

2. Der echte Zunderschwamm Fomes fomentarius

aus der Familie der Polyporaceae, bewirkt Weißfäule und ist an den Laubbäumen, am meisten aber an Buchen, selten an Nadelbäumen zu finden. (Der rotrandige Zunderschwamm Fomitopsis pinicola befällt Nadel- und Laubbäume). Er sucht sich kränkelnde Bäume, an gesunden ist er nicht zu finden. Die Fruchtkörper hängen wie Pranken am toten Stamm, sehen aus wie Krebsgeschwüre des Laubbaumes. Während der warmen Jahreszeit wachsen sie, gehen während der kalten Jahreszeit in den Winterschlaf und im Frühjahr beginnen sie wieder zu wachsen. So können wir mehrjährige Gebilde sehen. Auf der Unterseite des Hutes sind Poren, die genau senkrecht nach unten ausgerichtet sind. Fällt der Stamm um oder wird ein liegender Stamm gedreht, dann ist das weitere Wachstum wieder genau so ausgerichtet, dass die Poren zur Erde stehen. Deshalb finden wir oft Zunderschwämme, die nach verschiedenen Richtungen gewachsen sind, was sehr kurios anmutet.
Zunder, das Wort lässt vermuten, dass hier Feuer im Spiel sein muss. Es brennt wie Zunder, damit meint man, dass etwas lichterloh Feuer fängt. Früher wurde dieser Schwamm verwendet, das Feuer von einem Ort zum anderen zu bringen, denn er glüht sehr lange. In große Blätter eingehüllt konnte man so die Glut über längere Strecken tragen. Manche vermuten, dass dieser Schwamm zum Feuermachen verwendet wurde. Dazu aber wurde er mit Urin getränkt, getrocknet und so war er durch die Anreicherung mit Harnstoff leichter entflammbar.

Wegen Feuer wurden Kriege geführt und später, als es genügend Feuer gab, wurden diese mit dem Feuer geführt. Prometheus hat das Feuer für die Menschen im Himmel gestohlen und auf die Erde gebracht. Prometheus, was übersetzt der „Vorausdenkende" bedeutet, hat diese Tat mit einer harten Strafe bezahlen müssen: Er ist an einen Felsen im Kaukasus angekettet worden und ein Adler kam täglich und fraß seine Leber. Da er ein Unsterblicher war, wuchs die Leber immer wieder nach und seine Qual hatte nie ein Ende.
Das Feuer braucht aber immer eine Basis, auf dem es brennt, einen Wirt, der ihm Nahrung gibt. Ist der Wirt abgebrannt, erlischt auch das Feuer, ähnlich wie der Zunder-

schwamm auf der Buche. Hier sehen wir nur keine Flammen, keinen Rauch, aber die Buche wird auch abgebaut, es ist wie eine Verbrennung ohne Flammen.

Der Zunderschwamm wird auch als Werkstoff verwendet. Es werden Schatullen, Teller, Mützen und Dekoartikel hergestellt. Der Fantasie sind keine Grenzen gesetzt. Da das Pilzmaterial mit Pflanzenfasern zu vergleichen ist, kann man auch Papier herstellen. Das Pilzmaterial wird zerschreddert, das man mit Soda mehrere Tage quellen lässt, anschließend gekocht, mit Tapetenkleister versetzt und dann in einen Gießrahmen ausgegossen.

Volksheilkunde des Zunderschwammes

In der Volksheilkunde wurde er als blutstillendes Mittel angewendet. Man löste die oberste Rindenschicht des Pilzes ab und legte sie auf die Wunde. Bis vor 100 Jahren wurde dieser Schwamm in den Apotheken als „Chirurgorum" verkauft. Im 1. Weltkrieg wurde er in den Feldlazaretten eingesetzt. Sie ist nicht nur blutungsstillend, sondern auch antibakteriell und fördert die Wundheilung. Abkochungen vom Zunderschwamm wurden gegen Pilzvergiftungen eingesetzt und alkoholische Auszüge gegen Blasenentzündungen und Hämorrhoiden verabreicht.

Im sibirischen Raum gelten die Baumpilze immer noch als hochwertige Heilmittel. Der Zunderschwamm schmeckt leicht bitter und bei Magenverstimmungen, Verdauungsproblemen und Leberstauungen wird er noch heute in der Volksmedizin gebraucht. In der modernen Naturheilkunde Chinas wird er gegen Speiseröhren-, Magen- und Gebärmutterkrebs empfohlen.

Quelle: http://bridgethlatky.bplaced.net/volksheilkunde.html

Mit einem Extrakt aus den Fruchtkörpern haben chinesische Wissenschaftler bei Versuchstieren eine 80 %ige Hemmung der Bindegewebsgeschwulst Sarkoma registriert.

Man stellt auch heute noch aus dem Zunderschwamm 10er und 100er Potenzen her und verwendet sie bei Durchfall mit gelblichem Stuhlgang und Schleim, Colitis ulcerosa im Enddarm, Stirnkopfschmerz ausgelöst durch Verdauungsprobleme, Gallenblasenproblemen, Hepatitis verursacht durch Gift, schmerzend, besonders am rechten Lappen, Erschöpfung mit Ohnmachtstendenzen, bei ernährungsbedingten Vergiftungserscheinungen oder durch Infektionen, bei chronischen Leber- und Verdauungsproblemen.

Zunderpilzpulver als Heilmittel

Meine Recherchen führten mich zu einem besonderen Produkt, Auszüge aus dem Zunderschwamm (www.ich-will-gesundheit.de). Es wurde ursprünglich mit einem patentier-

ten Verfahren nach Prof. Dr. L. Gorovoj hergestellt und heute noch weiter entwickelt. Es wird die obere äußere Schicht des Buchenporlings verwendet, die besonders viel Chitin, Melanin und Beta-Glucane enthält. Die Vertreiberin dieser Produkte berichtet über zahlreiche Erfahrungen, die sie über mehrere Jahre machen durfte.
Auch in Deutschland wird der Zunderschwamm erforscht. Die neuesten Forschungsergebnisse werden in einem Berliner Institut BIO POL e.V. mit moderner Biotechnologie hervorgebracht. Sie haben den Wirkstoff Glucan-Melanin-Chitin-Komplex als Vitalstoff erforscht und hergestellt.
Große Besserungen bis hin zum Ausbleiben von Beschwerden würden bei Gelenkproblemen, bei Allergien, Sodbrennen, Wetterfühligkeit, Adynamie, Problemen in der Verdauung und des Darms, z. B. Morbus Crohn, des Immunsystems und des Fettstoffwechsels, hoher Blutdruck und Arteriosklerose verzeichnet werden: ein Alleskönner. Auch als Freien Radikalenfänger und bei der Schlacken- und Schwermetallausleitung, bei allen Hauterkrankungen, bei Autoimmunstörung wie z. B. Psoriasis und ganz wichtig: bei allen Entzündungen wird das Produkt eingesetzt.

Der Glänzende Lackporling (Ganoderma lucidum) gilt als der König unter den Heilpilzen. Es scheint, Fomes fomentarius, der Zunderschwamm, kann gut mit ihm konkurrieren. Manche nennen ihn schon den „Trüffel unter den Heilpilzen".
Alle Holzfäulepilze sind eine üppige Quelle für virushemmende Substanzen und in Grippeepidemien als Heilpilze einzusetzen.

Der Auszug aus dem Zunderpilz wird auch in der Kosmetik verwendet.

Allein die Erfahrungen in der Volksheilkunde zusätzlich mit den neuesten Forschungsergebnissen machen den Zunderschwamm interessant für die Homöopathie. Der Aufwand einer HAMSE ist deshalb notwendig, um auch die tiefen verborgenen Kräfte ans Licht zu bringen.

3. Verreibung des Fomes fomentarius – Zunderschwamms

Verreibung am 03.11.2007
5 Personen: AB, AG, HB, JB, PP, wobei PP nach C1 ging, es alleine evtl. noch verreiben und die Ergebnisse nachtragen will. Das Produkt war den Teilnehmern nicht bekannt. 93 mg der Ausgangssubstanz (Menge von trockenen Rinden und Hölzern) zu 6,2 g Milchzucker, der in 3 Portionen zugegeben wurde.

Jetztzustand der beteiligten Personen:
Unentschlossenheit, unorganisiert, nichts geht von der Hand. Aggression, musste alle Kraft aufwenden, um nicht auszubrechen. Beim Blumenpflanzen sehr viel geflucht, weil es nicht von der Hand ging. Dauernd fiel was runter, die Nacht vorher schlecht geschlafen und überdreht, G.v. es kommt eine Erkältung mit Schnupfen, retronasales Schleimlaufen, Bauchschmerzen und nichts hilft.

C1-Stufe

1. Drittel:
AB: Das Material klebt intensiv im Mörser, es färbt das Porzellan ein, es ist, als würde die Substanz alle Poren durchdringen – es haftet und das Reiben fällt schwer

Werde plötzlich im Kopf klar, wie wenn eine Nebelwand sich weg geschoben hätte.

HB: Bekomme Krampf in der rechten Hand, keine Lust etwas zu reden. Ehrgeiz, auch die besonders robusten „Flusen" zu zerkleinern – gelungen

JB: Hitze, Schwitzen, Rückenschmerzen – Geräusche der Mörser wie wenn eine Eisenbahn über die Schienen fährt – es haftet, wie eine Klette in der Schüssel.

2. Drittel:
AB: Alle sind mit dem Reiben sehr beschäftigt – beobachte, dass ich meine Zähne fest zusammengebissen habe – trockene Nase, die SH ist trocken und spannt innen, jeder ist für sich, keiner redet. JB hat einen hochroten Kopf. Die Nase juckt intensiv. Wir finden Pulver unter der Schüssel von PP und spaßen, ob das Pulver unten aus dem Porzellan rauskommt.
Klebt intensiv an der Schüssel fest, bin ganz verzweifelt – wir haben entschlossen, nur 6 Min. zu reiben und 4 Min. aufzuschaben. Wir werfen die Frage auf, ob es einen Unterschied macht, rechts oder links herum zu reiben. Fühle heißes Gesicht.

AG: Kann jetzt besser durchhalten, habe nicht mehr das Gefühl, dass mir der Arm gleich abfällt. Interessant – keine Ahnung, was dabei rauskommt. Mir wird so heiß.
HB: Am Reiben offenbar gewohnt, kein Krampf mehr.

Weiterhin keine Lust zu reden – nur kurzes Gespräch, ob links oder rechts herum reiben: Wie hat wohl Hahnemann gerieben? Beim Reiben denke ich immer wieder an Weihnachtsbäckereien.
JB: Fühle mich genervt, weil die anderen zwischendrin essen. Denke nach über kritisieren: Bäume im Dach, Nachbarin... reden, lachen. Habe Durst. Ich lache und rede mit. Die Gedanken sind nicht klar.

3. Drittel:
AB: alle wirken müde, es läuft alles sehr schwerfällig und zäh, jeder ist mit Reiben und seiner „Aufgabe" beschäftigt.
Meine Augen werden schwer und fangen an zu brennen, Druck auf den Ohren.
AG: Es geht immer leichter, fühle mich einigermaßen wohl und ruhig
HB: Ich muss daran denken, was wohl meine Kollegen sagen würden, wenn sie mich sehen würden: „Das hätten wir von ihm nicht gedacht!" (Erklärung: Seine Kollegen sind Anwälte)
JB: Müde, Bauchweh links unten, Rückenschmerzen untere BWS, roter Kopf

C2-Stufe

1. Drittel:
AB: PP geht, macht es zuhause weiter, alle sind sehr arbeitsam und fleißig, Augen brennen, jetzt sind alle gesprächig, Gespräch über einen Hamster mit Augenentzündung.
AG: Mir geht es gut. Vorstellung von einem herbstlichen Garten, alles wird welk und geht in die Ruhe, in den Ruhestand, sterben – Blätter – absterben
HB: Jetzt haftet die Substanz ganz stark an der Schüssel
Fühle mich ruhig und friedlich
JB: Bin nicht zu bremsen, arbeite schnell, werde aggressiv, bekomme Hunger

2. Drittel:
AB: Bekomme Kopfschmerzen, Gefühl, als wäre Staub im Hals, ganz trocken und kratzig, das Pulver springt aus der Schüssel und staubt. Die Augen werden lichtempfindlich und brennen. Gespräch über gespielte Ahnungslosigkeit, um sich rauszureden.
AG: Ab und zu leichter Hustenreiz. Atemnot, als wenn ich Staub eingeatmet hätte
HB: Mein Rücken schmerzt etwas. Wenn die anderen was sagen, beteilige ich mich jetzt, habe jedoch kein eigenes Bedürfnis zu reden
JB: Müde, Gähnen, vergesse umzublättern

3. Drittel:
AB: Jucken am Gaumen, trockene Nase wird schlimmer, trockener Hals, habe das Gefühl, Staub eingeatmet zu haben, Denke nach über Hemmungen und diese loszulassen, auch über Impulse, diesen nachzugeben

Pochen im Knie, Gefühl, es sei zuviel Unordnung auf dem Tisch, muss mit Aufräumen beginnen. Beim Runterschauen vom Balkon in die Tiefe fängt alles an zu schwimmen
AG: Habe leichte Kopfschmerzen über dem re. Auge, dann wird es wieder besser. Niesreiz. Druck über den Augen
HB: Spüre gar nichts. Nach Beendigung der C2 zum erstenmal heute auf die Toilette gemusst, obwohl ich zum Frühstück Kaffee getrunken habe
JB: Nase wird frei.

C3-Stufe

1. Drittel:
AB: Gespräch über Träume, visionäre Träume und Träume wieder vergessen
AG: Gefühl wie Pickel auf der Zunge, wie Bläschen, li.
Werde müde, fühle mich etwas konfus
HB: Es wird viel geredet
JB: Habe viel geredet

2. Drittel:
AB: Es wird viel geredet, aber die Logik fehlt, irgendwie wirr- bewundere das Pulver in der Schüssel und das Licht- und Schattenspiel, meditativ.
AG: Bin müde und mein Arm wird lahm
HB: Es wird wieder viel geredet

3. Drittel:
AB: Gespräch über AM-Verreibung und ABM-Maßnahme, 1€-Job
Linksseitige Kopfschmerzen, vorher rechts gehabt.
Gespräche über Verdienste, über Grundgehalt und damit Förderung der Faulheit. Faulheit und Nichtstun bringt Verblödung, bequem sein, mit dem Beruf aufhören bringt vorzeitige Alterung. Staatliches Grundgehalt fördert Parasitentum – leben von der Schicht, die ehrgeizig ist.
AG: Thema : Sterben, absterben, schmarotzen – Buch: Grundgehalt für alle Deutschen
HB: Gespräch über Älterwerden – Arbeit – Nichtstun und trotzdem Grundgehalt bekommen.

C4-Stufe

1. Drittel:
AB: Ziehen im linken Bein, Brennen am Gaumen und hinter den oberen Schneidezähnen, schwerer Kopf, reiben geht leicht, die Geräusche sind sehr nah und laut. Das Pulver haftet wieder sehr fest, vorher war es ganz pulvrig

AG: Homöopathische Mittelfindung nicht nur durch Repertorisation
Linker Oberkiefer schmerzt
HB: Die Reden fließen, welches Mittel bei wem

2. Drittel:
AB: Gespräche über Gruselfilme – der Schnee, auf dem wir alle talwärts fahren
Über Woodoo, Zombies und Kugelfischgift
AG: Der Schnee, auf dem wir alle talwärts fahren
Bin nicht mehr auf dem Laufenden
Zombies Kugelfische
HB: Gespräch fliegt dahin – Zombies, Woodoozauber, Vergiftung (Gift vom Kugelfisch)
Rühre ziemlich mechanisch und höre den Gesprächen zu
JB: Habe nichts mehr aufgeschrieben – Löffel abgebrochen

3. Drittel:
AB: Das Material haftet wieder intensiv
Gespräche über misslungene Arbeit
AG: Kratzen und Hustenreiz im Hals
Niesen, rechte Kieferhöhle schmerzhaft.

3. 1 Berichte nach der Verreibung

Seit der Verreibung haben alle Teilnehmer verstärkt Rückenschmerzen. Es fühlt sich wie ein Bandscheibenvorfall an ohne nervliche Ausfallserscheinungen. Nach bestimmten Bewegungen schießt ein Stromstoß in die Mitte vom 4. und 5. Lendenwirbel von innen zentrifugal nach außen, der kurzzeitig lähmt und keine Bewegung ohne weiteren Auslöser eines weiteren Stromstoßes zulässt. Es fühlt sich an wie Überenergie, die entladen wird.

Es gehen alte Freundschaften kaputt. Disharmonien, die mit der Birkenporlingverreibung begonnen haben, spitzen sich jetzt zu. Der Arbeitskreis wird neu formiert, aber mit den neuen Regeln klappt es nicht, die Arbeit läuft nicht. Er wurde aufgelöst, aber nach einigen Monaten neu gegründet mit einigen aus der alten Riege und neuen Mitgliedern. Dieser läuft seither sehr harmonisch.

Die Pilze rütteln an den alten Mustern, alles was wackelig ist, bricht zusammen. Aber es wird neu formiert, es entstehen neue Freundschaften, Gruppen und Aktivitäten.

Traum nach der Verreibung von J. B.:

Vom 3. auf den 4.11.:
Sollte einen Stoff abstecken und sitze auf dem Boden. Es kommt ein Insekt und sitzt zuerst auf meinem Blusenausschnitt. Ich schlage es runter. Will es mit dem Patscher erschlagen, summt aber immer noch. Ist unkaputtbar!! Ich sage, dass ich glaube, ich träume, weil ich es nicht erschlagen kann.

In der Kante des Stoffes, ein offener Saum, waren kleinfingergroße Essiggürkchen – waren aber dann Krokodilpuppen, wie kleine Käfer – und grün geringelte Raupen mit roten Augen. Wir haben uns alle geekelt.

Bin in der Kirche und verschenke Kerzen an Leute – z. T. neue, aber auch angebrannte. Alle haben aber einen weißen Docht und an der Seite Wachstränen

Ich kauere im Schweinestall. Ein Mädchen fragt mich auf englisch, wer hier wohnt. Ich sage „Pig“ und grunze. Sie fragt, wie viel Junge das Schwein hat. Ich sage auf deutsch: 17

Junger Mann wird von einem Auto angefahren und wird beim Bremsen über das Dach geschleudert. Ich will nach Hilfe rufen, aber piepse nur kaum hörbar: Hilfe!! Klettere die stufige Fassade runter, um zu schauen, ob ich selber helfen kann. Ich habe mein Handy nicht dabei. Ich hatte es meinem Mann geliehen (das war real so an diesem einen Tag)

Vom 6. auf den 7.11.
3 rechte Schuhe, fast gleich blaue Latschen, es war kein linker Schuh dabei. Bei Abreise eingefallen, dass alle Artikel aus dem Bad vergessen wurden, einzupacken

4. Fomes fomentarius HAMSE

Es wurde die HAMSE von 7 weiblichen Personen durchgeführt.

4.1 Gemütssymptome von HAMSE Fom-f

Betäubung, Benommenheit, Geistesabwesenheit, Konzentration, zerstreut sein

Tag 2, Pr. 1 C30
Sehr, sehr müde den ganzen Tag, kann mich nicht auf eine Arbeit konzentrieren, sehr ruhelos

Tag 1, Pr. 2 C30
Schnell einsetzende Müdigkeit, Schläfrigkeit, dabei unkonzentriert, wie benommen, stehe neben mir. Für kurze Zeit in eine Traumwelt abgedriftet, kann mich nicht mehr erinnern, wo ich war – wie in eine totale Gedankenleere abgedriftet

Tag 2 Pr. 2 C 30
Trotz dem Gefühl, total benommen zu sein, habe ich im Büro aufgearbeitet und alte liegen gebliebene Arbeiten weggearbeitet

Tag 3 Pr. 2 C 30
Supervisorin: Sie erscheint mir weicher, klarer, bewusster, wie geklärt

Tag 2, Pr.5
Langeweile, ich bin gleichgültig. Alles ist mir egal, teilnahmslos, Gleichgültigkeit.
Fühle mich dümmlich.

Empfindlichkeit auf Eindrücke

Tag 4 Pr. 3, C 30
Fühle mich allgemein sehr zentriert und merke dass ich gar nicht mehr so mitbekomme wie es anderen geht. Mein Interesse dafür ist jetzt auch weniger. Vorher habe ich meinen eigenen Gefühlszustand von anderen kaum unterscheiden können. Jetzt ist da mehr eine Grenze. Es ist um so viel leichter auf mich zu achten. Fühle mich ok, aber unemotionaler, weiß nicht genau wie ich das einordnen soll. Kann jetzt auch verstehen, wenn man das Gefühl hat, das Leben würde einem im Äußeren Vorgaben machen.

Tag 1, Pr. 1, C 200
Ich will die Nähe der anderen meiden: Ich fühle mich vor den anderen verletzbar, die anderen scheinen mir gefährlich zu sein. Will sie mir in Abstand halten, es geht alles so tief unter die Haut.

Wie im Traum, alles erscheint unwirklich

Tag 3, Pr. 1, C 200
Mein Rücken fühlt sich leicht an, spüre keine Wirbeksäule. Nichts ist mir wichtig, fühle mich abgeschlossen, fühle nur noch mich und Jetzt. Ich löse mich auf und meine Dimensionen dehnen sich aus. Das Zurückkommen aus diesem Gefühl, aus diesem Traum, tut richtig weh, die Waden spannen, der Rücken schmerzt und ist hart. Es kribbelt überall.

Tag 3, Pr. 3, C 30
Allgemein fühle ich mich mehr in die Zeit eingebunden. Sie vergeht schneller, aber auch effektiver. Höre sonst einfach gerne mal Musik oder träume vor mich hin. Jetzt finde ich,

das kostet mir zu viel Zeit. Möchte auch nicht mehr einfach nur rausgehen und draußen sein. Nur wenn ich da konkret was zu tun hätte. Habe sonst eigentlich nicht so sehr an das Tun gedacht. Finde, ich bin heute gut strukturiert und habe in der richtigen Zeit alles gut geschafft was ich so wollte. Stehe fest mit beiden Beinen im Leben. Fühle mich eigentlich ganz wohl.

Tag 2, Pr. 1, C 200
Alles erscheint so unwirklich. Muss mich immer wieder ins hier und jetzt zwingen.

Chaotisch

Tag 2, Pr. 1 C30
Sehr, sehr müde den ganzen Tag, kann mich nicht auf eine Arbeit konzentrieren, sehr ruhelos

Tag 2, Pr. 5, C 200
Bin sprunghaft, gehe schnell zu neuen Beschäftigungen über und lasse die alten angefangen und unvollendet liegen. Aber sehr bald erinnere ich mich wieder daran, komme in einen Zwiespalt.

Mangel an Diplomatie, sagt direkt unverblümt die Wahrheit, Leute wegstoßen

Tag 5, C 200, Pr.5
Bin sehr direkt und undiplomatisch, wie ein pubertierendes Kind. Stoße die Leute vor den Kopf.

Tag 2, Pr. 3, C 30
Habe mit einer Freundin telefoniert. Sie hat mir viel erzählt, was sie gerade so belastet und was sie so alles nicht auf die Reihe bekommt. Habe heute kein Verständnis dafür. Sage ihr, ich finde es nicht gut, wenn alle immer so nett sind zu ihr, obwohl sie ihre Aufgaben nicht schafft. Finde, sie bräuchte härtere Konsequenzen und nicht immer so eine Weichheit und Freundlichkeit. Denke, ich müsse das übernehmen. Habe sie vor den Kopf gestoßen, fand ihr Verhalten völlig unreif.

Tag 4, Pr. 3, C 30
Eine Freundin wollte noch mit mir per sms kommunizieren. Möchte jetzt ins Bett, es ist ja schon spät. Habe sie zum erstenmal abgewimmelt. Sage ihr sie solle sich doch morgen an ihre Therapeutin wenden. Finde das eine sehr gute Idee von mir. Die kann ihr ja viel strukturierter zuhören.

Verlangen, getragen, genährt zu werden

Tag 3 Pr. 5 C 200
Ein sehr weibliches, matronenhaftes Gefühl. Ich sehne mich nach der großen Managerin, der großen Chefin, die auf alle sehr liebevoll eingeht, alle elementaren Grundbedürfnisse erfüllt, an deren Schulter ich mich anlehnen kann, die mich anhört. Ich stehe dabei im Mittelpunkt.

Selbstbetrachtung, philosophieren, unabhängig sein

Tag 3, Pr. 5 C 200
Bin sehr klar und kann viele Begebenheiten in meinem Leben klar sehen. Ich erkenne, dass es in meinem Leben bestimmte Menschen gibt, die viel Liebe und Zuneigung zeigen, zwar faszinieren, mitreißen, aber Verführer sind. Sie verführen dazu, dass man abhängig wird, dass man selbst nicht mehr kontrolliert und analysiert. Man wird Wachs in deren Händen, wird gefoppt, beleidigt und wieder zuckersüß gefoppt und dann fallen gelassen. Es ist ein Spiel mit den Zuneigungen. Unter dem Einfluss dieses Mittels brauche ich diese Guru-Typen nicht mehr, die mich vorübergehend auf den Leuchter stellen und dabei sich selbst noch beleuchten lassen. Ich erkenne das Spiel des anderen und kann mich loslösen. Ich erkenne die Magie der sogenannten charismatischen Menschen, suche nach der Echtheit, nach der Wahrheit, dem Spirit in der Ruhe und Gelassenheit, der Weisheit von Alles in Allem. Die Erkenntnis ist sehr schmerzhaft. Ich fühle mich sehr ausgenutzt, benutzt, vor allem bin ich beschämt, dass ich dieses Spiel mitgespielt habe.

Tag 7, Pr. 6, C 200
Bin sehr in Selbstbetrachtung und empfinde bestimmte Gesten gleich als Feindseligkeit. Ich spüre die Wut auf mich von bestimmten Personen. Ich weiß, in ihren Augen habe ich ihnen weh getan. Aber ich kann und will mich nicht entschuldigen. Ich habe das Gefühl, ich würde mich dadurch erniedrigen, von meinem Selbstbewusstsein, von meinem Dasein was abgehen müssen. Das würde ja bedeuten, ich gestehe vor jemand anderen meine Fehler ein und gebe ihm recht. Natürlich weiß ich, dass die Person auch Fehler gemacht hat, aber nachdem ich das bessere Wissen über das Fehlverhalten habe, wäre es meine Aufgabe, den ersten Schritt zu tun. Ich kann es aber nicht zulassen, dass die andere Person dadurch über mir steht. Ich habe Angst, dass sie diese Position ausnutzen könnte. (das ist sonst nicht meine Art zu handeln, bin sonst sehr harmoniesüchtig).

Tag 2, Pr. 3, C 30
Komisch dass ich früher nie bemerkt habe, wie schön es ist einen gut funktionierenden Körper zu haben. Habe viel mit älteren Menschen gearbeitet, die über ihre Gebrechen klagten. Sagte immer ich glaube, dass das das schlimm ist…was für leere Worte…konn-

te mir das eigentlich nie vorstellen. Jetzt schon. Denke mir, man sollte seine körperliche Aktivität gut für sich nutzten und zielgerichtet einsetzen.

Dankbarkeit, Zufriedenheit

Tag 2, Pr. 3, C 30
Bin sehr froh, dass ich körperlich noch den Haushalt erledigen kann. Freue mich darüber, dass es mir so gut geht und dass ich keine körperlichen Gebrechen habe. Hatte mir zuvor noch nie Gedanken darüber gemacht.

Gedanken über Generationen und deren Probleme

Tag 3, Pr. 3, C 30
Lustig wie sich Generationen doch immer wiederholen und doch in sich geschlossen anders sind. Auch Trends spielen hier wohl eine große Rolle.

Still, Verlangen still zu sein, möchte nicht reden, introvertiert

Tag 3, Pr. 3, C 30
Merke in der Früh zum ersten Mal, wenn ich den Kindern Frühstück mache, wie introvertiert ich da bin. Möchte morgens gerne wacher sein und gesprächiger. Nehme mir vor das zu ändern.

Zeitmanagement, Klarheit, Strukturierung

Tag 3, Pr. 3, C 30
Als die Kinder weg sind, überlege ich mir wieder, mich noch kurz hinzulegen. Aber meine momentane Vorstellung, das ist Zeitverschwendung, siegt schon wieder. Habe ja bis Mittag noch einiges zu tun. Alles sollte ja strukturiert und wohl besonnen zu machen sein. (Habe früher nie an Zeit gedacht). Ich habe nicht mehr das Bedürfnis mich noch kurz hinzulegen und der „ Welt hier zu entfliehen“. Das ist sehr ungewöhnlich für mich. Bin halt jetzt da und das ist doch ganz normal so!

Tag 3, Pr. 3, C 30
Allgemein fühle ich mich mehr in die Zeit eingebunden. Sie vergeht schneller, aber auch effektiver. Höre sonst einfach gerne mal Musik oder träume vor mich hin. Jetzt finde ich, das kostet mich zu viel Zeit. Möchte auch nicht mehr einfach nur rausgehen und draußen sein. Nur wenn ich da was konkret zu tun hätte. Habe sonst eigentlich nicht so sehr an das Tun gedacht. Finde ich bin heute gut strukturiert und habe in der richtigen Zeit alles gut geschafft, was ich so wollte. Stehe fest mit beiden Beinen im Leben. Fühle mich eigentlich ganz wohl.

4.2 Körpersymptome HAMSE Form-f

Schwindel

- Schwindel, beim Aufstehen vom Liegen, morgens (5/30)
- Schwindel beim Blicken nach unten (AB C2/3)
- Schwindel schwankend, taumelnd (1/M)

Kopf

- Kopfschmerzen (2/30)
- Kopfschmerzen, drückend von innen nach außen (AB C2/2)
- Kopfschmerzen berstend (2/C200)
- Kopfschmerzen, über dem rechten Auge (AG C2/3)
- Kopfschmerzen, links (AB C3/3)
- Schweregefühl (AB C4/1)

Augen

- *Müde, schwer offen zu halten (AB C1/3; C2/1)*
- Photophobie (AB C2/2)
- **Schmerz brennend (AB C1/3; C2/1; C2/2)**
- Schmerz drückend, über den Augen (AG C2/3)
- Staub, Gefühl von, in den Augen (AB C2/2)

Sehen

- Lichtblitze bei geschlossenen Augen, ausgelöst durch Geräusche (1/C30)
- Lila Kugeln bei geschlossenen Augen, ausgelöst durch Geräusche (1/C30)
- Flammen bei geschlossenen Augen, ausgelöst durch Geräusche (1(C30)

Ohren

- Druck auf den Ohren, wie bei einer Talfahrt (AB C1/3)
- Empfindlichkeit, Geräusche, werden nah und laut empfunden (AB C4/1)
- Entzündung Ohrmuschel (6/C200)
- Schmerz stechend, rechts (3/12)
- Schmerz Ohrmuschel bei Entzündung und Schwellung (6/C200)
- Schwellung Ohrmuschel, heiß und rot (6/C200)
- Schwerhörigkeit (5/30 über mehrere Tage)

Nase

- Jucken (AB C1/2)
- Niesreiz (AG C2/3)

- Trockenheit (AB C1/2)
- Verstopfte Nase wird frei (JB C2/3)

Gesicht

- Gesicht Farbe rot (JB C1/2; C1/3)
- Gesicht, Farbe rot beide Wangen (5/30)
- Gesicht Hitze (AB C1/2)

Mund

- Bläschen, Gefühl von, auf der Zunge (AG C3/1)
- Geschmack metallisch (2/30)
- Jucken Gaumen (AB C2/3)
- Schmerz, Gaumen, brennend, hinter den Schneidezähnen (AB C4/1)
- Schmerz Kiefer, Li Oberkiefer (AG C4/1)
- Zähne zusammengebissen (AB C1/2)

Innerer Hals

- Engegefühl, zusammenschnürend (1/200)
- Pulsieren, in der Schilddrüse mit Herzklopfen (1/200)
- Schmerz, drückend (1/200)
- *Schmerz kratzig (AB C2/2; AG C4/3)*
- Staub, Gefühl von, im Hals, was Trockenheit verursacht (AB C2/3)
- *Trockenheit (AB C2/2; C2/3)*

Kehlkopf

- Engegefühl
- Räuspern
- Schmerz, drückend, Schilddrüse
- Schmerz pulsierend, Schilddrüse
- Stimme heiser, besser durch Räuspern

Magen

- Durst vermehrt (JB 1/2)
- Würgen (6/M)
- Übelkeit mit Schwindel (1/M)

Abdomen

- Schmerz li. unterer Bereich (JB 1/3)

Genitalien

- Sexuelles Verlangen vermehrt (1/30)

Blase

- Urinieren selten (HB C2/3)

Kehlkopf

- Stimme kratzig, muss Räuspern (1/200)

Atmung

- Atmung schwer (1/M)

Brust

- Druck, Gefühl von, mit schwerer Atmung (1/M)
- Herzklopfen
- Herzklopfen, Angst, wie bei
- Husten bessert sich (3/12)
- Hustenreiz, wie wenn Staub eingeatmet werden würde (AG C2/2)
- Hustenreiz, durch Kratzen im Hals (AG C4/3)
- Hypertoniekrise (2/C30)
- Kälte, Eiseskälte, wird durch warme Anwendung nicht besser (5/30)

Rücken

- Kälte, Eiseskälte, oberer Rücken, warme Auflagen bessern nicht (1 / 30; 5/30)
- Rückenschmerzen
- Rückenschmerzen (JB C1/1; HB C2/2)
- Rückenschmerzen BWS unterer Bereich (JB 1/3)
- Rückenschmerzen vermehrt seit Verreibung, dauert 3 Tage (AB)
- Rückenschmerzen wie Stromstoß, bei jeder Bewegung (AB)
- Rückenschmerz schießend von innen nach außen, lähmend LWS-Bereich(AB)
- Rückenschmerz lähmend (AB)
- Rückenschmerzen, Zervikalregion (6/M)

Extremitäten

- Ruhelosigkeit, Beine, schmerzhaft (1/1)
- Schmerz, Hüfte (2/30)
- Schmerz Oberschenkel außen (2/30)
- Schmerz, Beine, erstreckt sich nach oben bis Kreuzbein (1/30)
- Schmerz, Beine, li (AB C4/1)

- Schmerz Knie pochend (AB C2/3)
- Schmerz, Knie, ziehend, in alter Verletzung (2/C30)
- Schmerz, Knie, unmöglich aufzutreten (2/C30)
- Schmerz, Knie, agg. Berührung
- Schmerz Unterschenkel mit Ruhelosigkeit, erstreckt sich ins Kreuzbein (1/C30)
- Schmerz, Zehe große, li, wie erfroren (1/M)
- Schmerz, Zehen groß, krampfhaft (1/M)
- Schmerz, Beine, Unterschenkel, nachts nach 2 h, mit Ruhelosigkeit (1/30)
- Schwellung, Empfindung von, schmerzhaft (1/30)
- Verkürzungsgefühl, Zehen groß (1/M)
- Verkürzungsgefühl, Gefühl von dünnen Drähten in der Großzehe links

Schlaf

- **Gähnen (JB C2 /2)**
- Schlaflosigkeit mit Ruhelosigkeit (1/30; 1/M)
- Schlaf unerquicklich (1/M)
- Schlaflosigkeit trotz Schläfrigkeit (1/C30)
- Schlaflosigkeit durch Ruhelosigkeit der Beine (1/C30)
- Schläfrigkeit (1/C30; 2/C30)

Träume

- Backen, Pizza backen mit Kindern (5/30)
- Beißen, wildes Tier (Leopard) beißt in die Schulter
- Fremdartig, alles ist (5/30)
- Fremde Sprache, spricht im Traum englisch (JB; 3/C30)
- Generationsprobleme (3/C30)
- Generationen, über verschiedene (5/30)
- Handlungen sind altersgemäß nicht passend (3/C30)
- Haaren, von kurzen, abrasierten Haaren (5/30; mehrmals)
- Hektik (5/30)
- Hunger, bekomme in der Hektik nichts ab (3/C30)
- Limonade, bunte, wird angeboten (3/C30)
- Menschen, alte Menschen (5/30)
- Oma heiratet (3/30)
- Party (5/30)
- Party mit Tanzmusik und Modeschow (5/30)
- Party, fühlt sich unwohl, Anwesende passen nicht zu ihrem Alter (3/C30)
- Party, fühlt sich unwohl, ist in einer fremden Welt (3/C30; 2x)
- Party, viele kleine Kinder anwesend (3/C30)

- Spielkarten, Herz-Ober (5/30)
- Sprechen in Sprache englisch (5/30, JB nach Verreibung)
- Schuldig, fühlt sich schuldig (3/C30)
- Wildes Tier (Leopard) an der Leine beißt

Haut
- Jucken (1/M)
- Jucken, Flohbisse wie, stichelnd (1/M)
- Jucken, heftig, will kratzen bis es blutet (1/1)
- Juckreiz am ganzen Körper, agg Bettwärme (1/C30)
- Juckreiz bei Bettwärme, amel abdecken (1/C30)
- Juckreiz, fein stechend

Allgemein
- Anästhesie, spürt den Körper nicht (1/M)
- Ameisenlaufen, Prickeln, < jedes Geräusch (1/200)
- Erschöpfung wird > (3/12)
- Hitze (AG C1/2)
- Hitze/Schwitzen (JB C1/1)
- Hypertonie (2/30)
- Hypotonie, schlimmer Aufstehen vom Liegen (5/30)
- Hitze intensiv plötzlich (AG C 1/2)
- Hitze, Mangel an Lebenswärme (6/M)
- Kälte, Eiseskälte Oberkörper, wird durch warme Anwendungen nicht besser (5/30)
- **Müdigkeit (JB C1/3; C2/2; AG C3/1; C3/2; 1/30 mehrere Tage)**
- Müdigkeit mit Schläfrigkeit (2/30)
- Schmerzen in alten Verletzungen (2/30)
- Schwäche plötzlich (6/M)
- Schwere mit Müdigkeit (1/30)

4.3 Heilungsziel des Fom-f

Klare Grenzen ziehen, „Nein" sagen können und die Kraft zu haben, nicht mehr wankelmütig zu werden, sondern sein Eigenes durchzuziehen. Das Opferverhalten wird erkannt und abgestellt. Der eigene Lebensauftrag beginnt wieder sich zu melden und will erfüllt werden. Der Mensch erkennt, dass er sich von Äußerlichkeiten beeinflussen hat lassen, dass er beim Mitlaufen im Strom sich selbst und seine eigenen Bedürfnisse vergessen hat. Er bekommt Klarheit in den eigenen Zielen, im eigenen Wollen, er will wieder seine

eigenen Wege gehen. Er bekommt auch die Kraft und den Mut, seine Vorhaben durchzusetzen, durchzuführen und durchzuhalten.
Neuorientierung ist ein großes Thema bei den Baumpilz-Mitteln allgemein, wie Pipt-b., Fom-f. und Ganod-l. Es wird ihm die Trennung bewusst, die Trennung von seinen eigenen echten Bedürfnissen und vom großen Ganzen. Das tuberkulinische Sehnen nach Dingen, Erlebnissen und das Gefühl, nie davon satt zu werden, wird geringer. Er merkt, dass er seine Leere damit nicht füllen kann und besinnt sich auf die inneren Werte.
Diese Selbsterfahrung haben die Studenten besonders beim Zunderschwamm gemacht. Unangenehme Reaktionen des Umfelds lassen nicht auf sich warten, denn es bricht ein bequemer, stützender und verlässlicher Teil weg, auf den man sich bisher gestützt und verlassen hat. Diese Bequemlichkeiten und Vorteile werden nicht ohne Widerstand losgelassen. Fom-f. gibt auch die Kraft dazu, ohne Reue und schlechtem Gewissen bei sich zu bleiben, seinen eigenständigen Weg zu gehen. Wie der Zunderschwamm sich auf eine Richtung ausrichtet und sich nicht beirren lässt, wenn der Stamm gedreht wird, er behält trotzdem sein Ziel, seine Wuchsrichtung bei. So kann der geheilte Mensch sein Ziel trotz widriger Umstände im Auge behalten. Er ist klar und wahrhaftig. Die Patienten mit Betäubungs- und drogigen Symptomen, abgedriftet und in einer Phantasiewelt, kehren wieder zur Realität zurück, wenn auch oft die Realität schmerzhaft und unangenehm sein kann. Probleme, die unüberwindlich erscheinen, kaum zu bewältigen, können angegangen und gelöst werden. Gerade im Pilzzustand neigen die Patienten zum Übertreiben, alle Probleme erscheinen unüberwindlich. Die hohe innere Anspannung zeigt sich in den heftigen Muskelkrämpfen, ein Festhalten des aktuellen Zustandes mit Angst vor Veränderungen. Die Kraftlosigkeit und Müdigkeit, meistens verbunden mit Zuckerhunger, die häufig keine organischen Ursachen haben, sind oft Zeichen einer Depression. In der Heilung darf wieder etwas Neues geschehen, der Patient hat die Kraft und den Mut dazu. Der Zunderschwamm hat einen starken Bezug zu den Gelenken, die Beweglichkeit wird verbessert, der Patient kann seinen Weg beschreiten. Außerdem wirkt er sehr reinigend auf den Organismus. Nach der Arzneimittelverordnung Fom-f haben viele Patienten anschließend Durchfall bekommen, ein Zeichen der Reinigung.

5. Fälle mit Fom-f

5.1 Fall: Heftigste Krämpfe

M. G. männlich.
Seit 1996 in homöopathischer Behandlung. Wegen Blepharospasmus bei Meige Syndrom, depressiven Störungen, restless legs. (Meige-Syndrom: Krämpfe der Gesichts-Kiefer- und Schlundmuskulatur, krampfhafter Lidschluss unbekannter Ursache) War in psychosomatischer Klinik, wurde auch mit Botulinumtoxin behandelt. Trotz intensiver fachärztlicher und homöopathischer Behandlung hat sich keinerlei Besserung eingestellt.

M. hat sich über Jahre überfordert, nie Urlaub gemacht. Der Arbeitstag dauerte meist bis 22 Uhr. Er ist sehr ehrgeizig. Es ist nie genug, wenn es nicht das Beste ist. Auf der Uni hat er als bester abgeschnitten, aber nicht nur von seinem Jahrgang, sondern er war der Beste, der je diese Uni verlassen hat. Seine Wissbegier ist uferlos.

Er hat in verschiedenen Firmen gearbeitet und bekam immer die Rolle, die heißen Kartoffeln aus dem Feuer zu holen. In der letzten Firma versuchte er, diese vor dem Ruin zu erretten und er bekam keinerlei Unterstützung, nicht einmal aus den eigenen Reihen.

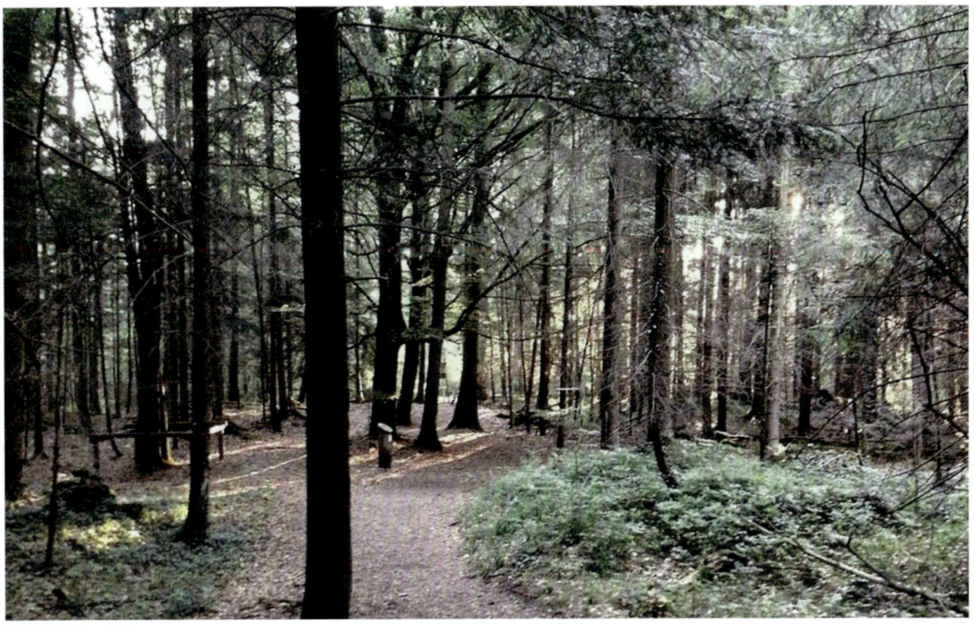

Eibenwald

Er kämpfte gegen eine Übermacht, ohne Chance auf Erfolg. Seine Kollegen arbeiteten sogar gegen ihn.

Er wurde sehr empfindlich auf alle Geräusche, Lärm und Licht, weitere Verschlechterung bis zum jetzigen Stand des Meige Syndroms, eine ideopathische orofaziale Dyskinesie. Gesichts-, Kiefer- und Schlundmuskulatur verkrampfen unkontrolliert, das Gesicht grimassiert, der Mund wird weit krampfhaft geöffnet und die Augenlider schließen sich krampfhaft. Er kann die Augen nicht mehr willentlich öffnen. Dies passiert immer dann, wenn er nicht beschäftigt ist oder nicht abgelenkt wird. Es passierte schon mal beim Fahrradfahren. Da die Lider krampfhaft geschlossen werden, kann er nichts mehr sehen und die Folge war ein Sturz.

Bei den Gesichtskrämpfen hat er das Gefühl, als würde die Haut und die Muskulatur wie mit einem Halfter nach hinten gezogen. Dies geht bis in den Hals. Der Hals macht dann auch fast zu. Dabei bekommt er aber alles mit, kann aber auf Fragen nicht reagieren. Seine unruhigen Beine sind so heftig, dass sie in der Nacht richtig ausschlagen und gegen die Matratze einschlagen, wie heftige krampfhafte Entladungen. Der Schlaf ist dadurch gestört. Er hat viele Institutionen besucht, hat schulmedizinische und homöopathische Hilfe bekommen, aber alles blieb ohne Erfolg. Er stellte sich unserer Supervisionsgruppe vor.

Inzwischen hatte er über die vielen Jahre von verschiedenen Therapeuten unterschiedlichste Arzneimittelverordnungen bekommen, so dass die allgemein guten Ideen zur Arzneimittelverordnung schon verworfen werden konnten, weil sie wirkungslos blieben, egal welche Vorgehensweise angezeigt war.

Auffallend und intensiv: Krämpfe, Entladungen, Empfindlich auf Licht und Lärm, > Ablenkung und Arbeit, Beschäftigung. (Hat sein Leben lang in Firmen gearbeitet, wo seine Aufgabe war, zerfallenden Strukturen gegen zu arbeiten)

Seine Frau erzählte noch, dass er bereits als Kind im Bett sich nicht drehen konnte. Sobald er liegt, kann er keine Seitendrehung mehr machen. Der Buchenporling oder der Zunderschwamm wächst immer so, dass die Unterseite seines Hutes zum Boden zeigt. Fällt der Stamm um, ändert er seine Wuchsrichtung, so dass seine Porenseite wieder nach unten zeigt.

Viele Symptome haben Ähnlichkeit mit Agaricus und Mygale.
Wir verordneten ihm Fomes fomentarius C 30 und dann C 200.

FU nach einem halben Jahr:
Die heftigen Entladungen in den Beinen sind komplett weg und er kann auch deshalb wieder schlafen. Seine Antidepressiva hat er bereits auf ein Minimum reduziert. Leider sind alle Symptome im Gesichts- und Augenbereich noch gleich geblieben, also weiter

machen und nicht die Hoffnung verlieren. Leider haben wir in der Supervisionsgruppe nichts mehr von ihm gehört.

5.2 Fall: Der Nörgler mit Krämpfen

Gr. männlich, 65 Jahre,

Diabetes, Durchblutungsstörungen beider Füße und Fußgelenke, besteht seit ungefähr 6 Jahren; Krämpfe am ganzen Körper seit Jugendzeit. Sie sind sehr schmerzhaft, treten plötzlich und häufig am Tag und im Schlaf auf. Diabetes ist mit Tabletten gut eingestellt.

Die Füße sind von der Temperatur normal, er hat aber das Gefühl, sie seien heiß. Berührung löst einen heftigen brennenden Schmerz aus. Untersuchungen ergeben keinerlei Anzeichen einer diabetischen Neuropathie mit venöser Insuffizienz. Er meinte, mit den Krämpfen leben zu müssen, da gäbe es keinerlei Besserung oder Hoffnung auf Heilung mehr.

Die Krämpfe kommen plötzlich, am schlimmsten im Schlaf. Er erwacht dann von den Schmerzen. Tagsüber, wenn er merkt, dass die Krämpfe anrollen, dann versucht er tief zu Gähnen oder sich zu strecken, damit kann er oft die Anfälle abwenden.

Die Krämpfe sind so schmerzhaft und heftig, dass er meint, die Knochen würden brechen oder die Muskeln reißen. Am schlimmsten sind sie im Gesicht und in den Beinen. Nach den Anfällen zeigen sich heftige willkürliche Muskelbewegungen und Tics im Gesicht, er kann schlecht mit den Füßen auftreten und hat einen taumelnden Gang.

Sein Vater hatte Diabetes und ist nach einem Schlaganfall gestorben, seine Mutter an Brustkrebs. Bei den Großeltern war nichts Auffälliges. Er meint, die Krämpfe kommen davon, dass er als Kind von ca. 4 Meter Höhe gefallen ist und Gehirnerschütterung hatte, die nicht fachmännisch behandelt wurde.

Er ist ein sehr umtriebiger Mensch, übergewichtig und von sich selbst sagt er, er wird schnell zornig, schreit dann die Leute an und dann ist für ihn alles schnell wieder vergessen. Er hat schon viele Therapien bekommen, war im Schlaflabor, Neuraltherapie, Neuroleptika bekommen und vieles mehr. Verordnung zuerst Arnika, wegen der Gehirnerschütterung, darauf die Tetanusnosode wegen häufiger Verletzungen, viele Impfungen und die Krämpfe sind tetanisch, konvulsivisch.

	Cupr.	Cic.	Bell.	Arn.	Rheum	Stry.	Ip.	Hyper.	Led.	Cocc.	Spong.	Cina	Anan.	Gels.	Nux-v.	Hyos.
Analyse	100	64	63	62	53	52	52	48	48	47	47	46	45	44	42	40
Gesicht; KONVULSIONEN, Spasmen (221)	4	4	4	1	4	4	4	4	4	3	3	3	3	3	4	4
Gesicht; ZUCKEN; konvulsivisch, spasmodisch (39)	3	3	3		4	1	4					3	3	3	1	3
Gesicht; ZUCKEN; schmerzhaft, Tic douloureux (47)	1		3			3						1	3	3	1	
Allgemeines; KONVULSIONEN, Spasmen; Gehirnerschütterung, nach (10)	3	4		4				3	3							

Grafik 6

Verordnung: Cuprum metallicum C 30

Die Krämpfe wurden nur minimal besser. Das Mittel Cuprum zeigte keinerlei Besserung. Wegen seiner hohen Reizbarkeit bekam er Strychninum in aufsteigenden Potenzen über 3 Monate und auch da blieb die gewünschte Wirkung aus.

Nach ca. 2 Monaten Pause gab ich zuerst Agaricus LM 3, täglich 1 Tropfen, dann täglich 2 x 1 Tropfen, anschließend in aufsteigende Potenzen bis LM 12. Die Krämpfe wurden immer leichter und weniger häufig. Übrig blieben die nächtlichen Krampfanfälle in den Füßen, wenn auch seltener und leichter. Die Schmerzen in den Füßen kamen und gingen, blieben aber gleich. Das Hitzegefühl war weg. Dazu kam aber leichte Taubheit, Schmerzen in den Zehen und geschwollene schmerzhafte Knie. Das Gesicht zeigte Spannungen und Tics.

Trotz Potenzwechsel und Zwischengaben blieb es bei diesem angegebenen Stand. Ich tippte auf harnsaurer Diathese und eine Laboruntersuchung bestätigte dies.

Neue Anamnese:

T: Erzählen Sie von den Schmerzen!

P: Die Schmerzen in den Zehen sind nur bei Berührung. Wenn ich aus dem Bett steige, habe ich Schmerzen in den Zehen, als wären sie erfroren. Wenn ich die Socken drüber streife, dann brennt und nadelt es. Im Knie sind die Schmerzen auch brennend. Wenn es ganz schlimm wird, dann pocht es. Diese Schmerzen ziehen bis in den Unterleib und Rücken, ich kann mich kaum hinsetzen. Dann wird mir eiskalt und ich muss mich heiß duschen, dass die Haut fast krebsrot wird. Erst dann wird mir wieder leicht besser. Ich werde sehr müde und will nur noch schlafen.

T: Müde? Erzählen Sie mehr!

P: Es ist, als würde die ganze Kraft aus mir rausgehen, wie wenn ich angezapft worden wäre. Da kann ich kaum mehr den Kopf hochhalten vor Müdigkeit.

T: Erzählen Sie mehr über die Müdigkeit!

P: Da bin ich wie nicht mehr da, wie in einer Nebelsuppe. Ich höre alles nur noch von ganz fern. Bin wie betrunken ohne Alkohol. Kann mich auch nicht mehr unterhalten. Bin müde und es treibt mich umher. Wie ferngesteuert

T: Ferngesteuert?

P: Ja, wie wenn jemand mich mit einem Steuerknüppel lenkt und mir dann die Luft raus lässt. Dann bin ich wie aufgelöst, wie ohne Grenzen, ohne Energie.

T: In den alten Aufzeichnungen sehe ich, dass Sie über Zorn und Schreien berichtet haben!

P: Ja, meine Frau beklagt sich sehr, dass ich so verletzend spreche und keinerlei Rücksicht nehme. Beim letzten Stammtisch hat sie mir unterm Tisch gegen das Schienbein getreten, weil sie schon wusste, was ich gerade sagen wollte. Sie sagt immer: „Du bist ein furchtbarer alter Grantler und Nörgler geworden."

T: Grantler? Erzählen Sie mehr

P: Normalerweise bin ich ein sehr geselliger Mensch, mag die Menschen und unterhalte mich gerne. Aber in letzter Zeit will ich nicht reden, es regt mich auf, wenn ich reden soll. Wenn ich was sage, dann kommt es patzig und beleidigend rüber.

	Led.	Arn.	Lach.	Calc.	Lyc.	Colch.	Bry.	Nat-s.	Cic.	Cupr.	Benz-ac.	Zinc.	Caust.	Rhus-t.	Hyper.	Rheum	Phos.
Analyse	100	73	70	64	59	50	49	49	46	44	43	42	41	41	38	38	38
Gesicht; KONVULSIONEN, Spasmen (221)	4	1	3	1	3	1	4		4	4		3	4	4	4	4	1
Gesicht; ZUCKEN; konvulsivisch, spasmodisch (39)					1				3	3		1	1			4	
Allgemeines; KONVULSIONEN, Spasmen; Gehirnerschütterung, nach (10)	3	4						3	4	3					3		
Extremitäten; SCHMERZ, Gliederschmerzen; Berührung; schl. (137)	3	3	4	3	2	4	3			1		1	3	3	3		3
Extremitäten; HITZE; Empfindung; Beine (16)			3				1							1			
Extremitäten; SCHMERZ, Gliederschmerzen; Erfrierung, Schmerz wie durch; Zehen (8)							1					3					1
Extremitäten; SCHMERZ, Gliederschmerzen; gichtig; Knie (18)	3	1	3	4							4			3			
Extremitäten; SCHMERZ, Gliederschmerzen; gichtig; Füße (18)	3			1	1	1		3									
Extremitäten; SCHMERZ, Gliederschmerzen; gichtig; Zehen (44)	4	3		3	4	1	3				3	1	3			1	1
Extremitäten; SCHMERZ, Gliederschmerzen; gichtig; chronisch (14)			1	1	1			1			1		1				1
Extremitäten; SCHMERZ, Gliederschmerzen; gichtig; Furcht vor Berührung, mit (2)		1				1											

Grafik 7

Die Repertorisation der Symptome zeigt Ledum. Der Grantler und Nörgler würde auch dazu passen. Meine Überlegung war, dass klinisch gesehen eine Borreliose dahinter stecken könnte und er bekam

Ledum C 200, jeden 2. Tag

Eine Titerbestimmung bestätigte meine Vermutung nicht. Es trat auch keinerlei Besserung ein. Inzwischen war meine HAMSE von Fom-f. abgeschlossen. Nachdem ihm Agaricus so gut geholfen hat, aber die Heilung nicht zu Ende führte, dachte ich an einen weiteren Pilz. Bei der Prüfung mit dem Zunderschwamm kamen viele Gelenkschmerzen und Krämpfe vor. Ich gab ihm deshalb

Fomes fomentarius C 30, anfangs täglich in Wasser, dann 2 x pro Woche.

FU nach 3 Wochen:
Er bekam einen drei Tage dauernden Durchfall, sehr flüssig und stinkend. Als erstes gingen dann die Kreuzschmerzen weg, dann wurden die Knie besser. Die Füße machen immer noch Probleme. Die Tics und die Spannungen im Gesicht sind leichter, er sieht entspannter aus und auch die Sprache ist flüssiger.

Verordnung: Weitere Einnahmen mit C 30 in Wasser aufgelöst und jeden Tag nach Verschüttelung einen Esslöffel voll. Nach weiteren 2 Wochen wechselte ich auf die C 200, was besonders die Spannungen im Gesicht lockerte. Nach Gabe von C 1000 nach 2 Monaten machte die Heilung noch einmal einen Sprung.

Beobachtung mit Fom-f. jetzt 2 Jahre. Er hat immer wieder mal einen Gichtanfall im Knie, meist nach groben Diätfehlern, aber die Spannungen und Krampfbereitschaften haben sich immer mehr gelöst. Die Füße zeigen keinerlei Probleme mehr. Die anfallende Müdigkeit ist besser. Er meint, als Rentner darf man schon mal müde sein, aber diese schonungslose, die Beine wegziehende Müdigkeit ist nicht mehr da. Er behauptet von sich, dass er nicht mehr so aufbrausend und beleidigend sei. Er bekam noch 2 Wiederholungen von der C 1000 Potenz und für Notfälle gegen die Gicht hat er die C 30 zuhause.

Beobachtung nach 5 Jahren: Die Krämpfe haben sich vollkommen gelöst, von Durchblutungsstörungen sind keine Spuren mehr da, nur die Gicht macht ihm zwischendrin zu schaffen. Er nimmt akut die C 30 von Fom-f. aufgelöst.

5.3 Fall: Zittern im Kopf

Weiblich, 30 Jahre
Magenprobleme, die Nerven liegen blank, Krämpfe, schmerzhaft verkrampfte Muskulatur. Ausgelaugt, müde, Myome, Rückenschmerzen, Discusprolaps in der HWS.

Sie ist mit ihrer Lebenssituation nicht zufrieden. Es kommen viele Bilder und Erinnerungen aus der Kindheit hoch und spürt dabei immer nur Einsamkeit, fühlt sich abgegrenzt und wird nicht wahrgenommen. Wie abgeschnitten vom Strom des Lebens, sie vegetiert, aber bekommt keine Sonne, keine Zuwendung. Sie hat es gelernt, nach außen zu gehen und eine Maske aufzusetzen, so wurde sie unter den Mitschülern beliebt, sogar als Vorbild oft hingestellt. Mit 14–20 Ess-Störungen, erst als sie einen Mann kennen gelernt hatte, wurde es besser. Sie bekam Psychotherapie, als aber die Eltern auch einbezogen werden sollten, haben beide sich verweigert.

P: „Ich durfte nie meinen Talenten nachgehen, es wurde nicht auf meine Sensibilitäten und Empfindungen eingegangen. Ich musste einfach funktionieren, es wurden einfach bestimmte Erwartungen übergestülpt. Ich funktionierte, um nicht die Liebe und Zuneigung der Eltern zu verlieren. Auch heute ist dies noch so, ich kann dieses Muster nicht ablegen. Zur Zeit plagen mich sehr viele Ängste, v.a. Zukunftsängste und mache mir darüber viele Gedanken.
In meinem Kopf herrscht Chaos, genauso in meinem Umfeld. Habe 1000 Baustellen und kann sie nicht ordnen. Ich will so viel, sehe so viele Möglichkeiten und alles überfordert mich. Ich ecke sehr häufig bei verschiedenen Leuten an, meistens weil ich meinen Mund nicht halten kann. Es ist so viel in Bewegung und ich wünsche mir Stillstand. Ich will die Zeit festhalten. Ich vergesse so viel, auch die Gedanken laufen mir davon. Immer wieder aufflammende Gastritis, am schlimmsten ist die Situation im Frühjahr. Sehr viel Sodbrennen. Im Nacken ist das Gefühl, als seien die Bänder zu kurz und muss immer dehnen und mich bewegen.
Es ist ein Gefühl von Zittern im Kopf beim Einschlafen, es wird immer stärker, dann kommt eine Entladung, danach wird es besser. Anschließend kann ich dann einschlafen. Die Myome bluten und der Ferritinspiegel im Serum ist zu niedrig. Hatte 2 Kaiserschnittgeburten, weil die Herztöne runter gingen. Appendix-OP."

Familienanamnese: Großmutter Selbstmord, Großvater Schlaganfall, weitere Großmutter Krebs, Vater Schlaganfall, lebt noch und ist Pflegefall, Mutter gesund.
Da ich vermutete, dass die erzählten Gemütssymptome sehr von der Psychotherapie eingefärbt wurden und dies nicht ihre eigene Sprache und ihr Ausdruck ist, bin ich hauptsächlich auf die Körpersymptome eingestiegen.

T: Erzählen Sie mir vom Zittern im Kopf:

P: Es ist ein feiner Tremor, ganz innen im Kopf, eine Spannung, wie wenn sich das Gehirn verkrampfen wollte. Das baut sich auf bis zum Höhepunkt, wo ich das Gefühl habe, dass sich ein Blitz entlädt. Der läuft über den Nacken den Rücken runter. Das tut richtig weh, aber dann wird es besser und ich kann einschlafen.

T: Erzählen Sie mehr:

P: Wie eine elektrische Aufladung und dann wieder eine Entladung, wie ein innerer Krampf, der sich plötzlich löst . Dann kann die Energie wieder zirkulieren. Im Nacken spüre ich einen dauerhaften Krampf und ich habe das Gefühl, ich muss diesem Zug immer entgegenhalten. Immer bin ich mit meinen Schmerzen beschäftigt und muss sehen, dass diese mich nicht übermannen. Muss dauerhaft dagegen halten. Das kostet soviel Kraft.

T: Dauerhaft dagegenhalten?

P: Ich habe das Gefühl, wenn ich nicht immer präsent bin und meine ganze Kraft aufwende, dagegenhalte, dann werde ich überrollt von diesen Schmerzen. Wie wenn ich immer ein Gleichgewicht halten müsste, immer auf der Hut, dass die andere Seite nicht stärker wird. Ich möchte einfach mal loslassen können und keine Schmerzen haben. Das dringt so tief ein und ist sehr stark, geht bis aufs Mark.

T: Stärker sein, dagegenhalten, erzählen Sie mehr:

P: Da ist etwas, was mich attackiert und mich nicht in Ruhe lässt. Mal der Magen, mal die Myomblutungen, dann die Nacken- und Rückenschmerzen. Ich habe das Gefühl, die sind miteinander verbunden und mal kommt das Problem an dieser, mal an jener Stelle hoch. Wenn ich mich auf die eine Stelle konzentriere und Massagen oder Umschläge mache, dann kommt siegessicher bestimmt etwas anderes daher. Ich konzentriere mich auf eine Stelle, habe meinen ganzen Fokus darauf, dann kommt ein anderer Brandherd an einer anderen Stelle. Das macht mich fertig und mürbe. Bin grantig und unleidlich zu meiner Familie, ecke bei meinen Kolleginnen an, die meiden mich schon. Es kommt mir alles so nah und ich fühle mich so wehrlos, aussichtslos. Ich habe das Gefühl, alle wollen was von mir und ich kann sie nicht befriedigend bedienen. Wie Insekten, die alle über mich herfallen und mich aussaugen wollen. Die Versuche, mich zu wehren sind häufig beleidigend, den gegebenen Umständen übertrieben. Das meint zumindest meine Freundin. Bin immer müde, oft so müde, dass ich das Gefühl habe, den Kopf nicht mehr halten zu können und die Knie knicken durch.

Zusammenfassung der Themen:

- Sie ist immer damit beschäftigt, die Balance zu halten, dagegenzuhalten
- In der Kindheit hat sie nur funktioniert

- Talente, Neigungen wurden vergraben
- will den Forderungen nachkommen.
- will die Zeit festhalten
- Essstörungen

Roter Faden:
Ich muss dagegenhalten, darf dabei keine Schwäche zeigen, sonst werde ich überrollt
Übertriebene Abwehrhaltung.
Zornig

Körper:
Krampfartige Schmerzen
Aufbauen und Entladen, Miteinander verbunden
Schwäche, Müdigkeit, ausgelaugt, ausgehöhlt.

Diagnose: Burn out

Analyse:
Einerseits sehr empfindlich, sensibel, andererseits sehr beleidigend
Offen und verwundbar, passiv, andererseits kämpferisch abwehrend
Heftige Krämpfe in der Muskulatur und dann wieder Schwäche, dass sie kaum den Kopf oder sich auf den Beinen halten kann.

Es gibt Themen aus dem Insektenreich und aus dem Pflanzenreich. Alle Symptome sind extrem entgegengesetzt und sie versucht die Balance zu halten. Sie sieht sich zwischendrin und wird von beiden Seiten attackiert.

Die Schwäche und dabei das Gefühl wie ausgehöhlt zu sein, diese übermenschlichen Anstrengungen und alles extrem, haben mich an die Prüfung der Baumpilze erinnert. Pilzthemen sind Eindringen, Durchdringen, sich leer und hohl fühlen, kämpferisch und mutig. Beim Buchenporling waren die Symptome Krämpfe und Schwäche sehr im Vordergrund.

Verordnung:
Fom-f C 200, jeden 2. Tag 1 Globuli in Wasser aufgerührt

2 Wochen später: Sie hat heftige Zahnschmerzen und ein Backenzahn sitzt auf Eiter.

Weitere 2 Wochen später nach der Wurzelbehandlung:
Anfangs hat sie viel geträumt von Krieg und von großen Schlachten. Sie war immer als Zuschauerin dabei. Sie hatte ein großes Schlafbedürfnis und dann kam das mit dem

Zahn. Sie nahm noch Arnika C 30 und ich gab ihr Symphytum C 200; 1 Gabe. Sie leidet zur Zeit an Lippenherpes und hat starke Mensblutungen, mit dunklen Klumpen und Schleimhautfetzen.

Verordnung: Fom-f M 1x die Woche eine Gabe

Nach weiteren 6 Wochen kommt eine blühende zufriedene Frau. Die letzte Mens war nach langer Zeit ganz normal. Der Magen ist zwar immer noch empfindlich auf Stress, aber die heftigen Schmerzen, das Zittern und die Entladungen im Kopf und die Rückenschmerzen sind um 60 % besser geworden. Auch die Kolleginnen merken ihre Ausgeglichenheit und sie hat wieder einen normalen Kontakt zu ihnen. Beobachtunszeit jetzt 2 Jahre: Sie hatte 3 x wiederholt einen Schwächeeinbruch, meist verbunden mit Lippenherpes. 1–2 Gaben Fom-f M haben ihr wieder auf die Beine geholfen.
„Ich fühle mich in meiner Mitte und erfüllt, ich kann wieder geben, ohne gleich an der Reserve zu sein! Auch meine HWS ist kein Thema mehr, nur manchmal, wenn ich wieder zuviel arbeite und sehr angespannt bin, dann habe ich wieder Nackenprobleme"

Wage weise zu sein! Wage, zu wissen

Faust zu Wagner:
„Daran erkenn´ ich den gelehrten Herrn!
Was ihr nicht tastet, steht euch meilenfern,
was ihr nicht fasst, das fehlt euch ganz und gar;
was ihr nicht rechnet, glaubt ihr, sei nicht wahr;
was ihr nicht wägt, hat für euch kein Gewicht;
was ihr nicht münzt, das meint ihr, gelte nicht."

J. W. v. Goethe

Studie C) Coprinus comatus, Schopftintling, Copr-c

1. Coprinus comatus oder der Schopftintling, Tintenpilz

Agaricaceae

Dieser Pilz, der mit dem Champignon verwandt ist, wächst auf Wiesen, auf gedüngten Rasenflächen und wird auch als Speisepilz verwendet. Auf der Hutunterseite zeigt er rosa Lamellen. Nur sollte man ihn ganz jung ernten, denn sehr bald, wenn er seinen Hut ausbreitet, beginnt er schwarz zu werden, wird schmierig und zerläuft wie schwarze Tinte. Kaum haben die Fruchtkörper ihre Köpfe aus dem Boden hervorgehoben und ihre Sporen gebildet, produzieren sie Enzyme, die den Pilz selbst verdauen. Darum sehen wir in kurzer Zeit nur noch schwarze Flüssigkeit wie Tinte. Bestimmte Insekten werden davon angezogen und sie dient ihnen als Nahrung. Die Pilzsporen aber überdauern den enzymatischen Abbau und die Darmpassage in den Insekten und werden unverdaut wieder ausgeschieden.

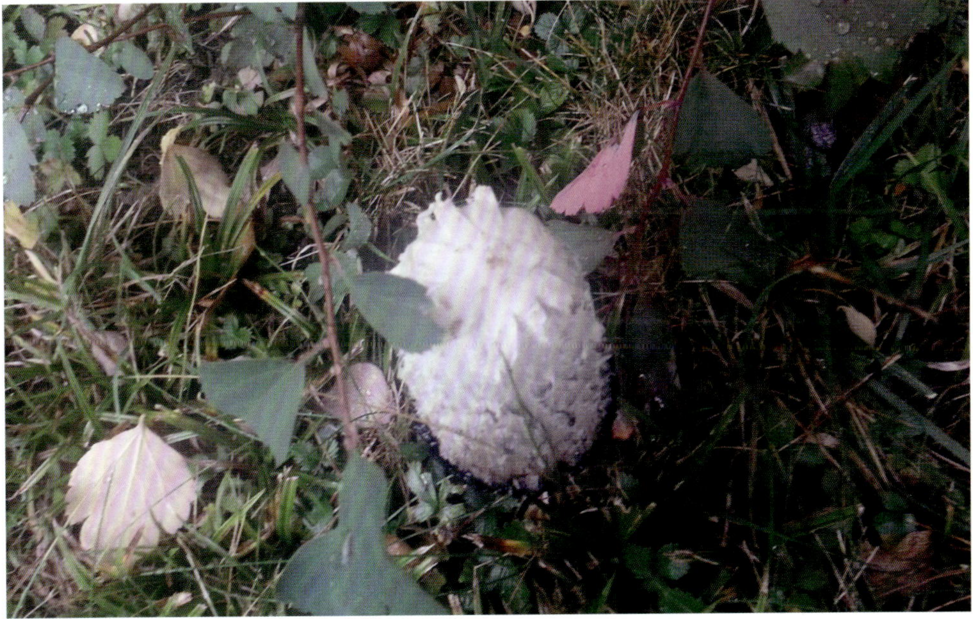

Schopftintling

Im jungen Zustand ist der Schopftintling genießbar, aber bis 3 Tage nach dem Genießen des Pilzgerichtes sollte man keinen Alkohol trinken. Der Wirkstoff Coprin bewirkt im Körper, dass die enzymatische Oxydation von Acetaldehyd zu aktiver Essigsäure (über das Acetyl-Co-Enzym-A) blockiert wird. Da der Alkohol zuerst in Acetaldehyd abgebaut wird, kann der weitere Abbau durch Vorhandensein von Coprin nicht geschehen. Vergiftungssymptome sind wildes Herzklopfen, Gesicht und Hals laufen rot-violett an, metallischer Geschmack im Mund, Hitzegefühl mit unstillbarem Durst, Seh- und Sprachstörungen.

In der Pilzheilkunde spielt er in der Therapie bei Diabetes und Krebs eine große Rolle. (Siehe Kapitel Heil- und Vitalpilze)

Die Beobachtung, wie schnell dieser Pilz verwest, sich selbst auflöst, erinnert an Pankreatitis, wo die Bauchspeicheldrüse sich selbst verdaut, aber auch das diabetischen Gangrän und Ulcus cruris. Bei der Verreibung hatten einige Mitwirkende Kältegefühl und Missempfindungen in den Beinen.

Coprinus comatus gibt es im Handel in Pulverform und wird bei Diabetes I und II eingesetzt, denn er hat eine Blutzucker senkende Wirkung und verbessert die Glucosetoleranz Nach Diäten zur Gewichtsabnahme hilft er, dass das Gewicht nicht wieder hoch klettert, den Jojo-Effekt zu mildern. Er fördert die Verdauung und wirkt gegen Hämorrhoiden.

Chinesische Wissenschaftler haben in Experimenten eine Hemmung des Wachstums von bösartigen Geschwulsten des Binde- und Stützgewebes nachgewiesen.

2. Coprinus comatus in der Homöopathie

Dieses neue homöopathische Mittel wurde nur von einer einzigen Person gewissenhaft nach den Regeln geprüft. Es gibt noch eine meditative Prüfung nach vorhergehendem Riechen an dem offenen Arzneifläschchen. Die Symptome stammen hauptsächlich von der Verreibung. Als das Repertorium schon abgeschlossen war, hat mir eine Tintling-Liebhaberin noch eine Beobachtung nach Einnahme der Globuli geschenkt.

Das Interesse war sehr groß, dieses Arzneimittel kennenzulernen, es haben sich viele die Unterlagen für eine HAMSE und Globuli besorgt, anschließend aber nichts mehr von sich hören lassen. Manche haben das Mittel eingenommen und nichts protokolliert, die meisten haben das Interesse verloren und in der Schublade schlummern lassen. Nach den Erfahrungen der Einzelperson, die das Mittel eingenommen hat, war ich in nachhinein froh, dass ich diese Prüfung nicht leiten musste. Das Zwischenmenschliche hatte bei ihr sehr gelitten und auch sonst war sie voll durch den Wind. Wer weiß, was bei anderen alles aufgetreten hätte können? Wahrscheinlich liegt es auch an der Energie des Schopftintlings: Schnell in die Höhe schießen, nach kurzer Zeit löst er sich zu schwarzer Tinte auf;

schnell entflammende Ideen und dann sofort wieder verworfen, vergessen, impulsiv und nicht nachhaltig, dabei selbstzerstörerisch.

3. Coprinus comatus Arzneimittelverreibung

26.11.2011
Die Verreibung fand im Rahmen einer Fachfortbildung des Heilpraktikerfachverbandes des Bezirkes München statt. Verrieben haben 12 Personen, für die meisten war es eine erstmalige Erfahrung. Nur die Kursleiterin kannte das Material.

Coprinus comatus wurde uns zur Verfügung gestellt von der Fa. Hawlik in gepulverter trockener reiner Form.

Es wurden 62 mg Substanz auf 6,2 g Milchzucker verwendet. Der Milchzucker wurden in 3 Portionen zugegeben.

Eindruck der Kursleiterin über die Gruppe:

Es war eine sehr stille, in sich gekehrte Stimmung. Keiner hat wirklich mit dem anderen Kontakt aufgenommen, niemand war interessiert, von der vorweihnachtlichen Dekoration oder die Kerze anzuzünden. Als es Tee und Plätzchen gab, kam nur sehr zögerlich eine Konversation auf. Alle waren nur kurz angebunden. Die Sätze waren kurz und präzise mit faktischem Inhalt. Man könnte sagen, jeder kam, um sich seine Erfahrung abzuholen, um dann wieder gehen zu können. **Ich mache was, ich bekomme was und gehe wieder.** Etwas mehr Leben und Interesse kam nach der Auflösung hoch, nachdem ihnen die Identität der Substanz genannt wurde.

Thema: Ich hole mir was und gehe wieder. Das Miteinander, das Drumherum, ist nicht so wichtig. Ich bin wichtig, aber ich nehme mich nicht wichtig, weil es ein Selbstverständnis ist. Ich zeige Interesse, aber will keine Umstände und Anstrengungen.

Es war keinerlei Hektik zu spüren, aber eine bestimmte Schnelligkeit.

Ich spürte eine angenehme Atmosphäre, aber jeder war für sich. Wer „Familienanschluss" suchte, der war fehl am Platze. Bei anderen Verreibungen kenne ich oft, dass miteinander geredet wird, Erfahrungen ausgetauscht werden, man neugierig ist, wie es dem anderen geht. Diesmal war das nicht so. Jeder behielt seine Erfahrungen bei sich, zeichnete sie auf und dort blieben sie. Von anderen Pilzverreibungen kenne ich schelmische, plappernde Stimmungen, dies kam ganz zum Schluss bei der C3 ganz leicht durch, wie wenn sich langsam eine Nebelwand aufgelöst hätte.

Allgemein hatte die Stimmung auch was Schwereloses, Unbekümmertes, Sorgloses. Dies ist dann meistens, wenn ich mich nicht um den anderen kümmern muss, mich in den anderen hineindenken muss, jeder ist für sich und jeder kümmert sich um sich selbst.

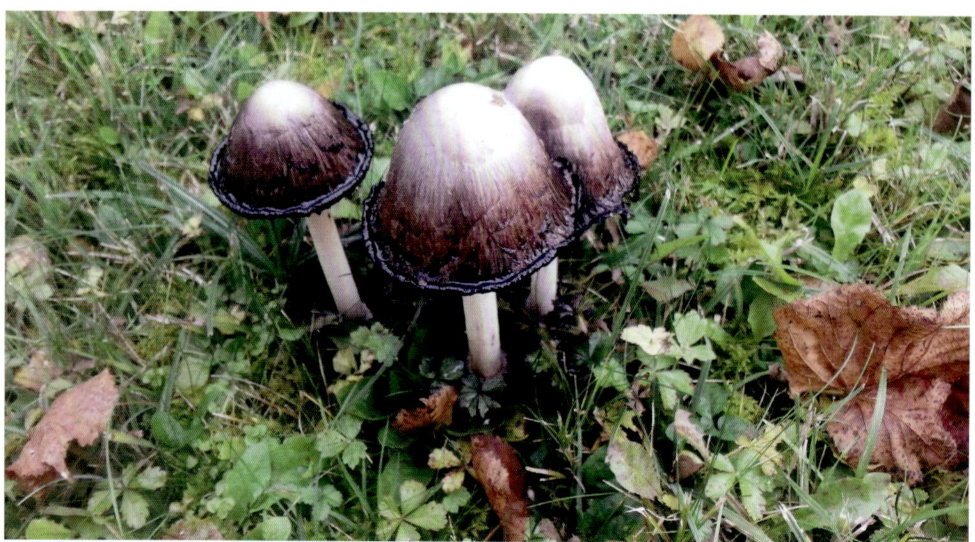

Schopftintling

Verreibungsprotokolle

Protokoll Nr. 1

C1

Erdiger Geruch steigt auf, leicht trockene Nase, leichtes Augenbrennen, fühlen sich müde an; Leichter Schläfenkopfschmerz für kurze Zeit. Wieder erdige Geruchswolke steigt auf. Muss mich immer wieder räuspern. Wieder diese Geruchswolke – erdig. Denke immer wieder und ständig an Pferdeschlitten (wahrscheinlich Geräuschassoziation der Reibegeräusche von den anderen) Denke nur an Wald – Ruhe – Pferdeschlitten – Pferdeglocken – Gebimmel – bin weit weg. Die Augen brennen.

C2

Alles um mich herum ist weit weg. Denke an November, habe Winterstimmung in mir, fühle mich so kurz vor dem Winterschlaf.

C3

Die Müdigkeit lässt nach, bin wieder mehr da, komme wieder an.

Protokoll Nr. 2

C1

Magenstich. Es tritt leichter Schwindel auf. Die Augen brennen, jucken, spüre Wärme. Leichtes Halskratzen und Druck im Hals. Vanille-Geruch steigt hoch. Hitze steigt auf in den Kopf, besonders Hitze im Gesicht.
Gedanken: Kann ich diesen Mörser hier erwerben? Verreibung macht Spaß, macht mich wild, aktiv, so dass ich stetig Pulver aus dem Mörser rundherum streue. Pulver steigt mir in die Nase, die Schleimhaut in der Nase fühlt sich trocken an. Mir wird warm. Ich muss den Pulli ausziehen. Ich denke, ich mache es besonders gut, bin gut, dabei verstreue ich immer Milchzucker. Unruhiger Darm. Wandernde stechende Schmerzen: Mal Halux, mal Hals, dann wieder Zehen und dann wieder Hals. Leichte Kopfschmerzen frontal. Hitze im Kopf. Trockener Mund ohne Durst. Ausdauer lässt nach

C2

Habe wenig protokolliert, dachte, da ich ja falsch dosiert habe, ist meine Verreibung nicht mehr von Belang. Bin müde, bin kurz eingenickt. Fühle mich unwohl, habe keine Lust mehr zur Verreibung

C3

Leichter Stich im Hals, zieht in das Ohr. Es geht mir jetzt wieder besser und habe wieder Lust zur Verreibung. Es macht mir wieder Spaß und Freude. Beim Scharren bin ich wieder wild und verstreue wieder Pulver. Trockener Hals und Mund ohne Durst.
Wärme im Magen und Oberbauch. Beobachte, wie andere es machen und vergleiche es mit mir. Kratziger Hals, bis in die Nase. Unangenehmes Gefühl im Bauch. Hitze steigt auf in den Kopf. Mir ist leicht schwindlig. Ich schütte ständig Pulver daneben.

Protokoll Nr. 3

C1

Muffiger Geruch, nach Urin. Nehme Kollegin in der ersten Reihe besser wahr. Beobachte, die vor mir, die rührt so hektisch. Das Räuspern verschwindet. Bin jetzt hektisch. Fühle Wärme. Jetzt Wut. Habe fast krampfartiges Rühren. Müdigkeit, Schwere – Schwere. Fühle meine Abgrenzung. Trockener Mund. Müde Augen, Zorn kommt hoch, kontrolliere ihn, Kontrollverlust. Gehe ins Loslassen, ins Fließen. Ich nehme mich an. Kopfweh, Langsamkeit. In der rechten Brust zieht es. Bin ungeduldig. Bin neugierig, wie macht es die vor mir? Das laute Scharren macht mir Spaß.
Gedanken: Warum machst Du Dich denn immer klein? Gedanken über Zusammengehörigkeit. Spüre Hunger. Tempo, Schnelligkeit

Gedanken: Hoffentlich störe ich nicht durch mein Lautsein – du bist so wie du bist – und du gehörst trotzdem dazu. Meine immer, alles richtig machen zu müssen. Wende mich jetzt mehr der Gruppe zu (ausgedrückt durch meine Haltung). Denke an Tochter Vroni Ein Eichhörnchen kommt an das Schulfenster

C2

Will freundlicher, lockerer werden. Die da hat Wurstfinger. Lege altes Muster endgültig ab. Verstecke gute Gefühle nicht mehr unter „Spitzen" und Befehlen. Müde, will aufhören. Ich bin die Erste. Mutter und Schwester – was die wohl machen? Abgrenzungen, will Lösungen finden. Zu große Abgrenzung in den früheren Jahren. Immer Kontrolle, ich will im Hier und Jetzt leben. Will Sex, Lust, Liebe. Unabhängigkeit, Ich mag nicht, wenn andere sich klein machen, kenn es doch von mir, das weckt dann meinen Widerspruch vielleicht lass ich Manfred so, denn es ist nur gut, dass einer so gut steht, „erdig", Müdigkeit. Ein Ziehen im linken Oberbauch. Wut auf die Putzfrau, wenn ich meine sie hat was kaputt gemacht (Kontrolle)

C3

Kontrolle, Verantwortung, das ist das zu tun, was ich spüre. Rückzug auch von den Medien. Es reicht mir jetzt, das Verreiben. Mache ganz langsam. Muss es mir bequem machen. Müde. Unkonzentriert, Heilkräfte, Ohrensurren. Kontrolliere die Uhr, „es hat alles seinen Sinn". Wärme – fühle mich zuhause. Der Zyklus geht zu Ende

Protokoll Nr. 4

C1

Die Hand tut weh, Daumen und Zeigefinger. Fühle mich schwer und unkonzentriert. Kann bestimmte Gedanken nicht zurück verfolgen. Bin etwas missmutig. Zwischendrin leichter Anflug von Energie, Dumpfes Gefühl im Ohr, Hustenreiz. Außenwelt interessiert mich, Pilzgeruch in der Nase. Erdig, das ist keine Pflanze. Bin sehr zweifelnd. Surren in den Ohren. Verspannung in der HWS und Schulter links. Denke an die Unordnung zuhause. Kopfweh, links über dem Ohr. Betrachte das Skelett vor mir und ich muss die Zähne zusammen beißen. Kratzen im Mund, Trockenheit im Mund. Fühle mich in einen gellen Sog rein gezogen. Vergleiche das Gefühl mit einem erotischen Gefühl, kann es nicht einordnen. Fange an nach Liedertext und Gesang von italienischen Arien zu forschen, bin ganz weit weg. Rechte Hand tut wieder mehr weh, versuche es mit der linken, bin aber dabei sehr ungeschickt. Muffiger Geruch. Fühle mich zu dick!! Fängt plötzlich an, Spaß zu machen (V. a. das Aufscharren) Reiben ist dumpf. Auch frischer Geruch von Zitrone kommt hoch, Hitze im Kopf und kalte Füße.

C2

Mir ist wieder heiß habe aber bessere Stimmung. Bin aber langsam im Denken, bin sehr träge. Will schlafen. Mache den Gürtel locker. Trockenheit im Mund. Rechte Hand ist verspannt. Schmerz zwischen den Augenbrauen, stechend. Ohren sind zu. Wieder Energiewechsel von schläfrig auf interessiert. Langweilig, fast öde dieses Verreiben. Gähnen, kann fast einschlafen dabei. Gedanken an eine Höhle, in der über einer Feuerstelle ein Kupferkessel hängt, da drin brodelt ein Trank

C3
Gieße gleich die ganze Portion Milchzucker rein!! Bin total unkonzentriert. Habe mehr Energie. Nach 10 Min. ist es wieder anders, die Ohren sind zu und ich bin müde. Wie kann ich reiben und gleichzeitig dösen? Gähnen. HWS-Verspannung. Aufstoßen. „Arbeit" ist mühsam, wann sind wir fertig?

Protokoll Nr. 5
C1
Riecht wie trockener Fisch, Jucken im rechten Unterarm. Jucken linker Nasenflügel. Oberarme tun mir weh. Jucken Gesicht (linke Seite), Jucken Nasenflügel links, Jucken Nase innen, Jucken Nasenwurzel oben äußerlich, Jucken Augenlider, Oberlider.

C2
Müdigkeit, Nase läuft, Drücken über den Augenbrauen

C3
Nicht mehr müde, Nase juckt wieder, Zeitloser Zustand, ich reibe und reibe. Drückender Stirnkopfschmerz

Protokoll Nr. 6
C1
Seufzer, beim Kratzen trockener Hals, leichter Reizhusten, Leicht salziger Geruch in der Nase. Leichtes Kribbeln in der Nase. Seufzen. Immer wieder mal seufzen müssen. Wieder salziger Geruch und muss Gähnen. Die Nase läuft. Gähnen. Augen jucken und Gähnen Äußere Seiten der Nasenflügel jucken. Rechtes Augenlid fühlt sich schwerer an, Rechtes Nasenloch läuft, dann das linke. Wieder Salzgeruch in der Nase

C2
Innenseite li Auge juckt, Nehme meinen eigenen Duft stärker wahr, Wieder Seufzer

C3
Seufzer zu Beginn, Meine Haare stören mich. Gähnen. Die Nase läuft.

Protokoll Nr. 7

C1

Distanz, suche Distanz auf allen Ebenen, brauche Platz. Die Substanz riecht ekelig.Habe einen sehr klaren Verstand. Leicht drückender Stirnkopfschmerz. Was für eine hässliche Farbe hat diese Substanz, schade um meine schöne, neue, weiße Schüssel. Fühle mich sehr individuell und sehr abgegrenzt. Möchte alles richtig machen. Frage mich, warum so viele Leute da sind, spüre sie nicht, bin nur bei mir. Habe kein Interesse um die Dinge um mich herum. Das Klassenzimmer ist auch sehr hässlich, wäre gerne in einer schöneren Umgebung

C2

Alles um mich herum ist unwichtig, nehme es wahr, aber habe kein Interesse daran. Was interessiert mich, was die anderen sind und es hat auch keinen zu interessieren wer ich bin. Hilfe, wo ist meine Begeisterung und Liebe zu den Menschen geblieben? Warum muss ich ein so scheußliches Mittel verreiben? Ich werde nachher Kaffee trinken, unbedingt, diese Energie muss weg. Eigentlich hasse ich Kaffe, aber diese Energie ist schlimmer. Wenn ich jetzt sage, ich will das nicht, dass ich so abstumpfe, wird das keinen interessieren! Bin auf mich allein gestellt. Ich habe keinerlei Verbindung zu meiner interesselosen Umgebung. Wir sind alle nur Maschinen, funktionierende. Wenigstens ist jetzt diese ekelige, braune Farbe weg. Jeder Mensch hat eigentlich eine schöne, freundliche, liebevolle Umgebung verdient. Jetzt riecht es auch nicht mehr so ekelig. Das liest ja eh keiner, was ich hier schreibe! Leichte Übelkeit Mache ich meine Arbeit gut? Muss ja gut funktionieren. Das blöde Gefrage einer meiner Mitverreiberin geht mir auf die Nerven. Möchte meine Ruhe und auch keine Infos von außen.

C3

Das Klingen des Reibens in den Schalen ist zu hoch in meinen Ohren. Die Zeit geht so schnell vorbei. Zwischen den Tischen sitzen ist zu eng. Das geht nicht, ich brauche mehr Platz für mich. Da ist gerade ein riesiger Vogel am Fenster vorbei geflogen. Hoffentlich kommt mir der nicht zu nahe, oder sieht mich. Bin machtlos, kann nicht weg und kann mich nicht wehren. Bin zu … weiß nicht genau … ? Schon wieder ein Vogel am Fenster vorbei. Nehme sie als gefährliche schwarze Dinge wahr. Kann doch nicht weg. Wer hat mir das angetan? Kann mich nicht auf die Arbeit konzentrieren, wenn ich angreifbar bin. Muss überlegen, wie ich mich schütze. Gift. Oder Farbtarnung für die blöden Vögel.Was? Jetzt Kratzen? Und neuer Milchzucker? Wo ist mein klarer Verstand geblieben! Blöde Vögel, wer hat die erfunden?. Begreife die Welt in ihrer Verbindung und Zusammenhang nicht mehr! Kann den Löffel kaum mehr begrifflich vom Stift unterscheiden, – verschreibe mich häufig. Die Zeit rast zu schnell. Bin konfus – andauernd klingelt dieser Wecker. Was soll ich tun dazwischen. Gottseidank interessiert sich der Vogel vom Fenster nicht mehr für mich. Und die Leute hier auch nicht … für mich. Sonst würde jeder merken, wie dumpf und konfus ich bin. Habe ein schlechteres Zeitgefühl.

Protokoll Nr. 8

C1

Sehe gut, besser. Sieht aus wie Schnee. Riecht wie Pilz. Denke an den Traum von heute Nacht. Mittelfinger re. eingeschlafen. Dann auch Ringfinger. Schaue sehr interessiert die kleinen entstandenen Teilchen an. Denke an Schifahren im Pulverschnee mache Schwünge dabei. Re. Fuß und Schienbein Kältegefühl. Meine Scheide juckt außen. Kältegefühl bis in die rechte Hüfte. Ich richte mich auf und sitze gerader. Frage mich: Wer ist mein Ich? Bin ich gerade Ich? Wer bestimmt mein Ich, bin ich fremdbestimmt? Wenn ich die Augen schließe, dann wird mir schwindlig bei dieser Frage. Ich denke an S. Hahnemann, das hilft mir. Mir wird jetzt sehr heiß, aber das tut gut.

C2

Wieder Kältegefühl in beiden Füßen, oben drauf. Sitze gerade, aufrecht. Sehe ein schwarzes Kreuz in meinem Rücken zwischen den Schulterblättern. Füße werden wieder warm Ich nehme das schwarze Kreuz aus meinem Rücken. Spüre Zahnweh rechts oben. Wo das Kreuz steckte in meinem Herzen ist jetzt ein Loch. Das Herz ist rot und ein Stück fehlt, wo das Kreuz steckte. Ich denke an eine Enttäuschung. Das Kreuz lege ich in ein Feuer und verbrenne es. Ich muss viel verbrennen in der nächsten Zeit. Viel Schwitzen und auch Glühen. Ich schweife mit meinen Gedanken ab, bin unkonzentriert. Ich lege grüne Blätter in die Stelle meines Herzens, wo ein Loch ist. Ich – es geht um mich. Ich werde ernst und traurig.

C3

Es fällt mir schwer, immer konzentriert zu sein. Schweife schnell ab mit meinen Gedanken. Ich fühle mich jetzt mit der Zeit leichter und etwas freier. Habe einen Fehler gemacht und verurteile mich gleich. Sofort ist es nebelig in mir. Ich denke an psychisch schwierige Patienten, die mich sehr vereinnehmen. Wie bleibe ich bei mir? Wie lasse ich mich nicht anstecken von der Hektik?

Protokoll Nr. 9

C1

Heißer Kopf, Hitze. Denke an die Zukunft, was wird. Gedanken schweifen von der Arbeit ab. Komisch modriger, fauler Geruch, verbrannt, erinnert mich an das Urinkochen im Labor. Jetzt Schweißausbruch und die Hitze ist weg. Bin abwesend. Bin nicht im Raum, nehme die andern nicht wahr. Schaue um mich und sehe in 2 erhitzte Gesichter, die gähnen. Habe keinen Kontakt zu den anderen, sie interessieren mich auch nicht. Schulter tut weh. Trockene Hitze steigt wieder zum Kopf. Mir ist allgemein sehr warm Bin emotionslos. Trockene Nasenschleimhäute. Leichtes Brennen in den Augen

C2

Druck im Rücken, will mich aber nicht damit befassen. Will allgemein meinen Körper nicht beobachten. Es macht mir Mühe, den Körper zu beobachten. Trockene Nase – ist sehr unangenehm. Heißer Kopf. Trockener Rachen. Fange an, die anderen zu spüren und das ist mir unangenehm. Habe das Gefühl, als würde ich mich zur Seite beidseits auflösen. Ätherisches Eindringen in die Nase, sehr unterschwellig, hinterlistig, kaum wahrnehmbar und trotzdem sehr intensiv. Leichter Geruch wie Gas, das metallisch riecht, trocken und kühl. Fühle mich mechanisch und in Routine, wie eine Maschine ohne Gefühle. Drückender Schmerz im rechten Ohr, wird heftig stechend. Muss immer schlucken wegen meines trockenen Rachens, habe aber keinen Durst. Gedankenleer. Schaue in die Runde und alle haben einen leeren Blick. Stechen auf der Haut. Hitzewallung, dann beißender Schweißausbruch. Schmerzen im Handgelenk, strahlt in den Ellbogen aus. Beiße die Zähne zusammen, die Kiefer sind verspannt

C3

Abwechselnd konfus und klar. Plötzlich ganz kühl. Druck auf der Stirne, Ohren fallen zu, Hals und Rachen total trocken und rau. Schmerzen unter der Zunge links. Gefühl, ich muss mich abschotten, mich schützen, fühle mich in die Ecke gedrängt. Die anderen sind so mächtig. Plötzlich ist alles so laut und hallend. Plötzlich komische, lustige Gedanken, absurd, auch schelmisch. Sichthalluzinationen, wie wenn die Wände näher ranrücken würden. Schmerzen in der Blinddarmnarbe. Alles erscheint unwirklich. Stiche in der rechten Brust. Verlangen tief zu atmen. Sehr gelangweilt, bin müde. Gähnen. Will mich strecken. Habe keine Kraft mehr, am liebsten würde ich den Mörser fallen lassen. Jetzt: Alles erscheint klarer, heller. Spüre die Beine nicht mehr auf dem Boden, sitze aber schwer auf meinem Stuhl

Protokoll Nr. 10

Anfänglich Ungeduld, Hitze, Schmerzen im linken Mittelfinger, Schläfrigkeit, Müdigkeit, Langeweile (Gedanken, ich wäre gestorben ….) Musste und wollte mir alles mögliche ausdenken, unterhaltende Geschichten, um der Langeweile entgegen zu wirken.

Protokoll Nr. 11

C1

Geruch wie Pilze, getrocknet. Modriger, süßlicher Geruch nimmt zu, Schwindel. Mir ist heiß. Die Schulter schmerzt

C2

Geruch steigert sich. Leichtigkeit, drifte ab, muss tief einatmen, gehe in die totale Ruhe, werde stärker meditativ, verschmelze mit den Geräuschen der anderen, frage mich, mache ich den Lärm oder kommt er von den anderen? Das ständige Räuspern meiner Nachbarin ist jetzt weg. Denke an Pferdeschlitten. Denke an Herrn H., der ist im Juni an Krebs gestorben. Jetzt fühle ich etwas schweres, düsteres, mir ist jetzt heiß, vorher war mir kalt. Nackenprobleme verstärkt. Fühle Kühle. Unterdrückte Ungeduld. Wieder Hitze. Sich ergeben, es ist so wie es ist. Tiefes Einatmen, immer wieder. Tiefe Trauer. Tiefe Müdigkeit, monoton

C3
Zeit ist unglaublich schnell vergangen. Bin aggressiv und ungeduldig. Trauer um ein nicht lebenswichtiges, aber scheinbar unlösbares altes Problem. Unlust macht sich breit.
„Muss" Pendelbewegungen machen. Freue mich an dem „Reinen" Weiß!

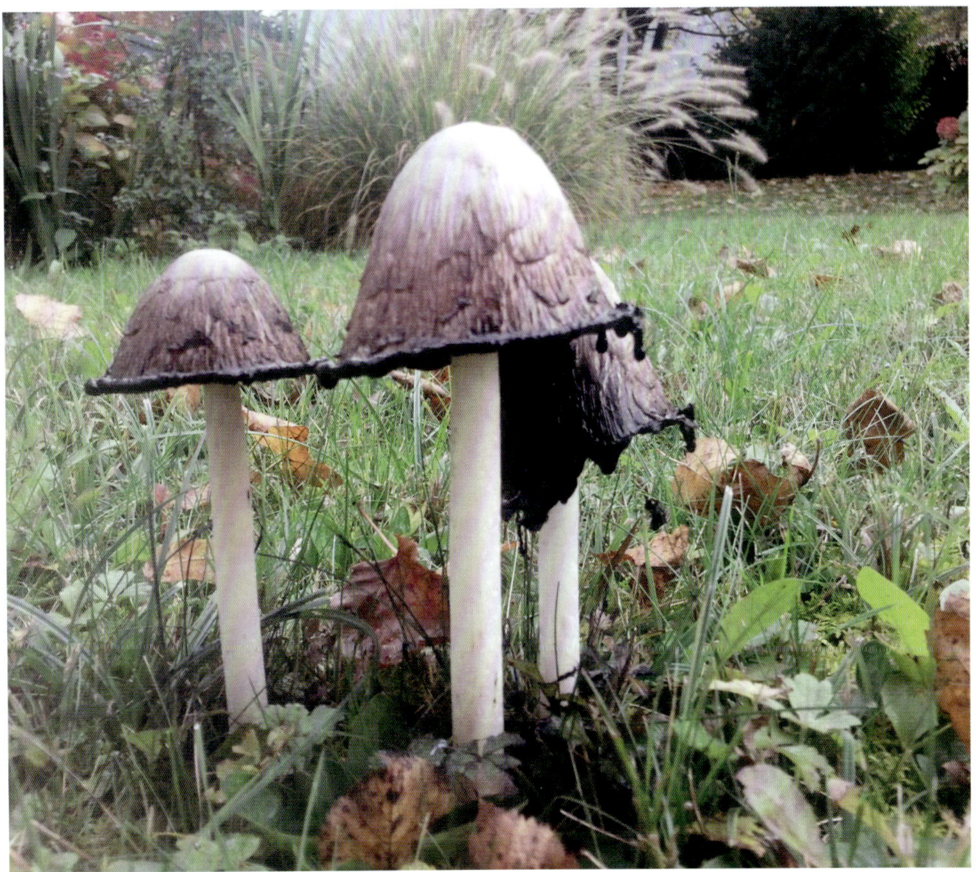

Schopftintling

Abschied

O Täler weit, o Höhen,
O schöner, grüner Wald,
Du meiner Lust und Wehen
Andächtger Aufenthalt!
Da draußen, stets betrogen,
Saust die geschäftge Welt,
Schlag noch einmal die Bogen
Um mich, du grünes Zelt!

Wenn es beginnt zu tagen,
Die Erde dampft und blinkt,
Die Vögel lustig schlagen,
Daß dir dein Herz erklingt:
Da mag vergehn, verwehen
Das trübe Erdenleid,
Da sollst du auferstehen
In junger Herrlichkeit!

Da steht im Wald geschrieben
Ein stilles, ernstes Wort
Von rechtem Tun und Lieben,
Und was des Menschen Hort.
Ich habe treu gelesen
Die Worte, schlicht und wahr,
Und durch mein ganzes Wesen
Wards unaussprechlich klar.

Bald werd ich dich verlassen,
Fremd in der Fremde gehn,
Auf buntbewegten Gassen
Des Lebens Schauspiel sehn;
Und mitten in dem Leben
Wird deines Ernsts Gewalt
Mich Einsamen erheben,
So wird mein Herz nicht alt.

(Aus der Sammlung Wanderlieder
Joseph Freiherr von Eichendorff)

4. HAMSE von Coprinus comatus in der C 30

4.1 Studentin kannte das Mittel nicht

1. Gabe 7.00 Uhr

Bereits 5 Minuten später leichtes Brennen der Gaumenmandeln links, erstreckt sich jetzt bis zur Zungenspitze. Das Brennen breitet sich aus in den Kehlkopf, Oberkiefer, bis ins Ohr. Es fühlt sich alles wie geschwollen an. Es drückt und fühlt sich trocken an. Weitere 5 Minuten: Schweißausbruch und Hitze, wie klimakterische Hitzewallung.

Halbe Stunde später: Bin mit dem Auto unterwegs und werde häufig angehupt, weil ich denen zu langsam fahre. Dadurch fällt mir auch auf, dass ich sehr zögerlich und langsam fahre, verzögert an der Ampel losfahre. Atme auch verlangsamt.

Schnupfen stellt sich ein. Muss immer schlucken, um den zähen Schleim loszubekommen. Sehe für kurze Zeit verzerrte Bilder wie ein Moped mit 2 Vorderrädern, schiefe Achsen. Wandernder Schmerz, brennend, zieht vom Kehlkopf hoch zur Nasenwurzel, zu rechten Auge. Druck im linken Mastoid

Tonsillen < li wie geschwollen, drückender Schmerz.

Dann kommt ein Schmerz zwischen den Schulterblättern und strahlt aus in Richtung Rippenbögen, eher drückend, ziehend. Hält mehrere Stunden an. Dann geht er weiter und strahlt in die Oberarme aus. Immer wieder Hitzewallungen mit Schweißausbruch.

Leicht fiebriges Gefühl in den Augen. Energie ist gut. Gefühl, als würde ich die Grippe bekommen, fühle mich benommen und bekomme Stirnkopfschmerzen. Die Augen brennen. Ich fühle mich innerlich gefestigt und nicht so leicht angreifbar. Grippegefühl hält an. Hitzegefühl und Schweißausbruch, was das grippale Gefühl erleichtert. Achillessehnenschmerzen.

18.00 Uhr: Bin sehr gereizt, wenn mich jemand stört. Fast explosiv. Beim Einschlafen 2 x heftig hochgeschreckt, dabei heftiger Druck am Herzen, schnürt Trachea zu und habe erschwerte Atmung. Habe das Gefühl, das Zwerchfell ist starr, wie angenagelt. Pfeiffendes Ohrgeräusch rechts

2. Tag:
Erwache wie betäubt, wie benommen, habe Kopfschmerzen wie nach Alkohol. Der Nacken ist steif und schmerzt. Bin sehr gereizt. Habe viel geträumt und kann mich an nichts mehr erinnern, aber es muss was ärgerliches gewesen sein.

Schlimme Atemprobleme: Wie ein Ziegelstein auf der Brust lastend und wie wenn das Zwerchfell angenagelt wäre und kann sich nicht bewegen.

Die Schultern schmerzen. Fühle mich isoliert und allein, unverstanden, wie vor den Kopf geschlagen. Bin sehr traurig, depressiv.

14.00 Uhr. Gefühl von Einsamkeit, wie wenn mich alle verlassen hätten, mich in Stich gelassen hätten. Reagiere heftig auf Kleinigkeiten mit großem Verlassenheitsgefühl. Kann die Situation kaum aushalten und entschließe mich, die Globulieinnahme zu wiederholen. Es geht mir besser, die Psyche, die Achillessehne, die Trockenheit im Kehlkopf und Mund wird besser. Gedankenkreisen ist besser.
Möchte Ruhe, möchte mich entspannen, möchte Pause. Ich entschließe mich, morgen blau zu machen. Bin ohne Probleme schnell eingeschlafen; viele Träume, kann mich aber nicht erinnern. Stechende Schmerzen in der rechten Taille und unter dem linken Rippenbogen.

3. Tag:
Bin müde und erschöpft. Verträumt und Gedanken kreisen. Habe keinerlei Konzentrationsfähigkeit. Bekomme Durchfall, ungeformter, breiiger Stuhl. Gehe nicht in die Schule, ich muss mich erst selbst wieder finden und formieren. Ich fühle mich besser, wenn ich Ablenkung habe.

13.30 Uhr: kurzfristiger, brennender Schmerz im Hinterkopf, zieht vom Nacken nach oben. Schmerzen im Rücken, fühle mich wie geprügelt. Fühle mich wieder traurig, aber nicht mehr so schlimm wie gestern.

4. Tag:
Bericht der Supervisorin: Hat einen großen Auftritt in der Klasse, bespricht Themen, die ihr schon lange gestunken haben, die sie verletzt haben und alle anderen sind wie vor den Kopf gestoßen.

7. Tag:
Entschuldigt sich und schämt sich für diese so offene, unverblümte Kritik in Bausch und Bogen.

11. Tag
Traum. Träumt, dass sie mit fremden Schuhen nach Hause gekommen sei.

21. Tag:
Fühlt sich verletzt und spricht es offen aus. Sie zieht sich aber dann zurück. Fühlt sich von niemanden verstanden und von der Gruppe ausgeschlossen, nicht angenommen.

4.2 HAMSE einer Tintling-Liebhaberin

Als ich die Selbsterfahrung bereits abgeschlossen hatte, erzählte mir eine Kollegin von ihrer Nachbarin, die in voller Faszination den Schopftintling essen wollte, den aber auf dem Küchentisch einen Tag liegen ließ und am nächsten Tag hat sie nur noch einen Fleck mit schwarzer Brühe vorgefunden. Ich bot ihr an, den Coprinus in Globuliform einzunehmen und bekam sehr eindrucksvolle Beobachtungen, die sie mir über e-mail zukommen ließ:
1. Tag:
Du wolltest ja einen Bericht über die Entwicklung: gestern Abend hatte ich mit Hans das Gefühl, wieder ein Stück weiter Frau zu sein, wie wenn etwas in meinem inneren weicher wird. Gestern Nacht hab ich richtig schlecht geträumt. Ich bin voll in das ganze Leid von Theo reingerutscht und es war wirklich sehr schlimm. Aber ich konnte auch im Traum keinen Weg zurück finden und musste ihm dieses ganze Leid zumuten. Heute war ich ziemlich depressiv und wenn ich über wirklich realistische Alternativen nachdenke, so fühlt es sich an, dass nur der Tod eine solche wäre, mich selbst nicht zu verraten. Mir ist klar, dass irgendetwas sterben muss und so fühlt es sich auch an. Ich bin nicht Selbstmord gefährdet aber ich weiß auch einfach keinen Weg, ohne dass jemand fürchterlich leiden muss. Ich verstehe nicht, was mir das alles sagen soll. Auch meine erste Beziehung hat so geendet, dass ich jemanden sehr weh getan habe und ich glaube, ich wusste gar nicht wie sehr. Ich versuche meiner Lebensspur zu folgen, aber lustig ist es gerade nicht.

Liebe Grüße XXXXX

Weiterer Bericht:
Heute stand ich auf einmal in meiner Vision vor dem Grab von Theo und musste so weinen, es kommt mir vor, dass ich dieses Gefühl, ihn zu verlieren immer abgespalten hatte. Es gab schon mal eine Zeit, wo ich hier in kleinen Schritten weiterkam, aber heute war es noch mal ein ganz großer Schritt.

Gestern war das Gefühl ganz nah, dass meine Vorstellung von Trennung immer auch damit was zu tun hat, die Trennung zu vermeiden, ich immer wieder suche, in der Nähe zu bleiben und dass dies nicht richtig ist, sondern dass ich die Trennung im radikalerem Maße vollziehen muss . In mir konnte ich diese Trennung auf einmal in einem weit größerem Maße zulassen und akzeptieren, als ich das bisher getan habe.
Vorgestern Nacht hatte ich eine ganz große Vision mit meinem Großvater, der, als ich vier Jahre alt war, gestorben ist. Aufgrund des sehr engen Verhältnisses war es wohl sicherlich eines der größten Traumata in meinem Leben. Sofort mit dabei war auch wieder mein Zwilling, den ich im Mutterleib verloren habe. Ich hatte das Gefühl, dass der Verlust des Großvaters wirklich in voller Größe vor mir gestanden ist und ich darüber endlich weinen konnte.
Wenn ich so genau darüber nachdenke, so merke ich, dass das Sterben und der Tod immer das große Thema meines Lebens war, so lange ich denken kann und ich habe das Gefühl, dass durch die Globuli Prozesse auf tiefster Ebene angeregt werden, hier wirklich in ein Loslassen und Annehmen zu kommen.

Liebe Grüße XXXXX

Jeder will loslassen. Aber wie soll man loslassen, wenn man die Dinge nicht festhält, wenn man die Dinge nicht im vollen Bewusstsein, in völliger Offenheit des Herzens berührt? Wenn du etwas wirklich berührt hast, brauchst du nicht mehr loszulassen, das geschieht ganz von selbst. Wenn du etwas mit deinem ganzen Bewusstsein festhältst, so wie ein Neugeborenes deinen Finger festhält, brauchst du nur deine Hand zu öffnen.

XXXXXX

4.3 Meditative Prüfung nach Riechen an der C 200 Copr-c

Sofort Kälteschauer, Gänsehaut, Übelkeit und Aufstoßen. Traurigkeit. Die Rückenmuskulatur zieht sich zusammen und verkrampft. Tiefe Traurigkeit. Eiskalte Hände.

Fühle mich von allen Menschen verstoßen, bin weit weg von der menschlichen Gesellschaft. Trostlos. Schwäche, habe Verlangen etwas Warmes zu essen. Nach dem Essen Völlegefühl und ein schwerer Klumpen liegt im Magen. Gefühl, alles stagniert, die Zirkulation, die Verdauung.
Gehe jetzt in eine Trance: Sehe mich in einem sehr lichtdurchfluteten Mischwald stehen und an der Blickgrenze sind dichte belaubte Büsche. Ich habe das Gefühl, wenn ich da durchtrete, dann komme ich ins Nirgendwo und komme nicht mehr zurück. Gefühl, ich muss mich festhalten, dass es mich nicht durch die Büsche zieht. Es fühlt sich an wie eine

starke magnetische Kraft. Ich weiß, wenn ich mich diesem Sog hingebe, dass ich dann nicht mehr existiere.
Kalte Schauer laufen über den Rücken und Gefühl, eine eisige Hand berührt den Nacken. Ich bekomme Angst. Höre eine Stimme: Halte durch, Du bist noch nicht dran. Die Stimme kommt aus dem Nichts. Ich weiß, ich bin im Zwischenreich gelandet. Bin sehr aufgeregt und ängstlich. Mit Herzklopfen komme ich wieder zurück in mein Hier und Jetzt.

Eine Woche später weiterer Versuch mit Riechen an der C 200:
Ganze Energie des Körpers steigt von unten nach oben und staut sich im Kopf. Druck auf den Ohren. Die Wirbelsäule vibriert, als würde der Energiestrom wieder vom Kopf über die Wirbelsäule nach unten laufen. Druck im Sakrum, strahlt in den Unterleib. Wieder Druck im Kopf und Druck auf den Ohren, dabei Erleichterung im Sakrum, dann wieder nach unten laufend. Spannung in Höhe der Schulterblätter und Herzklopfen. Die Spannung baut sich ab und dabei kribbelt es in den Oberschenkeln. Die Energie läuft jetzt runter über die Waden zu den Füßen. Dann kommt der Energiestrom wieder, aber jetzt in breiter Bahn nach oben, aber verursacht keine Spannungs- und Druckempfindungen mehr. Entspannung und Verlangen, tief durchzuatmen. Werde müde und zittrig, kaltschweißig. Ich kenne das Gefühl, wenn ich Unterzucker habe.

Die Füße werden kalt und taub, Gefühl steigt hoch bis zu den Knien. Immer wieder Herzklopfen und Druck im Brustbereich. Könnte nur vor mich hinstarren und habe kein Verlangen für irgendeine Aktivität. Bin passiv und ohne Ziel. Immer wieder zittrig, benommen und mit den Gedanken ganz weit weg. Dann wieder Gefühl, als würde mir etwas Aufregendes bevorstehen, wie wenn ich Lampenfieber hätte.
Der Körper ist im Zwiespalt zwischen Anspannung und Loslassen können. Will aufstehen vom Sitzen und brauche große Anstrengung und Mühe. Bin so schwer und kraftlos.

Plötzlich heftige stichartige Schmerzen im rechten Hüftgelenk. Kann keinen Schritt vorangehen, ohne dabei heftige Schmerzen auszulösen. Setze mich wieder hin und spüre den Schmerz ausstrahlend in den Oberschenkel. Der Nacken schmerzt und ich bekomme Kopfschmerzen. Fühle mich zittrig und Kälte kriecht in mir hoch. Muss heißen süßen Kaffee trinken, um nicht voll in die Schwäche zu gehen.
Müdigkeit in den Augen, Kopfschmerzen. Bin sehr empfindlich auf das Reden der anderen. Bekomme gleich alles in den falschen Hals. Ecke deshalb an. Übertreibe, alles wird zu einem großen Malheur.
Ich glaube, der Kaffee hat antidotiert, ich fühle mich wieder wohler. Habe keine Lust mehr, ein weiteres mal eine Prüfung zu machen. Mit noch keinem anderen Arzneimittel hatte ich so intensive und tiefgreifende Symptome, wie mit dem Copr-c.

5. Zusammenfassung von Verreibung und HAMSE von Copr-c

5.1 Gemüt Copr-c

Angriff – Kampf

- Kampf, Angriff
- Angriffslustig, kämpferisch, fühlt sich sofort von anderen angegriffen
- Empfindlich
- Mangel an Diplomatie, sehr direkt, egoistisch
- Rückblickend über seine Handlungen Reue und Scham

Verlangen alleine zu sein

- Abneigung von Kontakt zu anderen
- Hat keinen Kontakt zu anderen
- Kontakt zu den anderen bessert sich
- Misantrop

Abneigung Anstrengung

- Abneigung Arbeit, eintönig

Benommen, wie berauscht

- *Benommenheit, wie berauscht*
- Benommenheit, morgens, wie nach Alkohol, mit Kopfschmerzen
- Gedanken träumerisch und mit den Gedanken abschweifend, weit weg

Beschäftigung bessert

- Bewegung krampfhaft (3)

Egoistisch (7)

Empfindlich

- Empfindlich auf äußere Eindrücke (7)
- *Empfindlichkeit auf äußere Reize (6, 7)*
- Empfindlichkeit auf Enge (7)
- Empfindlichkeit auf Geräusche (7)
- Empfindlichkeit vermehrt (6, 7)

Geborgenheit, Wärme, Empfindung, wie zu Hause (3)

Gedanken
- Gedanken klar
- Gedanken kreisen
- Gedanken an den Tod, sich das Leben zu nehmen
- Gedanken über sich (Selbstbetrachtung)
- Gedanken über seine Identität
- Gedanken, an den Alltag
- Meditativ

Hast, Eile
- Hast, Eile, lässt Dinge fallen

Kontrolliert andere
Kontrolliert sich

Konzentration schwierig
- Fehler, macht Fehler durch Unkonzentration
- Fehler, macht Fehler in der Zeit

Kritisiert
- Kritisiert sich

Langeweile (4)

Langsamkeit (3, 3, 4)

Lustlosigkeit, keine Motivation

Neugierig (3, 4)

Reizbarkeit
- Reizbarkeit, möchte ihre Ruhe haben

Reue mit Scham
- Scham

Selbstbetrachtung (3, 7, 8)
Spontan, unüberlegt

Tagträume
- *Tagträume* vom Schifahren
- Tagträume von Schlittenfahrt
- Tagträume von Schnee
- Träumerisch, schläfrig
- Tagträume von Feuerstelle – Kupferkessel und brodelndem Trank
- Traum, wie im Traum, Geräuschassoziationen
- Reibegeräusche holen Bilder von Pferdeschlitten hoch (1)

Trägheit, Schwere, Müdigkeit
- Trägheit der Gedanken
- Abneigung sich zu betätigen, zu arbeiten
- Lustlosigkeit, keine Motivation
- Verlangen, es sich bequem zu machen

Traurigkeit, Depression
- Empfindung von Sinnlosigkeit
- Missmutig, freudlos
- Rückzug Verlangen, will niemanden sehen
- Seufzen wiederholt
- Stimmung wechselhaft
- Stumpf

Übertreibt (7)

Ungeduldig (3, 4)
Vorsätze und Verlangen
- Verlangen, alte Muster zu lösen
- Verlangen, Freude und Lust im Leben zu leben
- Verlangen unabhängig zu sein

Wärme, Geborgenheit, wie zuhause

Wahnidee, alleine zu sein (1)
- Isoliert von der Welt zu sein
- Wahnidee *abgetrennt von der Welt zu sein* (1, 7)

- Wahnidee dick, sie sei zu dick (4)
- Wahnidee entfernt, alles um mich ist weit weg (3, 7)
- Wahnidee fremd, bekannte Dinge erscheinen fremd (7)
- Wahnidee er sei fremdbestimmt (8)
- Wahnidee Loch, es ist im Herzen ein Loch, wo vorher sich ein schwarzes Kreuz befand (8)
- Wahnidee Loch, ein Loch im Herzen zu haben, es fehlt ein Stück (8)
- Wahnidee, er sei perfekt (2)
- Wahnidee kleine Probleme werden als riesig empfunden (7)
- Wahnidee, Kreuz, ein schwarzes Kreuz befindet sich zwischen den Schulterblättern (8)
- Wahnidee, Kreuz, schwarz, wird entfernt und ein Loch befindet sich jetzt dort (8)
- Wahnidee, schwer (3, 4)
- Wahnidee, Sog, in einem Sog hineingezogen zu werden (4)
- Wahnidee,, fühlt sich wehrlos, ungeschützt (7)
- Wahnidee, zeitlos, in einem zeitlosen Raum zu sein (5)

Wahrnehmung verbessert (3, 7, 8)

Zeitlosigkeit, Empfindung (5)

Zorn, Wut (7)
- Zorn, Wut, steigt auf (3, 3), grundlos
- Zorn, Wut, grundlos, kontrolliert ihn (3)
- Zorn, Wut, kontrolliert, Angst vor Kontrollverlust (3)

Zweifel (7)

5.2 Körpersymptome Copr-c

Schwindel
- Schwindel (2)
- Schwindel beim Schließen der Augen (8)

Kopf
- Hitze (4)
- Hitze, bei kalten Füßen (4)
- Hitzegefühl, aufsteigend (2, 2)
- Kopfschmerz (3)

- Kopfschmerz morgens, mit Benommenheit
- Kopfschmerz Schläfenbereich (1)
- Kopfschmerz, Seite, links, über dem Ohr (4)
- Kopfschmerz Stirne (2) mit Benommenkeit
- Kopfschmerz drückend, Stirne (5, 7)

Augen

- Jucken, (2, 6)
- Jucken, Augenlider (5)
- Jucken, Oberlider (5)
- Jucken, Innenseite der Augen, < links (6)
- Müdigkeitsgefühl in den Augen (1, 3)
- *Schmerz brennend (1, 2)*
- Schweregefühl der Augenlider, < re
- Sehen, die Bilder sind verzerrt
- Sehen, die Bilder sind doppelt

Nase

- Absonderung plötzlich, wässrig (5)
- Absonderung wässrig, zuerst rechts, dann links (6)
- Geruch, Wahrnehmung von Gerüchen vermehrt (6)
- **Geruch** erdig (1, 4)
- Geruch ekelhaft (7)
- Geruch, getrockneter Fisch (5)
- Geruch, frisch (4)
- Geruch muffig (3, 4)
- Geruch Pilze, nach (4)
- Geruch salzig (6)
- Geruch, Urin nach (3)
- Geruch nach Vanille (2)
- Geruch, Zitrone, nach (4)
- Jucken, innen (5)
- Jucken, Nasenflügel (6)
- Jucken, Nasenflügel links (5)
- Jucken, Nasenwurzel äußerlich (5)
- Kribbeln, in der Nase (6)
- Trockenheit der Schleimhäute (1, 2)

Ohren
- Empfindlichkeit auf Geräusche (7)
- Geräusche, pfeifend, im Ohr, re
- Halsschmerzen ziehen ins Ohr (2)
- Schmerz, dumpf (4, 4)
- Schmerz, drückend, li, hinter dem Ohr
- Surren (3, 4)

Mund
- Kratzig (4)
- Schlucken, Verlangen zu
- Schmerz brennend in der Zugenspitze
- *Trockenheit* (2, 3, 4, 4)
- Trockenheit ohne Durst (2)
- Zahnschmerzen rechts oben (8)
- Zusammenbeißen der Zähne (4)

Gesicht
- Hitzegefühl (2)
- Jucken linke Seite (5)
- Schmerz drückend, zwischen den Augenbrauen (5)
- Schmerz stechend, zwischen den Augenbrauen (4)

Innerer Hals
- Druckgefühl (2)
- Räuspern, verlangen sich zu (1, 3)
- Schmerz abwechselnd Hals mit Zehen (2)
- Schmerz brennend, li, in der Gaumenmandel
- Erstreckt sich in den Oberkiefer
- Erstreckt sich zum Ohr
- Erstreckt sich zum Rachen
- Erstreckt sich über die Wange zum Auge
- Schmerz, kratzig (2)
- Schmerz kratzig, erstreckt sich in die Nase (2)
- Schmerz stechend (2)
- Schmerz stechend, zieht ins Ohr (2)
- Schwellung
- Trockenheitsgefühl (1, 6)

- Trockenheit reizt zum Husten (6)
- Trockenheit reizt zum Räuspern (1, 3)

Magen
- Aufstoßen (4)
- Hunger (3)
- Hunger mit Schwäche, wie Unterzucker
- Klumpen, Gefühl eines Klumpen im Magen
- Schmerz, Stiche (2)
- Übelkeit (7)
- Verlangen zu Essen, Warmes und Kräftiges
- Verlangen nach Kaffee, süß
- Völlegefühl nach dem Essen
- Wärme (2)

Abdomen
- Enge unangenehm, muss Gürtel lockern (4)
- Gefühl unangenehm (2)
- Rumoren (2)
- Wärme im Oberbauch (2)

Weibliche Genitalien
- Jucken Scheide außen (8)

Atmung
- Erschwert, bei Zusammenschnürungsgefühl in der Brust
- Gefühl, eine Last liegt auf der Brust
- Gefühl, das Zwerchfell ist erstarrt.

Brust
- Hustenreiz (4)
- Schmerz, ziehend, rechts
- Zusammenschnürungsgefühlt, < nachts, erwacht davon

Rücken
- Schmerz, Zervikalregion, Verspannung (4)
- Mit Schmerzen
- Schmerz, ziehend in den Schulterblättern
- Erstreckt sich in die Rippenbögen

- Erstreckt sich zum linken Arm
- Steifheit, Zervikalregion
- Verlangen sich aufzurichten (8)
- Verlangen gerade zu sitzen (8)

Extremitäten
- Ameisenlaufen Mittelfinger (8)
- Ameisenlaufen Ringfinger (8)
- Jucken Unterarm rechts (5)
- Kälte, Eiseskälte der Hände
- *Kältegefühl,* aufsteigend bis Hüfte rechts (8)
- Kältegefühl, Schienbein rechts (8)
- Kältegefühl, Füße (8)
- Kältegefühl Füße, abwechselnd Wärme (8)
- Kältegefühl Füße Oberseite (8)
- Kältegefühl, Fuß rechts (8)
- Schmerz, abwechselnd Hals mit Zehen (2)
- Schmerz Oberarm
- Schmerz, Hand, Arbeit, während (4)
- Schmerz, Daumen, während Arbeit (4)
- Schmerz, Schulter, links, Verspannung (4)
- Schmerz, Zeigefinger, während Arbeit (4)
- Schmerz, stechend heftig, rechtes Hüftgelenk
- Auftreten <
- Erstreckt sich zum Oberschenkel
- Schmerz, Achillessehne
- Schmerz stechend, Großzehengrundgelenk (2)
- Schmerz, stechend, Zehen (2)

Schlaf
- Aufschrecken, mehrmals
- Gähnen (6)
- Gähnen bei Müdigkeit und Schläfrigkeit am Tage (4)
- *Schläfrigkeit am Tage* (2, 3, 4)
- Unterbrochen, mehrmals, durch Aufschrecken
- Durch Druck am Herzen
- Durch Zusammenschnürungsgefühl in der Brust

Träume

- Ärger, von
- Schuhen, kommt mit fremden Schuhen nach Hause
- Tod, vom eines geliebten Menschen
- Unerinnerlich

Schweiß

- Schweiß mit Hitze(8)

Allgemein

- Gähnen vermehrt (4)
- Hitze (2, 8)
- Hitze bessert (8)
- Hitzewallungen mit Schwitzen
- Kälte in Schauer mit Übelkeit
- *Müdigkeit* (3, 4, 5)
- *Müdigkeit, abwechselnd Antrieb und Energie* (4, 4, 5)
- Müdigkeit mit Schweregefühl (3, 5)
- Müdigkeit, Schläfrigkeit, schläft bei der Arbeit ein (2)
- Schmerz wandernd (2)
- Schweregefühl (4, 8)
- Schweregefühl, abwechselnd Leichtigkeit (8)
- Schwäche, mit kaltem Schweiß
- Wärme (2, 3)
- Zerschlagenheitsgefühl wie Grippe

Gebet vom Hl. Patrick

Ich vereinige heute mich mit der Macht des Himmels.
Ich vereinige mich heute mit dem Licht der Sonne.
Ich vereinige mich heute mit dem Weiß des Schnees.
Ich vereinige mich heute mit der Kraft des Feuers.
Ich vereinige mich heute mit dem Leuchten des Blitzes.
Ich vereinige mich heute mit der Geschwindigkeit des Windes.
Ich vereinige mich heute mit der Tiefe des Meeres.
Ich vereinige mich heute mit der Festigkeit der Erde.

Aus bloßer Vernunft ist nie Vernünftiges entstanden.
Aus bloßem Verstand ist nie Verständiges gekommen.
Nicht entweder/oder, sondern sowohl/als auch verbinden Dich mit dem Sein.
Ehrfurcht, Andacht, Liebe zum Leben verbinden Dich mit den Kräften der Natur.
In dieser Verbindung findest Du alles, was Du brauchst,
und Du bekommst Antworten auf jede Deiner Fragen.

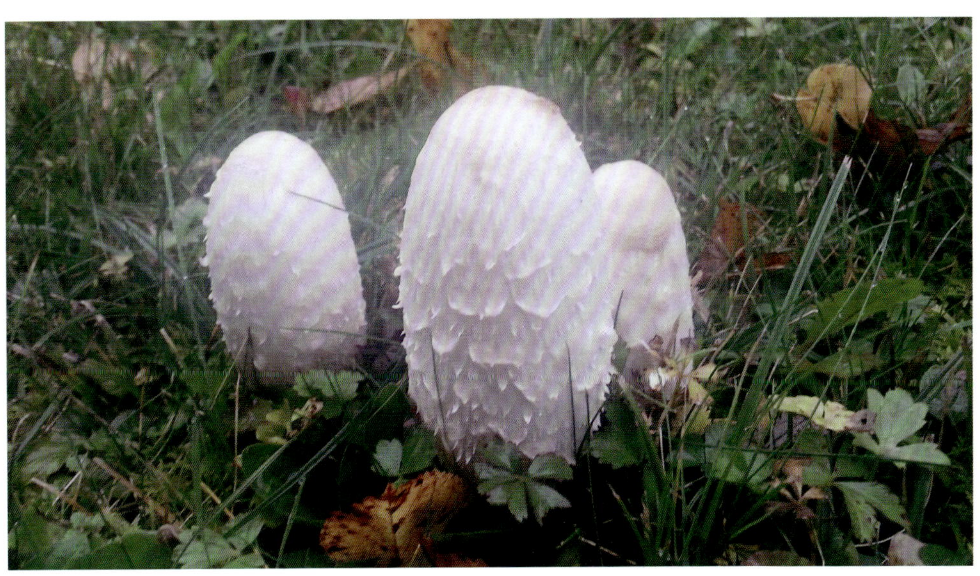

Schopftintling

6. Fall mit Copr-c

Mein Leben bröckelt mir weg

Weiblich, geb. 1965
Diese Patientin begleite ich schon mehrere Jahre, habe sie und ihre Familie in vielen akuten, chronischen und seelisch schweren Situationen begleitet. Von der Patientin habe ich seit 2010 nichts mehr gehört.

Anruf Dez. 2014: Ich brauche einen Termin, mein Leben bröckelt mir weg.

Ist seit einem Jahr geschieden und hat seither schwere, psychische Probleme. 2012 hatte sie eine Total-OP.

Körperliche Probleme: Alle Gelenke schmerzen, aber der Rheumafaktor ist negativ. Hat Arthrose in den Händen und Zehen, einen sehr schmerzhaften Fersensporn, Zysten am rechten Eierstock. Sie fühlt sich vollkommen steif, alle Knochen und Gelenke tun weh und sie kann sich kaum bewegen. Der ganze Körper ist wie gerädert. Die Hüftgelenke schmerzen und sie kann die Beine in der Hüfte nicht mehr nach außen drehen. Manchmal sacken auch die Knie einfach durch.

Vor einiger Zeit war sie im Krankenhaus, weil sie sich plötzlich nicht mehr bewegen konnte, sie kam vom Fleck nicht mehr weg, die Arme konnte sie auch nicht mehr bewegen. Im Krankenhaus wurde nichts gefunden und nach einer Woche wurde sie wieder entlassen. Sie ist zur Zeit in Psychotherapie.

„Mein ganzes Leben bröckelt mir weg. Ich will nicht mehr sein. Ich will nicht mehr aufstehen und einfach nicht mehr verfügbar sein. Ich habe keinerlei Kraft mehr, kann mich kaum mehr auf den Beinen halten. Ich versinke im Boden. Mein Mann hat mich über Jahre zum Narren gehalten und mich betrogen, mich belogen, bin total enttäuscht. Er hat sich nur um sich gekümmert, war aggressiv und beleidigend zu mir und den Kindern. Die Kinder waren zwar schockiert, als ich ihn vor die Tür gesetzt habe, aber irgendwie waren sie erleichtert. Anschließend kam erst das ganze Elend zum Vorschein. Er hatte kaum die Raten für unsere gemeinsame Eigentumswohnung gezahlt, ich stand vor einem hohen Schuldenberg, habe die Wohnung verkauft und bin in eine Mietwohnung gezogen. Das Geld reicht kaum, um über die Runden zu kommen. Mein Ex-Mann hat das gemeinsame Geld alles zu seiner Geliebten getragen und sich schon damals das zweite Leben aufgebaut. Ich habe davon nichts mitbekommen.

Mit meinen Arbeitsstellen klappt es auch nicht. Ich werde ausgegrenzt und ausgenutzt. Versuche immer wieder eine andere Stelle zu bekommen, aber es wird eigentlich immer schlimmer. Ich werde beschuldigt, mich an der Kasse bedient zu haben, zu langsam zu sein und müsse deshalb länger als die normalen Stunden ohne Bezahlung arbeiten, werde immer kritisiert. Bin angemahnt worden, weil ich auf der Toilette eine kurze Nachricht an die Kinder geschrieben habe, alles sehr unmenschliche, niederschmetternde Aktionen.

Das fühlt sich an, als würden diese Menschen in mich eindringen, andoggen und dann den Schalter ausknipsen.

Meine Beine fühle ich nicht mehr, wie wenn sie nicht auf dem Boden stehen würden. Sie fühlen sich wie gelähmt an. Sie sind eiskalt und bekomme sie kaum warm.

Ich bin so allein in meinem Leben. Auch meine Mutter hat mich als Kind schon zur Seite gestellt, sie hat mich nicht gemocht. Damals wollte ich oft schon nicht mehr leben, habe oft an den Tod gedacht. Niemand will mich haben.

Ich fühle mich, als müsste ich laut schreien, aber ich kann nicht. Nicht mal dazu habe ich die Kraft.

Ich fühle mich hohl, leer, ausgehöhlt. Dann reiße ich mich wieder zusammen, stehe auf, mache meine Aufgaben und dann falle ich wieder in mich zusammen. Fühle mich von der ganzen Welt verlassen und habe dabei ein schlechtes Gewissen meinen Kindern gegenüber. Wenn diese nicht wären, dann wäre ich vielleicht schon gegangen. Ich sehe alles schwarz und undurchdringlich, alles ist so zäh und schwer.

Ich ecke mit allen meinen noch Freundinnen an, die wollen auch bald nichts mehr von mir wissen. Ich gehe ihnen auf die Nerven, außerdem bin ich sehr ungerecht zu ihnen. Ich bin bissig, mache Vorwürfe und reize sie. Ich sage Dinge, die mir nachher leid tun.

Mein Leben ist ein Trümmerhaufen, ein Häufchen Elend.
Häufchen Elend?
Ist ein schwarzes, schlieriges Zeug. Ich sehe mich darin selbst, abgestorben und ich zerfließe und versickere im Boden. Das wäre dann die Lösung. Dann bin ich nicht mehr vorhanden. Kein Mensch, außer meine Kinder, die mich noch am Leben halten, würde mich vermissen. Alle würden mich vergessen. Mein Leben hinterlässt dann nur einen schwarzen Fleck.

Analyse:

- Eindringen, andoggen, ausknipsen
- Werde ausgegrenzt und ausgenutzt
- Werde betrogen und belogen
- Bin gereizt und ungerecht
- Ausgegrenzt
- Wie gelähmt
- Kann mich nicht mehr von der Stelle bewegen

- Mache mir die Menschen zu Feinden
- Bin ein Häufchen Elend
- Will nicht mehr sein
- Will nicht mehr vorhanden sein
- Mein Leben würde nur einen schwarzen Fleck hinterlassen
- Schmerzen in allen Gelenken und Knochen
- Steifheit
- Spüre die Beine nicht mehr, sind wie taub

Es sind Themen der Familie der Pilze, aber nicht das parasitäre Thema der Baumpilze.

Hier geht es darum, dass sie sich um ihr Leben betrogen fühlt. Sie will sich deshalb hingeben und nicht mehr sein. Sie spricht nicht wirklich vom Tod, vom Sterben, sie will einfach nicht mehr sein, sie will sich auflösen. Deshalb habe ich den Schopftintling verordnet.

Copr-c C 200

Nach 3 Tagen Anruf: Sie hat heftigen Durchfall, muss erbrechen und es kommt lauter schwarzes Zeug raus. Es stinkt. Sie ist schwach und kann sich nicht auf den Beinen halten. Kann nicht in die Arbeit gehen. Ich lasse den ärztlichen Notdienst kommen.

Nächster Tag: Als der Ärztliche Notdienst kam, ging es ihr schon viel besser. Er hatte sie ins Krankenhaus eingewiesen, aber sie wollte noch abwarten. Es war dann auch mit der Spuckerei vorbei. Sie fühlt sich heute schon viel kräftiger.

2 Tage darauf: Sie konnte gut schlafen und sie fühlt sich erfrischt. Es kam ein ganz böser Anruf von der Arbeitsstelle, wann sie denn wieder einsatzfähig wäre. Darauf ist kurz die Stimmung gekippt. Aber dann sagte sie sich, die sollten doch kündigen, mir liegt nichts an dieser Stelle. Ich finde was besseres.

Weitere 5 Tage: Sie hat sich für länger krank schreiben lassen und der Arzt hat ihr geraten, eine Kur zu beantragen. Sie fühlt sich wieder wie ohne Boden unter den Füßen und ist verzagt.

Wiederholung Copr-c C 200

2 Wochen darauf: Sie fängt wieder an Spaziergänge zu machen. Sie ging in den Wald und hat geschrien. Diesmal blieb die Stimme nicht weg.

Ihre Freundinnen hat sie zum Kaffee eingeladen. Es war ein heiterer Nachmittag und zehrt davon noch immer. Das hat sie sehr beschwingt.

Sie hat ihrem Ex-Mann einen langen Brief geschrieben und hat die Hälfte der von ihr geschätzten Ersparnisse, die sie gemeinsam angespart hatten, eingefordert, ihm Veruntreuung und Betrug vorgeworfen. Das hat richtig gut getan, wenn sie auch weiß, dass sie keinen Cent sehen wird.

Sie geht weiter zur Psychotherapie.

Die Arbeitsstelle hat ihr gekündigt und sie ist froh darüber. Sie wird jetzt Arbeitslosengeld beziehen und hat Zeit, sich was Besseres zu suchen.

Es geht langsam aufwärts mit immer wieder Rückschlägen, aber sie erreicht nicht mehr die tiefe Talsole, wie es einmal war.

Beobachtung jetzt 9 Monate. Zur Zeit bekommt sie die C 1000

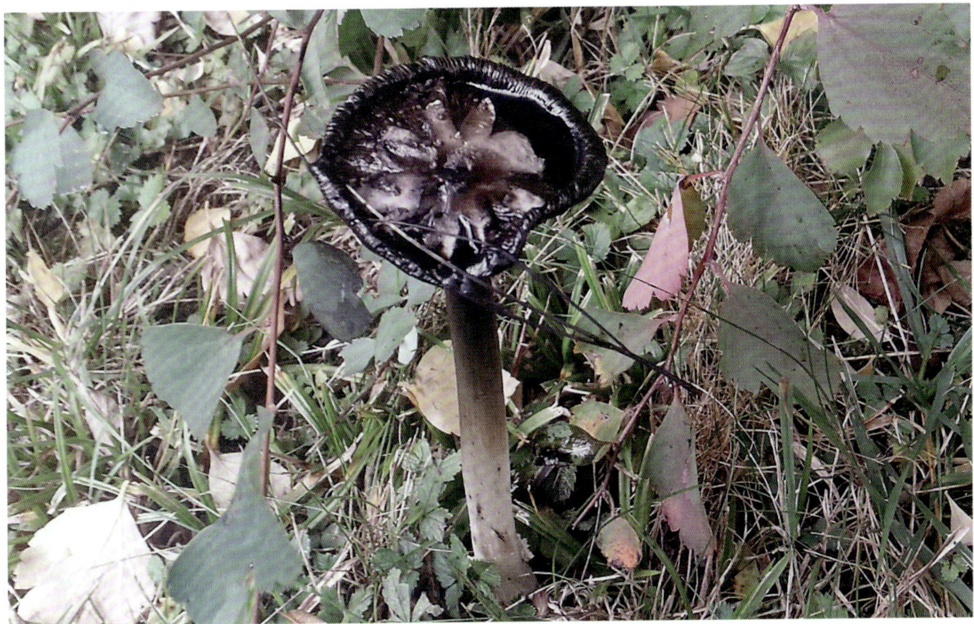

Schopftintling

Studie D) Ganoderma lucidum, Reishi, Ganod-l

1. HAMSE Ganoderma lucidum

Auf der Suche nach einem ähnlichen Arzneimittel für die Zeitqualität von Corona

Mitten in der Corona-Krise März 2020 hat Frau Anne Schadde unsere Arbeitsgruppe zu einer Skype-Konferenz aufgerufen. Unter anderem ging es auch um aktuelle Themen, denn der Lockdown wegen der hohen Infektionsrate mit Sterbefällen war gerade ein schwerwiegender Einschnitt in unser aller Leben. Wir wollten die Zeitqualität verstehen und besten verstehen HomöopathInnen die Zeitqualität im Vergleich mit der Ähnlichkeit eines Arzneimittels.
Wir sammelten die Brennpunkte und Auffälligkeiten:

Sehr gegensätzliche Themen – einerseits / andererseits
Schnelle Verbreitung – langsam beginnende Beschwerden
Ansteckung – Angst

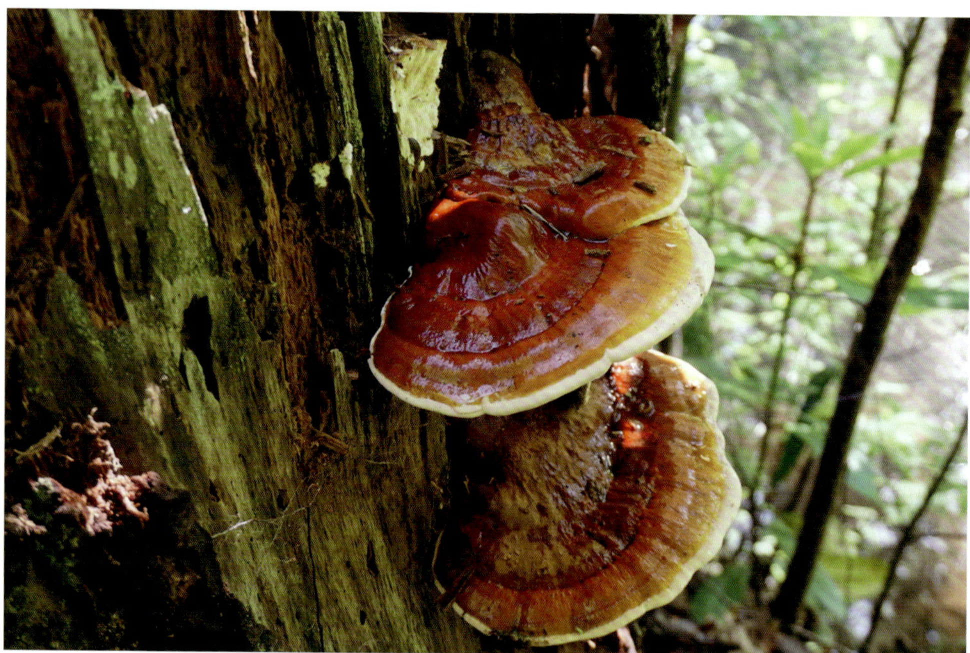

Reishi

Wurde unterschätzt und viele Massenveranstaltungen sind anfangs noch gehalten worden – dann rigoroses Kontaktverbot
Trennung der jungen Generation von den Senioren
Kein Besuch mehr in den Pflege- und Altenheimen – Enkel sind zuhause, haben keinen Unterricht
Globale Netzwerke – Kontakt über die neuen Medien aber körperliche Trennung (Neuronale Netzwerke)
Vernetzt und gleichzeitig isoliert / Verbindung und Trennung (Malven-Gewächse: Kola, Choc.)
Zurück gezogen auf sich
Dient der Ich-Stärkung, nicht Ego
Erschöpfung der Welt, sogar Knappheit bei Baustoffen und Bauteile von Zulieferfirmen
Familien rücken sich wieder näher mit allen Schwierigkeiten, Themen, die vorher unter den Tisch gekehrt wurden, werden aktuell und aktiv
Angriff auf die Schwachen, schwache Vitalität und wacklige Unternehmen – kompromisslos, Klarheit, Wahrheit, Zerstörung, Aggression, Übergriffe
Überdenken der Produktion in den sozial schwachen Ländern – Ausbeuterei und trotzdem dadurch abhängig vom Ausland
Überdenken der eigenen Lebenssituation, Lebenseinstellung und Aufarbeitung von Liegengebliebenem – Frühjahrsputz und Entrümpelung
Offen für das Neue, was kommt: Einerseits viel Angst, andererseits neugierig, was kommt
Freiheit und Individualität – Akzeptanz der Individualität des anderen rückt in den Blickpunkt
Verbindung und Abhängigkeit – Freiheit und Selbstverantwortung
Ostern steht bevor, das Fest der Auferstehung, Göttin Ostara oder Persephone, die die Schätze der Unterwelt nach oben bringt.

Die Suche nach der Mittelgruppe: Sie soll enthalten
Die Metamorphose,
Zerstörung des Althergebrachten, Geburt des Neuen,
Es geht um Sterben und Geburt – um Phönix aus der Asche
Verbindung, Abhängigkeit

Vorschläge waren 7. Reihe des Periodensystems, die radioaktiven Metalle, die folgende Themen gemeinsam haben: Ende und Anfang, Metamorphose, Intuition, Spiritualität, Yogi.
Reich der Pilze: Alchemie, Stirb und Werde, Vernetzung und Trennung, Angriff auf das Schwache.
Wir entschieden uns für einen Vertreter aus dem Reich der Pilze

Pilze leben vom Zuckerstoffwechsel der Pflanzen, sie bringen den Pflanzen Mineralien. Im gesunden Zustand herrschen ausgewogene Kräfte.

Ihr Leben ist nicht sichtbar, unterirdisch oder direkt im Wirt. Sie bilden ein engmaschiges Netz und docken direkt an der Zelle des Wirtes an, dringen ein. Sie vernetzen auch die Wirtspflanzen untereinander und bilden ein Kommunikationsnetz – das WWW. Sie breiten sich schnell aus. Die Fruchtkörper werden unter optimalen Bedingungen rasant gebildet. (Sprichwörtlich: Schießen wie die Pilze aus dem Boden) – vermeintlich aus dem Nichts. Überwuchern – siehe Schimmelpilz

Sie zerstören das Schwache und Tote, bereiten es auf – bereiten die Bausteine für das neue Leben.
Unterstützen das Gesunde und zerstören das Kranke und Schwache.
Pilzgifte können die DNA verändern, greifen in die Zellteilung ein.
Pilze mit psychedelischer Wirkung öffnen das Bewusstsein in die andere Welt.

Die Entscheidung, welcher von den vielen Pilzen?
Es könnte einer sein vom kleinsten Schimmelpilz bis zum größten Hallimasch.
Schimmelpilze haben einen Lungenbezug, siehe Aspergillus und Penicillium.
Aspergillus hat den Archäologen beim Besuch in den Pyramiden heftig zugesetzt.
Polyporus mysticus steht für die Wiedergeburt und für die Verabschiedung von Toten.
Psilocybe erweitert das Bewusstsein und lässt die inneren Zusammenhänge erfahren, das Eins-Sein mit der Welt und eine tiefe Liebe erfahren
Alle **Magic Mushrooms** geben ein schwebendes Gefühl.
Agaricus muscaris kann kompromisslos die Wahrheit erkennen, hat große Angst, er übertreibt hysterisch und kann dadurch die Situation nicht real einschätzen.
Coprinus (Schopftintling): weiss/schwarz, wirkt auf Bauchspeicheldrüse, Streit/Wahrheit, Wahnidee, abgetrennt von der Welt zu sein, allein zu sein, Trockenheit der Schleimhäute, Verlangen zu Räuspern. Streitbar unverblümt die Meinung sagen, auch empfindlich auf die Meinung anderer.

Es sollte ein „lichter Pilz" sein, ein Lichtbringer. Wir entschieden uns für den Ganoderma lucidum, der Lackporling. Er wächst immer dem Licht zu.

Lucidum: In luciden Träumen (von lateinisch lux, lūcis „Licht") oder klaren Träumen ist sich der Träumer bewusst, dass er träumt und es wird versucht, im Traum bewusst die Steuerung zu übernehmen und nach eigenem Entschluss zu handeln. Es verschwindet die Grenze zwischen Wachzustand und Traum.
Es wurde hergestellt in der Enzianapotheke München, wo Ganod-l. auch erhältlich ist.

Ganoderma lucidum, (Ganod-l), Ling-Zhi oder Reishi

Der glänzende Lackporling, ein Weißfäule-Baumpilz mit bedeutender Tradition in der Chinesischen Medizin, wächst auf Laubgehölzen und man will ihn auch in der Abendländischen Medizin nicht mehr missen. Er wächst auch in den heimischen Wäldern und manchmal wird er mit dem Fichtenporling (Fomitopsis pinicola) verwechselt. Die Hüte wachsen dem Licht zu und macht skurrile Figurationen, wenn der Wirtsbaumstamm vom Licht weggedreht wird. (Der Zunderschwamm dreht seine Porenunterseite immer Richtung Boden). Das Fleisch ist holzig und hart, schmeckt bitter und ist als Speisepilz nicht geeignet.

Bei der Aufzählung seiner Heilwirkung gibt es kaum eine Lücke, denn er ist geeignet zur Vorbeugung von Krankheiten, als Adaptogen und hat großen Einsatzbereich bei chronischen, bereits fortgeschrittenen Erkrankungen. Der „Zehntausend Jahre Pilz" oder auch der „Pilz der Unsterblichkeit" oder „Pilz der spirituellen Kraft", allein seine Bezeichnungen zeugen von seiner Wirkkraft und auch welchen Respekt und welche Achtung ihm gegeben werden. Aus einem Schriftstück von 1578 von Li Shih-Chen: *„Verzehrt man Ling zhi über eine längere Periode, erhöht sich die Intelligenz und verschwindet die Vergesslichkeit. Die Flinkheit des Körpers wird nicht enden, und die Jahre verlängern sich zu solchen von unsterblichen Feen."*

Seine Heilkraft wurde in Tierexperimenten und klinischen Studien in vielen Punkten bestätigt. (Siehe Kapitel „Heil- oder Vitalpilze")

Der Pilz wird verbunden mit Transformation, als der Lichtbringer. Er spendet Trost und weckt Hoffnung. Daoistische Priester trugen den Roten Reishi am Band am Körper, er soll vor dunklen Mächten und bösen Geistern schützen. An vielen Häusern hat man ihn deshalb außen an die Haustüre angebracht.

HAMSE von Ganoderma lucidum

Es wurden Symptome, Emotionen, Träume und Verhaltensbeobachtungen gesammelt

A.: Ein **Baby** sitzt auf einer **geöffneten Festplatte**, mit all den Drähten, hat eine Windelhose an. Es schreit, aber weint nicht, kein Schmerz. **Es schreit was raus in die Welt**. Verstehen: Altes auf der Festplatte (Biographie, etwas Festgeschriebenes, alte Dokumente), das Neue wird in die Welt hinausposaunt.

M.: hat sich den **rechten Fuß** verknickt
Traum: War mit jemanden zusammen und hat den Zug verpasst
Fühlt sich **verwurzelt mit der Erde**.

Deutlich sehe ich mein Leben in meiner Verantwortung; ich bin nicht unbeteiligt an dem ganzen Geschehen. Die Opferrolle geht verloren.
Es steht was für die Frauen an, das **Weibliche ist noch nicht in der Kraft**. Freiheitsdrang der Frau, ganz Frau und ganz frei sein.
Ich versuche mich im Vertrauen in das Unbewusste.Auf meiner Reise mit dem leuchtenden Lackporling, begegne ich unter anderem dem **Märchen von Goethe**, es heißt so, einfach nur Märchen: ***Es ist an der Zeit.... (Zitat)***. Es beschreibt unsere momentane Situation vor dem Wandel **aufs Vorzüglichste**...so wie es halt eines jeden Talent war/ist.

Jo.: Ich war in mir **ruhiger**, ließ mich nicht mehr von allen Eindrücken überschütten. Müde und leicht benebelt,
extremer **Durst** auf kaltes Wasser
Klarheit und sehr zentriert, bin nicht unbeteiligt an der Coronasituation, aber distanzierter und sehr zentriert in meinen Handlungen.
Tiefer Schlaf und sehr ausgeruht am Morgen
Traum: Bin im Wald rumgelaufen, verwirrt, keine Orientierung, das **Laufen ist ähnlich fliegen**, hörte und spürte das Rascheln der Blätter. Nach dem Aufwachen Klarheit, **sehr zentriert und ruhig**.
Corona berührt mich nach wie vor, aber bin eher distanziert.
Traum: Bin mit Delphinen im Meer geschwommen, beschwingt, frei, Geschwindigkeit, zielgerichtet, hörte und spürte das Wasser.
Herzrasen nachts
Traum: Spiderman (mein Bruder) und Adler (ich) sprengen erfolgreich alle Labore, die mit Viren forschen, ohne Menschen zu verletzen, danach bringen wir Reis nach Indien. Ich **flog mit dem Sprengstoff** auf dem Rücken von Labor zu Labor und die Last spürte ich schon im Traum als ein Zusammenziehen der Schulterblätter Richtung Wirbelsäule. Gefühl: stark sein, durchhalten, gezielt durchdachten Plan umsetzen, sehr zentriert in der Kraft. Beim Aufwachen konnte ich kaum meine **Arme bewegen**, **wie gelähmt**.
Visionäre Idee (Ausblick): Mich kümmert der Zeitgeist nicht, ich lebe mit dem was da ist... es schafft eine Angstlosigkeit und Ruhe.
Frei von Stress und Zeitdruck von Konkurrenzkampf, Erfolgsdruck.

U.: Bekam ganz normale **Regelblutung** nach der Einnahme (obwohl ich jenseits der Blutungszeit war), **Fußschmerzen**, viel mehr Energie, brauchte keinen Mittagsschlaf mehr. Das zog sich den ganzen Tag durch.
Eine Person war mir gegenüber negativ drauf, ich war sensibler als sonst, es hat mich mehr runtergezogen.
Nasenbluten.

Ju.: Großes Vertrauen: wir sind gesund, uns passiert nichts schlimmes, man muss diese Zeit ausnutzen, um miteinander Zeit zu verbringen.
Ich habe Kontakt mit Personen, die ich seit Jahren nicht mehr gesehen habe und weit weg wohnen. Das hat mir Freude bereitet.
Die Ruhe verbreitete sich auch in der Familie. Vor allem mein Mann war sehr besorgt und jetzt ist er sehr ruhig und macht sich keine Sorgen.
Genieße den Augenblick.
Ich spüre eine **übermässige Begeisterung fast Ekstase**: oh das ist so schön, alle zusammen zuhause, das Wetter ist so schön, die Natur boomt und alles blüht und kommt ans Leben, alles grün. Die Sonne wärmt so schön, die Vögelchen zwitschern... usw.
Kein großer Wunsch, aus dem Garten/Haus rauszukommen oder spazieren zu gehen.
In meinem Garten hat ein Amselpaar genau in dieser Zeit in einem Geißblatt Busch ihre Jungen großgezogen.
Ich kann mich nicht satt sehen am Sternenhimmel und plötzlich verstehe ich ganz klar wo die ganzen Konstellationen sind. Der Mond und der Abendstern waren riesengroß, wunderschön.
Körperlich: die ersten 2 Tage starke **Kopfschmerzen** frontal den ganzen Tag. Meine Periode ist in dieser Zeit eingesetzt und dauerte 9 Tage. (zu lange)
Mein **rechter Fuß** tut weh, das ist aber bei mir ein altes Symptom, das immer wieder kommt.
Träume: viele lebendige, es geht immer um Corona. Ich helfe Menschen gesund zu werden, aber nicht unbedingt mit Homöopathie, sondern mit Zuneigung, Bewegung, Essen oder wir sind einmal alle aus dem Ort mit Corona geflüchtet.

R.: Am Anfang schon Gefühl der Polarität, einmal super positiv, dann doch sehr von den Medien beeinflusst, und drifte ab ins Negative
Aber nach ein paar Tagen wurde ich **wacher**, konnte mich **besser konzentrieren** und **war klarer**. Habe mir auch gesagt, jeder hat seine eigene Meinung und das muss man **akzeptieren**, man darf niemanden etwas aufdrücken.
Körperlich war ich empfindsam, habe **sehr schnell** auf alles **reagiert** und hatte schnell **Herzklopfen**, habe dann immer versucht gut zu atmen, was mir sehr gut tat ...
Symptome:
Nasenbluten.
Viel Durst
Traum: Ich war im Elternhaus, da war nur mein Vater, der ist erschrocken und sagte: Hier ist niemand mehr, alle sind weg. Im übertragenen Sinne habe ich es empfunden als, die alte Zeit ist vorbei, die alten Muster, die Ahnen, es kommt etwas neues.

Hatte dann auch ein Baby im Arm, war nicht eines meiner Kinder, das Baby hat irgendwie geleuchtet, hatte gelbe Haare und hat irgendwie seltsam ausgesehen, hat sich auch nicht bewegt, wusste nicht, ob es tot war ...
Idee dazu: **alte Muster, altes Verstehen ist jetzt vorbei**

Traum: In einem Haus mit vielen Leuten. Wir waren eine Gemeinschaft und doch jeder für sich, jeder hat seine eigenen Dinge gemacht und selbst die Verantwortung übernommen. Da war im Vorgarten ein Erdhaufen, aus dem sind **Schlangen** rausgekrochen, die aber speziell ausgesehen haben. Sie hatten eine besondere Haut, nicht glatt, gemustert, besondere Köpfe, nicht einer speziellen Schlangenart zuzuordnen. Es waren mehrere und die sind dort rum gekrochen, haben aber niemandem etwas getan, auch nicht den anderen Tieren, die anwesend waren. Es war alles friedlich. Ich hatte am Anfang Angst, dass sie mir was tun. Als ich sah, dass sie friedlich waren, hatte ich keine Angst mehr, sie haben da mit uns gelebt und gehörten dazu ...
Idee dazu: **Schlangen stehen oft für Veränderung, sie häuten sich**
Ich muss entscheiden was gut ist für mich.
Körperlich: schnelle Reaktion.
ganz schnelle Reaktion, Körper reagiert ganz schnell

R.: Ganz klare Träume (bedingt durch die abgeschlossene Situation)
Träume von Robotergestalten, die invasiv waren, Akupunkturnadeln als Waffen, konnten Menschen infizieren.
Starker Sturm auf dem Meer, in dem Sturm sind viele Leute über Bord gegangen. Jeder versuchte sich zu retten. Eine Frau ging über Bord, ich steckte ihr ein Stück Käse in den Mund. Ich konnte sie nicht retten, aber ich kann ihr damit das Leben erinnern im Tod. Keine Verzweiflung: Leben und Tod so ist es.
Traum.: Im Traum war eine Frau, die mir Globuli in Röhrchen gab. Für mich war es ein Initiationstraum: ich muss nicht mehr suchen, **jetzt ist es an der Zeit**
Symptome:
Haut viel trockener, schuppiger,
Kopfschmerzen: rechts über dem Auge wie Migräne (in Pubertät schon mal)
fühlt sich ganz klar, ganz sensibel, ich möchte verstehen und gleichzeitig **ruhig und zentriert**.
Kommt in neue tiefere Qualität, nur in der Wahrnehmung

G.: Gefühl, ich kann die Situation meistern, ich bin dazu in der Lage. Dieses Gefühl gibt Vertrauen. Ich erlebe es in mir, ich höre es in mir: Ich kann jetzt diese Situation, in der ich bin, meistern – im Sinne von: es geht – Ich werde es können – Ich bin in der Lage dazu. Ich bin jetzt hier (in diesem meinem Leben?) und (deshalb) werde ich in der Lage dazu sein.

Das ist ein sehr deutliches, sicheres Gefühl – Vertrauen gebend.
Das **ICH** ist wichtig und das **Vertrauen**.
Wenn ich einen Schluck von dem Wasser nehme, dann taucht Vertrauen wieder auf.
Symptome:
Sehr trockene Haut
Schlafstörungen (oft wach gelegen)
Einschlafprobleme: unruhige Beine
nachts aufgewacht und konnte nicht mehr einschlafen
Aufwachen: hat gegessen in der Nacht

S.: Ich hatte gar keine Klarheit. Ich fühle mich eher so ein bisschen trüb wie im Nebel, gedrückt, ein bisschen dösig.
Ich träume ganz wild und viel, aber ich kann nichts erzählen..
Es sind immer **Babys**: schwanger oder gebäre gerade. Geburt in etwas Neues hinein.
Regenwürmer, die auf Teller lagen, was schlangenartige Gebilde (Gefühl dabei: Ekel..)

Si.: Erwachte mit Stirn**kopfschmerz**
Unterbauchschmerzen **als ob Periode** käme
Unkonzentriert in Gesprächen, verliert den Faden
sehr **lichtempfindlich** (Augen)
Lippenrand brennt
schwankender Gemütszustand zwischen depressiv und Durchhalten
Meditation: in alter Bibliothek von Atlantis ist das Wissen der Menschheit dokumentiert und ist mit Atlantis untergegangen. Das Alte wird untergehen und das Neue wird kommen.
Traum von Christus-Licht.

R.: Absolute Stille in der Natur, kein Geräusch von Autos, Vogelgezwitscher laut zu hören. Durch die Stille geht die Aufmerksamkeit mehr auf den Boden. **Leben und Tod**: viel Gefieder von Vögeln. (Fuchs-Du-hast die Gans-gestohlen). Viele Insekten. **Geräuschvolle intensive Stille** in der Natur, als wenn die Natur ihre Lebendigkeit zeigt. Verschmelzung mit der Natur. Kein Kondens-Streifen mehr am Himmel, kein niederfrequentes Autorauschen. Es gibt mehr Insekten. Viele Vögel am Himmel, Insekten
Begegnung von Menschen in der Natur fröhlich, lächelnd
in Supermärkten: kalt und angespannt.

T.: Mehr Männer als Frauen sind schwerer erkrankt.
In unserer männlich dominierten Welt kommt jetzt mehr das Weibliche zum Zuge.
Verschreibung von mehr Pflanzen aus der Familie der Hamamelidae (2. Spalte): Juglans c., Hamamelis, Cast-v. etc.
Oder Medorrhinum (Gonokokken = Diplokokken)

Ch.: Beim Joggen sind mir nur 2 Jogger und ein Radfahrer begegnet. Wir haben uns begrüßt, und es war ein Gefühl, als ob wir zusammengehören, ein Team wären. Das hatte ich noch nie.
Wenn ich am Balkon sitze, finde ich es oft zu laut, Kinder toben, Menschen sprechen, Motoren dröhnen- ich hätte so gerne meine Ruhe. Letztes Mal saß ich müde mit geschlossenen Augen am Balkon und habe all diese Geräusche genossen, habe sie beruhigend gefunden.

U.: Druck auf der Brust, einkaufen macht keinen Spaß
Langsamkeit, komme schwer in die Gänge, Bedürfnis nach Stille, Erde tut gut, Garten
Sorge um meine Praxis, ich muss etwas tun, online Weiterbildung, ich habe keine Energie dafür.
Ich empfinde Menschen zuwendungsbedürftiger als sonst und ich möchte eigentlich meine Ruhe. Telefonate sind lang und zum Teil stressig

2. 4. Abends: Einnahme von 1 Schluck Ganoderma lucidum
Unmittelbar nach der Einnahme Gefühl von Lichtblitz, plötzlicher Leichtigkeit, Überblick: Du kannst diese Zeit gut nutzen
In der Nacht vom 2. /3. 4.: Sehr schlecht geschlafen. Morgens nach dem Frühstück noch mal ins Bett, noch mal schlafen gegangen. Dann Druck auf der Brust, so als ob jemand auf der Brust drauf sitzen würde und mich auffordert: Komm steh auf.

4.4. Gespräch mit Monika über spirituelle Revolution. Hopi-Indianer: Entweder Tor durchschreiten oder in ein schwarzes Loch fallen

10. 4. Vergangene Woche geprägt von Langsamkeit, bewusster Wahrnehmung
Auf einmal keine Lust auf online, ist nicht dran
Lust auf Garten und Erde.
Gedanken an Begrenztheit des Lebens, des eigenen und das des Partners
Brauche Schokolade.

10. 4. abends 1 Schluck von Ganoderma lucidum
Zunächst schlecht einschlafen können, dann gut geschlafen und sehr lange bis 9.15 Uhr am. Dann viel Energie. Patiententelefonate, Einkaufen, Kochen, Mittagschlaf.
Mit Ursula 3 Stunden am Jexhof spazieren gegangen. Wir hatten einen so langen Spaziergang nicht vor, wir wurden geführt zu Waldmeister, Primula farinosa, Mooren und den in der Topographie waren sichtbare Reste früherer Besiedlung

12. 4. Vormittags müde, 1 Schluck Ganoderma lucidum. Am Tag öfters Tränen. Nachmittags geschlafen, viel Schokolade gegessen

Entschluss Ganoderma Ganoderma sein zu lassen.

Seit Ostern fühle ich mich zunehmend munterer.

A.: Nach der Supervision habe ich mich intensiv mit der Literatur der Pilze befasst und mich an ein Buch erinnert: Wahre Halluzinationen von Terence McKenna. Eine Reise in das Amazonasgebiet auf der Suche nach oo-koo-he und yagé, Mischungen mit Ayahuasca, wobei die Gruppe aber die Wirkung der Psilocybe gefunden haben.

Aufgewacht mit einem Traum:
Ich hatte eine Holzschatulle in der Hand, schmucklos, aber das dunkle Holz war poliert. Sie war schwer und solide gebaut. Ich wusste, ich habe die Lösung für die Heilung in meinen Händen. Ich war in **voller Klarheit** über die unumstößliche Lösung. Ich wusste, es sind 3 Dinge darin. Im Traum wusste ich genau, was drin ist, aber als ich erwachte, hatte ich nur noch **das Licht** in Erinnerung, es war eine hochenergetische Schwingung. Die 2 anderen Dinge kann ich nicht mehr herholen, aber im Gefühl ist noch was wie eine **schwarze Paste** zu sehen.

Wasser informiert mit Ling Zhi M – Ganoderma lucidum M – einen Schluck getrunken.

Bin um 4:00 Uhr aufgewacht mit **Nierenschmerzen** beidseits und mir war **sehr heiß**. Nach dem Abdecken hab ich gefroren und musste mich wieder warm einwickeln. Erschreckte aus dem Schlaf mit dem Gefühl, das Telefon hat 1 x geklingelt.
Ich fühle meinen Körper **aufrechter, stark, gerade**.
Wenig Essen verursacht Blähungen – aber ein eher üppiges Essen (Käsespätzle) verursacht heftige schmerzhafte Blähungen im Oberbauchbereich – heftige Spannungen und Schmerzen in den Hypochondrien bds. Ein Druck von innen nach außen und die Blähungen gehen nur langsam ab. Dadurch werden die Schmerzen leichter.
Ich kann trotzdem gut und klar arbeiten, fühle mich nicht müde oder schläfrig.
Abends noch mal einen Schluck informiertes Wasser genommen: Gleich darauf haben sich die abgeflauten **Blähungsschmerzen** wieder gemeldet. Nach dem Abendessen wurde es wieder schlimmer. Die Schmerzen sind so schlimm, dass sie mir die Luft wegnehmen: Heftige **Spannung und der Druck geht mehr Richtung Zwerchfell**. Druck auf den Magen und habe das Gefühl, es wird gleich Sodbrennen einsetzen. Die **Schmerzen sind auch ausstrahlend in den Rücken**.
Bin etwas ungehalten über das viele Gejammere und den Ängsten wegen der Corona-Endemie. Bin sehr zuversichtlich, dass alles bald ein Ende nimmt und gereinigt weiter geht. Bin im vollen Vertrauen in die Zukunft.
Habe bei einer großen Gruppe bei einer Gebetsarbeit mitgemacht. Wir waren über Whatsapp verbunden. Habe mich über jene Leute geärgert, die sich mit Smilys und Herzchen bemerkbar machten. Ich empfand es als Wichtigtuerei und sich hervorheben wollen aus der Gruppe. Selbst aber litt ich unter dem Gefühl, anonym zu sein und von niemandem wahrgenommen zu werden. Werde von der Krise wenig berührt. Sehe alles

als Natur: Das Sterben der Coronakranken, v. a. der alten Menschen, das Zurückdrehen der Wirtschaft – irgendwie habe ich eine Einstellung von: Das Echte, das Wahre, das Gesunde kommt zum Vorschein und es wird geputzt und gereinigt. Alles ist ein Reinigungsprozess.

Gut geschlafen und die Bauchschmerzen, das Spannungsgefühl der Blähungen sind weg. An diesem Tag nichts vom informierten Wasser getrunken. Gute Energie und viel weggearbeitet. Fühle mich sehr klar und konzentriert, will ich aber etwas niederschreiben, finde ich nicht die richtigen Worte, kann meine Gedanken nicht formulieren.

Traum: Meine Schwester und ich waren in einer Gruppe von Leuten, die hauptsächlich meine Schwester kannte, ich aber nur als Gast dabei war. Sie erzählte denen all ihre Gebrechen und Leiden, erzählte viel intimes von sich. Dann fing sie an, auch meine Probleme denen zu erzählen. Sie erzählte, ich hätte heftige Hämorrhoiden, die durch nichts zu therapieren seinen und ich darunter sehr leiden würde. Ich war betroffen und hab mich übergangen gefühlt, dass sie einfach intime Sachen von mir erzählt. Es war so übergriffig, auch das Gefühl, sie erzählt für mich, als könnte ich mich nicht selbst in das Gespräch einschalten. Ich habe mich im Traum auch vom Gespräch rausgehalten. Fühlte mich **übergangen, übersehen, nicht respektiert und nicht gleichwertig**.

Noch einmal einen Schluck vom Wasser genommen.
Bin sehr aufgebracht und wütend über die Gesundheitspolitik. Der Wahltarif für komplementäre Arzneimittel wird ersatzlos gestrichen. Habe sofort die Petition unterschrieben. Ich würde am liebsten Herrn Spahn packen und schütteln. Soviel Unverstand – ich kann es nicht fassen, dass man so arrogant sein kann.

Traum: Ein Bus voller übergewichtiger Kinder, alles Jungen, pausbäckig und runde Gesichter. Ich weiß, sie fahren in ein Ferienheim zum Abnehmen. Einer ist sehr vorlaut, stellt sich sehr in den Vordergrund, aber ich spüre, dass er sehr ängstlich ist.

Habe mich mit den psychoaktiven Pilzen befasst, gelesen und über die Wirkung von DMT schlau gemacht. Gedanken: Man kann meine Aktivitäten im Internet nachprüfen und vielleicht werde ich als Drogenjunkey verdächtigt.
Habe im Garten gearbeitet und auch Erde ausgehoben. Anfangs merkte ich die Winterpause und dass ich nicht trainiert war, hat sich aber nach einer halben Stunde gelegt.

Traum: Ein ganzer Trupp Polizisten kamen in meine Praxis und wollten meine Räume durchsuchen. Ich wusste nicht, nach was sie suchen wollten und warum. Ich sollte ein Komplize von jemandem sein. Ich war wie gelähmt, war total überfahren und dachte nur an meine Karteikarten der Patienten, ob sie wohl die auch durchsuchen wollten. Das hat mich am meisten beunruhigt, die Zerstörung der Intimität.

Heute keinen Muskelkater von der gestrigen Arbeit, habe aber das Verlangen mich zu dehnen und zu strecken.
Habe viel körperlich gearbeitet, im Garten und das Familiengrab bepflanzt und gerichtet.

Habe tief geschlafen und sehr früh erwacht. Viele Träume, bedrohliche, gehabt, kann mich aber nicht mehr erinnern.
Meine Augen jucken vom Blütenstaub und heute Morgen hatte ich das **Zerschlagenheitsgefühl**, als würde ich eine Grippe bekommen. Mittags wurde wieder alles besser.

Habe viel Energie, sehr viel Gedankenflut. Will viel davon niederschreiben, aber wie **Regenwürmer** ziehen sich die Gedanken zurück und finde die richtigen Worte nicht.
Bekomme **linksseitig Kopfschmerzen** und auch das **linke Ohr** fängt an zu pochen.
Bekomme viele youtube-Hinweise über die neue Zeit, über den Filz in der Politik, über Falschmeldungen usw. Ich klicke einige einfach weg, aber die wenigen, die ich mir angehört habe, verursachen heftige Wut und ich brauche Zeit in der Versenkung, um wieder ins Gleichgewicht zu kommen.
Lese mit viel Aufmerksamkeit das Buch: Wahre Halluzinationen und finde darin viele verwertbare Symptome als Arzneimittelprüfung für Psilocybile und der Familie der Pilze allgemein. Versuche auch immer wieder die energetische und übergeordnete Ebene herauszulesen.
Ein Absatz ziemlich zum Schluss hat mich sehr berührt und mich zum Nachdenken gebracht, der auch unsere heutige Corona-Zeit anspricht, drum will ich darauf eingehen. In dem Abschnitt geht es um **Niedergang von großen Kulturen und Reichen und die Wandlung in das Neue**. Er spricht vom Niedergang der Griechischen und Römischen Kultur und der Sieg des Christentums, der Niedergang der hochentwickelten Kultur der Azteken und die Zerstörung von den Christen. Immer war Technik, Architektur und die allgemeine Wissenschaft weit fortgeschritten, aber daneben gab es den Niedergang der Moral, es wurden Sklaven gehalten und die Reichen wurden immer mächtiger, die Armen immer ärmer und wurden in ihren Rechten beschnitten. Der Niedergang wurde durch eine neue Glaubensrichtung vorbereitet, durch eine „Überseele", die die Machthaber entthront hat und eine neue geistige Ausrichtung ist danach entstanden. Zitat aus dem Buch: „Wenn wir anfangen könnten zu versuchen, die Existenz der „Überseele" und ihrer Träume und Hoffnungen für die Menschheit zu akzeptieren und zu verstehen, wenn wir anfangen könnten, im Einklang mit ihr statt in Opposition zu ihr und in Verfolgung unserer eigenen rationalen und ichbezogenen Pläne zu handeln, dann wären wir irgendwann in der Zukunft vielleicht dazu in der Lage, für immer unsere blutige Geschichte hinter uns zu lassen, in der Erlöser und seltsame von den fernen Sternen herabsteigende Besucher herumgeistern. (Buch wurde 1971 geschrieben).

Normalerweise hole ich jeden Morgen um 7:30 Uhr meine Nachbarin ab und wir laufen für eine halbe Stunde im Ostpark, das machen wir schon bestimmt 12 Jahre. Heute hat sie mich dermaßen aufgeregt über ihr negatives Gerede, wo ich schon mehrmals gebeten habe, in meinem Beisein dies zu lassen, sie meinen Wunsch aber nicht respektiert. Heute war ich sehr bestimmend und hab sie in die Schranken gewiesen, war ganz klar und nicht emotional. Nachdem sie aber wieder begonnen hat, hab ich angekündigt, sie jetzt mindestens eine Woche lang nicht mehr abzuholen. Was dann wird, weiß ich nicht.

Reishi-Prüfung mit aufgelöstem Pilzpulver in Wasser

Ausgangsstituation: mental ruhig, etwas gestresst weil eine fremde Frau mich wegen einer Lappalie angemeckert hat (noch leicht verletzt). Etwas genervt, weil Kinder laut Quatsch machen.
Körperlich mäßiger Schmerz li. Ober- und Unterarm und li. Schulter,
leichter intermittierend stechender Schmerz im li. Ohr.
Empfindlichkeit li. vorderer unterer Backenzahn.
Friere etwas.
Grundsätzlich zufrieden.

Verschüttelung von 1 Tl. Reishi-Pulver in ca. 300 ml Wasser in Plastikflasche: färbt das Wasser stark braun, frage mich, ob ich zuviel Pulver genommen habe, ob es zu stark ist. Schäumt stark rosa – weißlich; bei längerem Schütteln scheint sich alles in rosa-bräunlichen Schaum zu verwandeln.

L.: (nach 1 Schluck): li. Ohr kühler dahinter und innen drin.
Weniger Gedanken,
Hals frei, Kopf frei. Hals frisch. Beim **Ausatmen wird mir heiß und beim einatmen kühl**.
Nase warm.
Alles freier geworden, auch die Gedanken freier geworden. Vorher Körper voller Gedanken.
Körper oben warm, unten kühl. Stirn besonders warm. Kieferhöhlenbereich bds. warm.
1/2 Std. später: Wusste nicht, wo ich bin. **Alles wackelt etwas**. Kann nicht so gut an der Badezimmerwand hochklettern (sonst klettert sie neuerdings die ganze Zeit zwischen 2 Wänden hoch)

St.: (nach den ersten Schlücken): bitter, modrig, sonderbarer **Geschmack**. **Ekelig**. Mir wird **übel**, könnte sein, dass ich erbrechen muss. Erbrechen als mögliche Reinigung.
Atmen angestrengter und etwas schneller.
Werde dann **unbeweglich**, wie im Meditationssitz. Das Innen scheint sich neu zu sortieren. Habe ein wenig Angst, dass es ein Giftpilz sein könnte.

Energie steigt vom Zwerchfell in den Kopf auf, endet da, wo der Scheitel endet. Körper aufrecht und sehr ruhig.
Kribbeln in der Lunge.

Symptome und Ideen:
Spannung löst sich im unteren Rücken. Atem wird langsamer, wie langsam entstehende **Lähmung**.
Schultern und linker Arm entspannen sich etwas, Arm-Schmerz wird etwas besser. Fühle mich in eine **Meditation** gepusht, ohne dass ich mir vorgenommen hätte, zu meditieren.
Nase, Hände und Füße kalt.
Nach weiteren Schlücken: Eindruck von modrigem Holz und frischer, kühler Waldluft. Unterleib steckt drinnen (im Holz), Oberkörper draußen, in größter Stille und perfekter Statik.
Mich kümmert der Zeitgeist nicht, ich bin einfach da, es kann draußen passieren, was will. Ich nehme alles auf und vertrage alles; es gibt kein Gift, ich lebe von dem, was da ist. Auch das Innen beginnt **ruhiger und stiller** zu werden; wenig Gedanken. Energie strömt aus der spirituellen Mitte in den stillen Körper, bis in die Haut. Es gibt keine Störung, auch das Außen ist ruhig (Anmerkung: Kinder und Mann gucken Fernsehen;). Ich meine, strömenden Regen zu hören. **Eindruck von Regen**, der alles Schlechte und Schmutzige abwäscht und den Wald erfrischen lässt.
Während sich der obere Brustkorb zusammenzieht, wird der **Kopf klarer**. Das Gehirn scheint plötzlich besser und klarer zu funktionieren;
Plötzliche Wandlung von diffuser zur klareren Sicht.
Zusammenziehen im Hals führt auch zu Schub an Klarheit im Kopf.
Speichel schmeckt sehr frisch, wie Regen auf Waldboden.

Die meditative Stille löst sich und mein Körper wird beweglich wie der einer **Schlange**. Es gibt keine Bewegungseinschränkung. Die Schlange weiß noch nicht, was sie will und was ihr Ziel ist und genau das könnte sie so erfolgreich machen. Sie lauscht und nimmt wahr. Ist Verwandlung in ein Tier möglich? Kann sich der Mensch in ein Tier einfühlen? Mein Leben besteht aus leichter, gut kontrollierter, freier Bewegung, es gibt keine Barrieren. **Mein Unterleib mit meinen Beinen wächst, die Beine werden länger und breiter. Unterleib fühlt sich kühl an. Hauch von Schmerz re. Hüfte. Luft kühl.** Egal, woraus ich wachse, egal, woraus ich bestehe, ich existiere einfach. Ich bin der Wald. Es gibt nicht mehr zu sagen. **Ruhiger, hypnotischer Zustand.**
Aufstehen um Wasser nachzufüllen in die Flasche kostet Überwindung.

Habe fast alles ausgetrunken, aufgefüllt und neu verschüttelt. Schäumt & sprudelt immer noch stark, scheint viel Energie drin zu stecken. Kann jetzt auch mit dem linken Arm gut schütteln. Frage mich, wenn ich damit den Efeu gieße, ob es ihn stärker und gesün-

der machen würde, oder seine ganze Substanz übernehmen wird. Möchte meinen Efeu behalten und gieße ihn nicht. Wenig Gedanken. Ein Freund hatte mal **Gedankenleere**, als er Borreliose hatte. Viele Patienten haben Angst vor Borrliose. Reishi bei Borreliose??? Viele Pat. haben Angst vor Krankheit, vor Ansteckung, entweder von Kollegen oder von einem winzigen Waldbewohner. Ich bin einfach da, es gibt kein Gift, es gibt keine Krankheit, ich bin die Krankheit und die Gesundheit.
Kurzer Schreck durch Geräusch.
Leben und Tod sind von diesem Leben, ist Illusion. Beide beinhalten beides. Es ist egal, wo der Baum aufhört und wo der Pilz anfängt, alles gehört zusammen.
Frische in der Lunge. Die Luft ist sehr frisch.

Träume:
1) Ich wandere aus nach Lissabon. Komme mittellos dort an, muss mir eine Wohnung suchen. Bekomme Hilfe (Thema Neubeginn).
2) Zugfahrt durch lange, grüne Weite (sind beides eher meine eigenen Themen, kenne ich schon)

Vom Pilz Vermitteltes zum Zeitgeist: Er vermittelt mir nichts zum Zeitgeist. Er ist frei von Stress von Zeitdruck, von Konkurrenzkampf, von Erfolgsdruck, frei von Angst vor Krankheit und Tod. Die bestehen, weil man glaubt, es gäbe nur das irdisch-materielle. (oder ist er genau das Mittel dagegen?)

FAKTISCHE EBENE:
Wenn die Virenlast zu hoch ist, schafft der Organismus die Abwehr nicht und die Patienten kommen ins Krankenhaus (da wäre Ozon vielleicht hilfreich - ein Arzt aus Tschechoslowakei hat in vielen Fällen Ozon verschrieben). Aber diese Patienten sehen wir nicht in der Praxis.
Eine weiter Gruppe von Patienten, die Symptome haben, für die wir individuell verschreiben (Geschmacksprobleme: Colch oder Husten mit Carb.veg., Causticum etc.).

WEITERE GEMEINSAME THEMEN

HUMMELN
Ungewöhnlich: vermehrt fliegen **Hummeln**: Verschiedene Kollegen berichten von Hummeln.
Hummel-Paradoxon: die Hummel kann eigentlich nach Wissen der Physik nicht fliegen, aber sie weiß es nicht und fliegt einfach trotzdem. Sie zeigt, dass sie es kann. Der Hummelflug steht für etwas, was man macht, obwohl man immer dachte, man kann es nicht. Thema der Zeit jetzt: Man muss etwas zustande bringen, aber wir wissen nicht wie wir es machen, es ist zu neu.

Der Hummelflug steht für das unglaubliche Potential, das in uns steckt. Das zu tun, was andere für unmöglich halten.
Die Hummel weiß nicht, dass sie nach den Regeln der Physik nicht fliegen kann (war übrigens ein Rechenfehler in den 20er Jahren), also fliegt sie. Wir müssen nur an etwas glauben, dann schaffen wir auch das Unmögliche. So stehen die vielen Hummeln im Moment vielleicht für eine große und schwere Aufgabe, die es zu lösen gilt. Die Macht der inneren Bilder, **unsere neue Flug-Destinationen, kennen wir nur noch nicht und müssen sie uns erarbeiten und das Vertrauen haben**.

Anne Schaddes Kommentare – Philosophie:

Corona = Schatten der Sonne
DAS IST DIE QUALITÄT DIESER ZEIT

Leben befindet sich in Spiralbewegung, d.h. wir begegnen immer wieder dem selben Thema, aber durch die Spiralbewegung erleben wir Ähnliches in veränderter, entwickelter, erkennender Form. Das Alte (Festplatte siehe Bild am Anfang) muss in eine neue Bewegung gebracht werden. Durch die Spiralbewegung erhöht sich die Schwingung. Die langsame Erhöhung der Schwingung auf der Spiralebene, die sich langsam weiterbewegt.

Die Schattenthemen treten ins Licht!
WAS IST DAS UNGELÖSTE IN MEINEM LEBEN?
Was habe ich sykotisch weggedrückt, all das kommt auf den Prüfstein!

Was muss in mir gelöst werden?
Patienten: mit Problemen im Unterleib, die aus schwierigen Beziehungen leben und jetzt kommen diese Beziehungen auf den Prüfstein.
Es ist unsere Aufgabe als Homöopathen, an diesen Stufen zu verschreiben.
Allerdings muss jeder Fall individualisiert werden!
Miasma: sykotisch (der Schatten wird weggedrückt, aber der Schatten erscheint jetzt im Licht)
Verschreibungen z. B. Medorrhinum, Hamamelidae etc.
Ziel: die Jugendlichen/Kinder müssen die Menschheit in eine neue Zeit führen.

Der Zeitgeist
Widerstand ist Krieg – wir sind nicht im Krieg, wir verbinden uns! Kein Kampf gegen das Virus. Das Immunsystem reagiert manchmal stark, um zu überleben.
Wichtig ist die Menge der Viruslast, die den Patienten getroffen hat.
Auch gibt es viele Allergien: eine kleine Blüte und der Mensch reagiert übermäßig.

Am 8.4.2020 ist ungewöhnlicher Vollmond in der Waage. Die Waage: der Mensch in der Beziehung. Notwendig ist dafür ist die Stabilität des ICH, von dort findet man hin zum DU

Gemütssymptome von Ganoderma lucidum
Babys, das Neue, das Unbekannte
Festplatte: Biographie
Spirale: neuer Prozess
Schlange, die ungefährlich ist
Würmer
Roboter
Corona: totale Sonnenfinsternis 11.9.1999
Karfreitag: Sonne verfinsterte sich
Hummeln
Fliegen wie der Same einer Pusteblume
Sternschnuppe am helllichten Tag
Verwirrung/Klarheit
Unfälle
Eine gute Atombombe (Pilz), die nichts zerstört, sondern nur Güte und Liebe verbreitet
Angst, Unruhe/Ruhe
Furcht vor Gewitter

Will alles unter einen Hut bringen
Wandlung von diffus zu klar
schnelle Reaktion
Gute Konzentration, Klarheit der Gedanken
Ekstase
Eindruck von Regen
Will mit der Erde arbeiten
Starke Erdkräfte: Drachen und Tiger
Intuition erhöht
Geschwindigkeit/Langsamkeit
Ruhelosigkeit
Ungeschickt, rempelt andere an, lässt Dinge fallen, verletzt sich
Chaotisch, unstrukturiert
Zeitgefühl ist gestört
Fehler beim Sprechen
ruhig/still/wenig Gedanken/Gedankenleere
hypnotischer Zustand, benommen, wie betäubt, vergesslich
wie gelähmt

Gleichgültigkeit
Verwirrung, kann den Weg nicht finden, irrt umher
Faulheit
in die Verantwortung gehen,
Lebensaufgabe erfüllen
Kraft und Heilung
Mühevoll, alles ist beschwerlich
Bewusstwerdung und die Energie dazu
Dimensionen verschwommen,
Verantwortung
Jammern
Empfindlich auf Kritik und die Meinung anderer
Gedanken an unangenehme Erinnerungen
Gedankenleere
Schwinden der Gedanken
Sitzt demenzähnlich
Widerstand, revoltieren gegen die Macht
Revolution, sich auflehnen
Rechthaberei
Kampf
Verletzen, Verlangen andere zu verletzen

Undiplomatisch
Kindlich, albern, wie ein Kobold
Egoistisch, ich will im Vordergrund sein
Sturheit
Nachgiebigkeit
Mutig
Ärger
Vollmond
Schatten und Licht (Licht - schwarze Paste)
Leben und Tod
Sykose
Märchen von Goethe: „es ist an der Zeit“
Harry Potter und Magie
sich einlassen in das Unbekannte
ICH – DU
Weiblichkeit
Übergangen, Übersehen, nicht respektiert, nicht gleichwertig

Gefühl von Außenseiter, will nicht ausgegrenzt werden, will dazu gehören
Außenseiter, ausgeschlossen werden
Gegängelt, ausgegrenzt
Belogen, zum Narren gehalten werden
Ausgenutzt, für dumm verkauft
Grenzübertretungen; Über die eigenen grenzen gehen, über die Grenzen der anderen gehen
Übergriffigkeit, die Grenzen der anderen nicht wahren, Machtspiel
Wahnideen wie betäubt, alles wie in Watte

Entrückt
Gefühl von Körperlosigkeit
Etwas zieht mich aus mir heraus
Unter übergriffiger Macht zu stehen
Gefühl von Auflösung
Unter einer übermäßigen Macht zu stehen
Einen Mantel herum, der nichts herein lässt
Schweben im Raum
Fliegen wie eine Pusteblume

Träume
Babys lebendig, lächeln, zufrieden
Baby auf geöffneter Festplatte

Baby fertig, obwohl Frühgeburt
Diebstahl: Geld gestohlen
Freiheit gestohlen
Verwirrung im Wald , keine Orientierung 2
erscheinen wahr
fliegen von Labor zu Labor
Lichtblitze, zuckend
Weiss-gekleidete Männer - Dunkelhäutige AMIRA = Alleinherrscherin
Alte Themen: alte Begegnungen, alte Kleider 4
Kampf in wie in Not
Bunte Träume
Schatulle mit der Weisheit in den Händen
Filigrane Netze, die tragen
Vögel sind der Weckruf
Drachen in meinem Unterbauch

Körpersymptome:

Schwindel
alles wackelt
Schwanken morgens beim Erwachen
Schwindel beim Hochschauen
Schwindel beim Gehen wie Springen auf Trampolin
Schwindel, als ob man auf eine Spirale schaut.
Fallen mit Bewegung nach links

Kopf
Migräne
Schmerz, linke Seite
Schmerz, pochend
Druck auf Zähne
Watte, als ob
Kälteschauer, erstreckt über Rücken abwärts
Kälteschauer, vom Scheitel ausgehend, erstreckt sich zur Stirn
Scheitelkopfschmerzen

Auge
Lichtblitze
Lichtempfindlichkeit
Brennen
verschwommenes Sehen

trockene Augen
juckende Augen

Ohr
Obstruction
Belegt, wie beim Fliegen

Nase
Sinusitis
Heuschnupfen
Absonderung: fliessend
Nasenbluten
Herpes simplex

Gesicht
Herpes simplex Lippe

Nase eiskalt
Druck auf Stirn
Juckreiz
Verklärter weicher Blick

Mund
pelzig trockene Zunge
salziger Geschmack
bitterer Geschmack

Hals
trockener Hals, kratzig
bitterer Geschmack

Magen
Sodbrennen
Übelkeit bei Schwindel
Übelkeit mit Ekel
Appetitlosigkeit
Hunger vermehrt nachts
Durst, extrem
Druck im Magen erstreckt sich in den Rücken

Abdomen
Aufblähung
Spannung, Druck auf dem Zwerchfell
Niere
Schmerzen

Weibliche Genitalien
Menses stark, hellrot 2
Menses im Klimakterium
Trockenheit, Vagina
Brennen Vaginal

Atmung
Engegefühl, wie kontrahiert

Husten
Reizhusten

Brust
Herzrasen

Herzklopfen
Druck auf Brust
Kribbeln in der Lunge
Zusammenziehen des Brustkorbs

Rücken
Hexenschuss, Lumbalbereich: einschiessende Schmerzen
Schulterblatt, rechts, stechend
Schulterschmerzen
Schmerzen im Nacken, drückend, erstreckt sich zum Hinterkopf
Unbeweglichkeit
aufrecht stehen, kann nicht

Extremitäten

Hautausschlag: Bläschen/Hand, juckend
Hautausschlag, palmar, juckend
Zehen empfindlich
Krampf in Rückseite der Oberschenkel
Arme gelähmt; beim Erwachen aus Traum
Ödeme
Eiskalte Extremitäten
Gelenkschmerzen wandernd
Schweregefühl der Beine
Nagelbettentzündung

Schlaf
Einschlafstörung
Schlechter Schlaf gebessert
unruhiger oberflächlicher Schlaf

Frost
Frieren im Schlaf

Schweiss
kaltschweissig

Haut
Herpes Zoster
Bläschenausschlag
Psoriasis
Ekzem

Jucken überall
Trockenheit

Allgemein
Trockenheit der Schleimhäute
Kälteschauer
Müdigkeit
Faulheit
Grippeinfekt
Wärme bessert
Hitze bessert
Verletzungen: Fussbruch, Stolpern, Stürzen

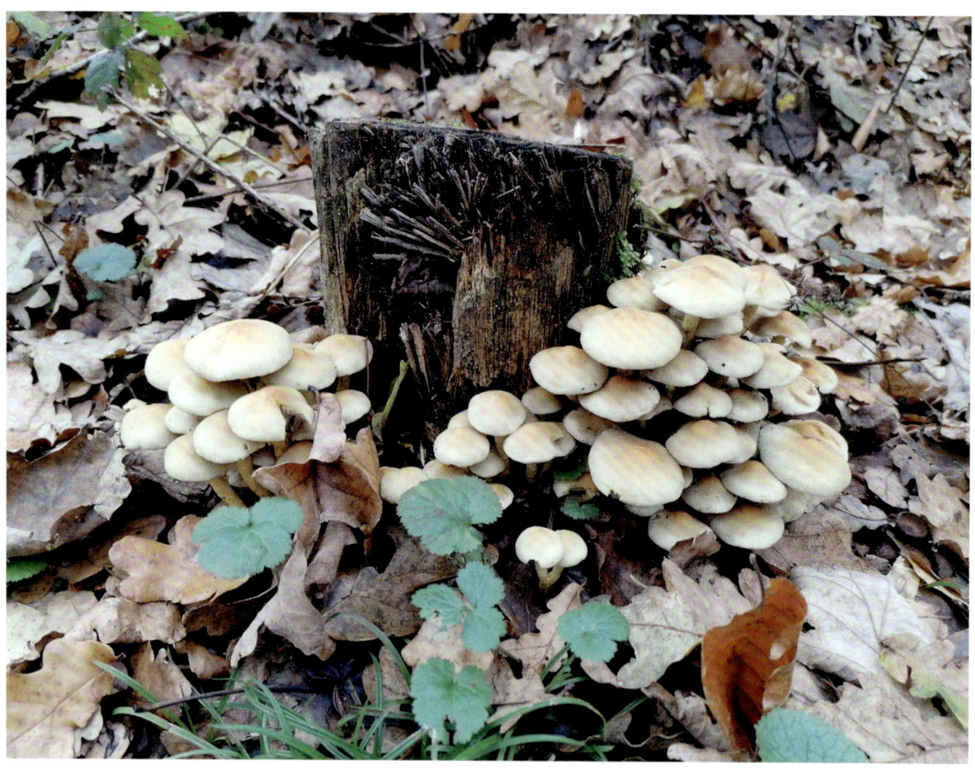

Homöopathische Pilzarzneien während der Corona-Pandemie

Jede Zeit hat seine eigene Qualität, hat seine individuellen Strömungen und Empfindungen. Dabei frage ich mich, wer hat wen geprägt, die Menschen die Zeit oder die Zeit den Menschen? Darauf gibt es wohl keine Antwort, es ist wohl ein dynamischer Prozess. Wie kommt es zum Krieg? Ist es die Zeit, die den Krieg braucht oder sind es die Menschen, die den Krieg wollen?
Ähnlich verhält es sich auch mit den Infektionen, die zu bestimmten Zeiten gehäuft auftreten oder sogar zu einer Pandemie werden. Welcher Zeitgeist steckt dahinter, dass die Menschen darauf empfindlich reagieren, offen sind dafür und ein ganzer Zeitabschnitt hauptsächlich von diesem einen Problem beherrscht wird?
Aus den Kindergärten kommt die Erfahrung, dass nach einer Scharlachepidemie die Kinder geistig und emotional reifer und auch körperlich gewachsen sind.

Wir schreiben jetzt das Jahr 2022 und die Pandemie zieht sich schon über 2 Jahre mit mehreren Lockdowns, Maskenpflicht und Impfungen
Die Menschen werden von den Arbeitsplätzen ferngehalten.
Alte und junge Generation wird getrennt, Kinder haben keinen Unterricht.
Das Internet, die Vernetzung, die moderne Technik wird gebraucht und genutzt, aber der Einzelne ist isoliert – es sind virtuelle Kontakte, aber körperliche Trennung.
Alt eingesessene Firmen gehen pleite, die IT-Branche floriert – Altes geht kaputt, Neues entsteht. (Alchemistischer Prozess, Metamorphose)
Die Natur atmet auf, weil weniger Autos unterwegs sind, die Wirtschaft aber leidet.
Eltern und Kinder sind zuhause, rücken zusammen, aber alte Probleme werden verstärkt und brechen auf. Die Selbstmordrate steigt und auch die Kinderpsychologen haben viel zu tun. Das Verlangen nach Freiheit, sich frei bewegen zu können wird immer lauter und man rebelliert gegen die aufgezwungenen Bedingungen. Ist der Bürger reif genug, um in die Selbstverantwortung zu gehen?
Es wird aber auch die Akzeptanz der Individualität gefordert, die Denkweise des anderen darf nicht mehr zum Anstoß einer Trennung der Gesellschaft werden. Allgemein wird vom Menschen ein höheres Bewusstsein gefordert.
Offen für das Neue, für das höhere Bewusstsein, für mehr Selbstverantwortung und nicht mehr der laute Ruf nach Reglementierung. Das bedeutet auch, dass sich jeder auf dem aktuellen Informationsstand befindet.
Der Coronavirus hat die Menschheit im Griff und manche haben panische Angst vor Ansteckung und dann zu sterben. Es ist wie ein Aconit-Zustand (panische Angst und sagt die Todesstunde voraus) oder vielleicht doch ein Agaricus-Zustand (hysterische Angst mit Hang zum Übertreiben – eine kleine Pfütze erscheint wie ein riesengroßer See).

Pilze

Sie leben ganz eng in Gemeinschaft mit Pflanzen zusammen, sie brauchen sich gegenseitig. Pilze brauchen den von den Pflanzen hergestellten Zucker, sie bereiten den Mutterboden, schließen die Mineralien für die Pflanzen auf. Das weitverzweigte Mycel verbindet die Pflanzenwurzeln untereinander wie ein Netz, über das auch Informationen über Schädlinge und feindlichen Einflüssen ausgetauscht wird, das Wood Wide Web, das Internet der Pflanzen.
Die Fruchtkörper werden bei optimalen Bedingungen schnell gebildet, wie eine Ansteckung. Sie überwuchern in Windeseile, sie schießen sprichwörtlich wie die Pilze aus dem Boden. Es wird das Schwache, das Tote zerstört und neu aufbereitet, dass wieder neues Leben entstehen kann. Sie unterstützen das Gesunde und zerstören das Kranke. Die Gifte der Pilze können die DNA verändern, sie greifen in die Zellteilung ein und sind deshalb bei tumorösen Geschwülsten therapeutisch von hohem Wert. Pilze mit psychedelischer Wirkung verändern das Bewusstsein, öffnen den Horizont, finden bei den Schamanen Verwendung zum Reisen in die andere Welt.
Für die Wissenschaft in der Ökologie sind sie interessant, nachdem festgestellt wurde, dass sie Schwermetalle aufnehmen und Gifte abbauen können. Man verwendet sie bereits in Kläranlagen und bei verseuchten Böden.

Aber welcher Pilz im Einzelnen soll für die Ähnlichkeit ausgesucht werden? Ein mikroskopisch kleiner wie ein Schimmelpilz (Penicillium zum Beispiel) oder der größte, der Hallimasch? Oder Psilocybe, Lieblingspilz der mexikanischen Schamanen? In Trance erfahren sie die innere Ordnung, das Verbundensein, sich Eins mit der Welt zu fühlen und die warme starke göttliche Liebe.
Agaricus muscaris, wo kompromisslos die Wahrheit erkannt und ausgesprochen wird, große Ängste vorhanden sind und die Situation nicht richtig eingeschätzt wird, wo hysterisches Übertreiben an den Tag gelegt wird?
Coprinus comatus, der sich zu schwarzer Tinte auflöst und uns die Vergänglichkeit zeigt. Der Mensch fühlt sich vollkommen abgetrennt von der Welt, hat keinerlei Bindung, fühlt sich alleine und will alleine sein, hat eine tiefe Depression, undiplomatisch und hoch empfindlich auf alles.

Pilze sind im Untergrund vernetzt und wie sind in der Neuen Zeit aufgerufen, in unsere eigene Dunkelheit zu gehen. Erfahrungsgemäß sind viele alte verschüttete Traumata während der Corona-Krise wieder aufgebrochen und so manche gut gewählte homöopathische Arznei hat dabei geholfen, den alten Dreck zu heben und zu verarbeiten. Der Spaß-Gesellschaft wurde Einhalt geboten. Die Tuberkuliniker mit der Hektik, Verlangen nach Genuss und Sehnsucht nach Ferne und Aktivität hat es schwer getroffen.

Inzwischen haben sich verschiedene Pilzarzneien während der Coronakrise und bei Beschwerden von Long-Covid bewährt, wie bei folgenden Fällen gezeigt wird.

1. Fallbeschreibungen mit Pilzarzneien während der Covidzeit

Die Hitze soll sich im Schmerz verbeißen

Weiblich, 60 Jahre, leidet unter heftigen migräneartigen Kopfschmerzen. Die Augen sind gerötet, sie fühlen sich trocken an, sind lichtempfindlich. Sie kann sie nur halb öffnen, weil das Licht schmerzt. Auch sind die Augen müde und schläfrig, möchte sie deshalb schließen. Der ganze Körper schmerzt, am schlimmsten die Halswirbelsäule, die Muskeln fühlen sich wie verkürzt an. Sie kann den Kopf nur eingeschränkt bewegen, um nicht heftige Schmerzen auszulösen. Die Nasenschleimhaut ist trocken und krustig, hat ein retronasales Schleimlaufen, Druck auf den Ohren.
Magenschmerzen, die durch Essen besser werden. Aber dann kommt Luftaufstossen, häufig. Sodbrennen beim Bücken und Liegen. Sogar Trinken verschlimmert.
Sie hatte schon 2 x Corona, 1 x gleich am Anfang und jetzt die Omicron-Variante, kaum merklich, nur positiv getestet, aber sehr müde. Seither hat sie sich noch nicht richtig erholt, sie ist müde, schleppt sich und jetzt wird alles schlimmer noch durch diese heftigen Schmerzen.
Erzählen Sie mehr von diesen Schmerzen!
Die sind betäubend, ich fühle mich wie in einem Nebel, kann durch die Kopfschmerzen nicht klar denken. Ich arbeite zwar, aber es läuft alles im Automatismus ab, kann Worte nicht finden. Mir fallen die alltäglichsten Begriffe und Namen nicht mehr ein. Ich komme mir so alt, dumm und gebrechlich vor.
Ich habe das Gefühl, die Muskeln sind verhärtet und verkürzt und bilden heftige Knoten. Sie drücken auf das Nervensystem, das macht mich fast wahnsinnig. Bin innerlich unruhig und zappelig. Das fühlt sich wie Zahnweh an. Ich möchte mich massieren und dehnen, aber das setzt manchmal einen Stromstoß frei, wie ein Kurzschluss. Ich kann trotz meiner Schlappheit kaum ruhig sitzen, muss immer was tun. Dann fängt noch die Haut zu jucken an, als hätte ich Flohbisse. Das macht mich rasend. Nachts kann ich kaum schlafen wegen der Zappeligkeit. Ich kann mich nicht entspannen. Meistens hole ich mir tagsüber beim Sitzen eine Wärmeflasche, die ich mir in den Rücken lege, weil ich das Gefühl habe, der Rücken ist eiskalt. Aber die bringt mir kaum Wärme, obwohl sie so heiß ist, dass ich mich daran verbrühen könnte. Die drücke ich mir fest zwischen Stuhllehne und Rücken. Die Hitze ist mir viel zu wenig aggressiv. Ich will, dass sie eindringt, aber sie verbrüht nur oberflächlich. Die Hitze soll sich in den Muskelknoten „verbeissen".

Beschreiben Sie die Schmerzen!

Sie sind ziehend, drückend, zusammendrückend, draufdrückend (HG mit beiden Händen), fast quetschend. Es wird ganz eng und heftig. Bis zu einem Knoten, ganz hart.

Fühlen Sie rein in diesen Schmerz! Beobachten Sie ihn von außen!
Etwas drückt zusammen heftig von außen. So heftig. Von innen aber muss ich dagegenhalten, gegen diese Kraft angehen. Dadurch wird gequetscht und zu einem harten Knoten verdichtet. Druck von innen nach außen und von außen nach innen.

Erzählen Sie mehr darüber!
Das ist wie ein Kräftemessen, wer der Stärkere ist. Es geht aber darum, dass dabei die Balance bleibt, denn wenn einer zu stark ist, oder schwächer ist, dann würde alles zusammenbrechen

Zusammenbrechen?
Ja, weil kein Kräftegleichgewicht mehr vorhanden wäre. Keiner kann nachgeben, darf auch nicht nachgeben, sonst geht das Gleichgewicht aus den Fugen.

Gleichgewicht?
Sonst hat der eine die Übermacht und der andere ..... Ich weiß nicht, der wäre total schutzlos, wehrlos, verletzt, verwundet. Spüre die Schmerzen, die ich habe.

Erzählen Sie mehr von dem Schwächeren!
Der wird ausgenutzt, ausgehöhlt, ausgesaugt, schwach und bricht zusammen.

Erzählen Sie mir von dem Stärkeren!
Der ist dominant, nimmt sich, was er will, akzeptiert die Grenzen des anderen nicht, der bricht vollkommen in den anderen hinein. Der ist unverschämt.

Analyse:

Schmerzen heftig, betäubt, wie im Nebel
Kann nicht mehr klar denken, vergißt Wörter
Muskeln verhärtet, verkürzt, Knoten
Schlapp, schwach und zappelig, ruhelos, angespannt, überreizt.
Kräftegleichgewicht – Übermacht – und Unterlegener.
Sie will, dass die Hitze in die Knoten sich verbeißt.

Es geht um die 6. Subklasse: Kampf und Flucht, Mord und Töten, Kräftemessen.
Mineral? Ich habe die Fähigkeit gegen den Feind zu kämpfen (Bin umgeben von Feinden und nehme es mit den Feinden auf, ich bin fähig dazu, oder unfähig)
Tierreich? Ich bin stärker, besser, begehrenswerter
Pflanzen? Wie reagiere ich auf den Angriff?

Hier geht es um das Gleichgewicht von 2 Gegnern, um die Balance. Hier ist das Thema der Mineralien: Ich besitze die Fähigkeit
das Thema der Tiere: Ich nehme den Kampf auf und messe mich
das Thema der Pflanzen mit Empfindungen, wie reagiere ich auf die Angriffe.

Superklasse: Das Reich der Pilze.
Ein Pilz, der als Saprophyt und als Parasit sich zeigt.

Fomes fomentarius C 200 der Zunderschwamm

Betäubt, wie im Nebel
Müdigkeit, Schläfrigkeit, keine Konzentration.
Vergisst Namen
Rückenschmerzen, Stromstoß
Rückenschmerz lähmend
Rücken, Eiseskälte, Wärme bessert nicht.
Seit der Verreibung haben alle Rückenschmerzen, es fühlt sich wie ein Bandscheibenvorfall an. Nach bestimmten Bewegungen schießt ein Stromstoß ein, der kurzzeitig lähmt.
Haut juckend wie Flohbisse (Was hat das mit den Rückenschmerzen und Migräne zu tun?)

Ich will, dass die Hitze sich in den Muskelknoten verbeißt und auflöst

Nach der C 200, 2 Gaben, kam die Energie zurück. Aber an den Schmerzen hat es nur kurzzeitig was gebracht.

Fom-f M; 3 Tage hintereinander, täglich 1 x:

FU: Als erstes gingen die migräneartigen Kopfschmerzen weg und ich kann mich wieder besser konzentrieren. Bin nicht mehr so verfroren, mir ist eher heiß.

Die Muskelschmerzen sind noch nicht ganz weg, noch 30 % davon, die sind erträglich. Auch bin ich ruhiger, zielgerichteter, nicht mehr so chaotisch. Der Magen macht mir noch zu schaffen, das Luftaufstoßen ist besser und das ewige Leeregefühl im Magen, trotz Übersättigung ist besser, aber noch nicht weg.

Weiter Fom-f M 2 x die Woche

Long-Covid
Glimmender Zorn

Männlich, 50 Jahre, hatte schon 2 x Covid, das erste mal sehr heftig, hat sich auch im Krankenhaus vorgestellt, wo er aber wieder nach Hause geschickt wurde. Das zweite mal versuchte er es mit Hausmitteln und Ivomectin in Griff zu bekommen. Innerhalb 3 Tagen ging es ihm auch wieder besser und hat sich zur Arbeit geschleppt. Das ist jetzt 2 Wochen her. Jetzt hat er heftige neuralgische Schmerzen, mit Ausgangspunkt li Schulterblatt, die in den Nacken hochziehen. Stechend-ziehende Schmerzen bei jeder Bewegung, < Aufrichten, gerade gehen. Verlangt nach Wärme, bessert aber nicht. Sehr müde und schwach.
Untersuchung: Starke Aufquellungen, die sehr druckempfindlich sind. Verhärtete Muskelstränge mit harten Knoten.
Lebenssituation: Er hat soviel um die Ohren, ist fast nicht zu bewältigen. Er lebt in Scheidung und es läuft noch ein Rosenkrieg.
Er muss an soo vielen Themen arbeiten und muss allen gerecht werden. Letztes Jahr hat sein Haus auch noch die Flutkatastrophe mitgemacht und jede freie Minute arbeitet er an den Schäden. Es sind rund 150 000 € Schaden entstanden. Es steht jetzt leer, ist unbewohnbar. Seine Frau kümmert sich um nichts, stellt nur Forderungen, obwohl ihr auch eine Hälfte gehört.
Mein Problem ist, ich habe so viele ungelöste Probleme. Dabei bin ich immer auf andere angewiesen, wie diese reagieren, arbeiten. Das dauert und ich hänge in der Luft, bis der nächste Schritt kommt, der Anwalt, die Handwerker, ob ich die Kinder sehen darf, wann und wo ....

Erzählen Sie mir von Ihrem Zustand.
Ich fühle mich abhängig, kann nicht so agieren wie ich will. Immer kommt was dazwischen, was mich blockiert. Ich fühle mich so außerhalb, ich bekomme die Verbindung nicht mehr hin zwischen Aufgaben, Arbeit, Pflichten, Freunde und zu mir selbst. Es ist alles wie ein riesiger Berg. Ich bin erschöpft, müde, ausgelaugt.

Blockiert, ausgelaugt
Die Verbindung ist unterbrochen und der normale Lebensfluss kann nicht mehr fließen. Meine Aufgaben haben sich dadurch angestaut. Und jetzt noch diese Schmerzen, die hindern mich auch etwas zu tun. Krankheit und Lebenssituation blockieren mich. Ich hab so eine Wut in mir, die auch nicht raus kann. Das macht mich ganz zappelig, unruhig.

Erzählen Sie von der Wut, wie erleben Sie die Wut?
Ich habe so eine Wut in mir, aber ich weiß eigentlich nicht worauf. Eigentlich richtet sie sich auf mich selbst, auf meine Arbeit, auf meine Pflichten, auf meine Lebenssituation.

Wie erleben Sie diese Wut?
Es ist wie ein inneres Glimmen, das auf jeden Windhauch reagiert und aufglimmt. Wie eine Grillkohle. Kleinigkeiten stoßen die Glut an und ich habe Angst, dass das Feuer wirklich ausbricht. Dann wäre die große Zerstörung da. Nur noch Schutt und Asche. Ich versuche diese Energie im Gleichgewicht zu halten. Aber das kostet soviel Kraft. Aber ich habe auch Angst, dass ich, wenn ich alles frei laufen lasse, alles kaputt mache.

Was erwarten Sie von der Homöopathie?
Lösung meiner Probleme, dass ich wieder in Verbindung mit dem Fluss bin. Ich fühle mich so ausgegrenzt und abgeschnitten. Ich möchte mich einfach nur mal anlehnen können, dass meine elementaren Bedürfnisse erfüllt werden.

Analyse:
Überforderung
Abhängig vom Agieren der anderen
Hänge in der Luft.
Kann erst den nächsten Schritt gehen, wenn wieder die anderen entschieden haben
Ausgelaugt, erschöpft, müde, leer
Blockiert, angestaut
Kein Fluss
Keine Verbindung
Wut auf sich selbst, auf die Situation
Wut ist wie ein inneres Glimmen
Eine Kleinigkeit könnte alles zerstören in Schutt und Asche. (Plut-, Uran-nitr)
Verlangen sich anzulehnen (Rep: Verlangen getragen zu werden)

Pflanze? Ich kann erst agieren, wenn die anderen reagieren, abhängig von äußeren Umständen. Aber es fehlt das Gegenteil. Er empfindet sich nicht im Fluss, die Verbindung ist gestört.
Mineral: „Ich kann nicht", bezieht er nicht auf sich, Ursache ist die Schwäche.
Tier: Er geht nicht in Angriff oder Verteidigung, er fühlt sich auch nicht unterlegen. Es ist:
Ich versuche die Energie im Gleichgewicht zu halten. Reich der Pilze.

Repertoriumsrubriken gibt es nicht, also Sätze aus der HAMSE
Thema von anderen leben, Parasitentum, leben von Leuten, die etwas haben, die ehrgeizig sind
Sehr müde, kann mich nicht auf die Arbeit konzentrieren, totale Gedankenleere und weiß nicht, was die anderen sagen.
Ich sehne mich nach der großen mütterlichen Managerin, die alle elementaren Grundbedürfnisse erfüllt, an deren Schulter ich mich anlehnen kann

Wut auf sich selbst
Rückenschmerzen wie Stromstoß
Rückenschmerzen lähmend

Zunderschwamm wegen des Glimmens, der Zorn kann das Feuer anfachen und alles zerstören. (Actiniden)

Fom-f. C 200: 2 Tage lang keinerlei Erfolg.
Dann 1 x C 1000: Tags darauf fast alle Schmerzen los. Die Energie kam wieder.

DD Actiniden: Sie haben sehr ähnliche Themen.
Schwäche, Zerfall, Zerstörung, Wut.
Der Patient will die Balance halten (Geben und Nehmen), trotz Schwäche fühlt er sich nicht im Mangel (ich kann nicht). Auch den Zorn (Zerstörung, glimmende Glut) hat er im Griff

PostCovid
Mein Leben sehe ich davonschwimmen

Eine Post-Covid-Patientin, 56 Jahre alt, hatte acht Wochen zuvor eine Covid-19-Infektion. Nach positivem Test durch Ansteckung mit einem Covidpatienten musste sie zwei Wochen in Quarantäne. Nach ihren Angaben hatte sie zu der Zeit nur wenige Symptome, die sie ohne Test nicht ernst genommen hätte. Nach dem negativen PCR-Test begann sie wieder zu arbeiten. Allerdings fehlte ihr die Kraft. Sie schleppte sich zur Arbeit, war fahrig, vergesslich, wurde immer müder, abgeschlagener. Die Augen konnte sie tagsüber kaum offen halten, in der Nacht aber fand sie keine Ruhe. „Der Körper fühlt sich schwer an, ich blicke nicht richtig durch, es erscheint mir alles wie in Watte gepackt oder wie wenn um mich eine Dunstglocke wäre. Meine Gelenke schmerzen. Ich habe eiskalte Füße und sie sind nur durch ein heißes Fußbad zu erwärmen. Ich will keinen Menschen sehen oder um mich haben, ich kann ihre Nähe nicht ertragen. Ich habe das Gefühl, sie erdrücken mich. Mein Leben fühle ich davon schwimmen, wie wenn dicke Suppe durch die Finger läuft, die ich nicht halten kann. Dieser Zustand erinnert mich an die Zeit, als ich einen Abgang in der 16. Woche hatte, viel Blut verlor und in tiefer Depression gelandet bin. Von meinem Mann bekam ich keine Unterstützung, denn er wollte dieses Kind nicht, er war über diese natürliche Lösung froh. Damals glaubte ich, nie mehr lachen zu können, nie mehr mit einem Menschen reden zu wollen. Ich war biestig und habe alle vor den Kopf gestoßen.

Therapeut: „Wie ist das gemeinsame Gefühl von damals und heute im Umgang mit den Mitmenschen?"

Patientin: „Ich kann ihre Nähe nicht ertragen. Die Nähe schmerzt. Es ist ein Gefühl, als würden sie sich in mich hineinbohren und ich kann mich nicht dagegen wehren."

Aufgrund folgender Themen wurde ein Mittel aus dem Reich der Pilze verwendet:

- Extreme Kälte
- Fahrig, ungeschickt
- Wie in einer Dunstglocke, wie im Nebel
- Schweregefühl, Schwäche, Müdigkeit
- Dahinschleppende Erkrankung ohne wirklichen Befund
- Verbindung zu den Mitmenschen ist unterbrochen – die Nähe der Menschen macht Schmerzen
- Das Gefühl, als würden sie in sie eindringen, einbohren
- Alter, nicht verarbeiteter Kummer
- Sich alleine fühlen, will aber alleine sein

Da sie das Gefühl hatte, das Leben würde ihr zwischen den Fingern davonlaufen in Kombination mit Hoffnungslosigkeit und Depression wurde Coprinus comatus C 200 (Copr-c) eingesetzt (Der Schopftintling löst sich selbst auf, schwarze dicke tintenähnliche Flüssigkeit bleibt zurück). Die Patientin hat in kurzer Zeit wieder zu ihrer Kraft zurückgefunden. Sie ist bereit, ihren alten Kummer anzuschauen und zu verarbeiten.

Ohne die Kenntnis der Pilzarzneien würde man allem voran Arsenicum album, Carbo vegetabilis oder Tuberculinum verordnen, die aber nicht die tiefen Empfindungen der Patientin berücksichtigt hätten.

Fazit

Während der Coronakrise beschäftigen viele Menschen alte Themen und Probleme, die verarbeitet und nicht wieder weggesteckt werden wollen. Die Arzneien aus der Familie der Pilze helfen, sie aus dem verstaubten Versteck hervorzuholen und zu verarbeiten. Pilze sind Alchemisten: Sie trennen und reinigen und räumen mit alten Themen auf. Sie zeigen uns, dass nur durch Zerstörung oder Tod neues kraftvolles Leben entstehen kann. Sich in diesen Prozess einzulassen verlangt Mut.

Die ungewöhnliche Zeit der Corona-Pandemie verlangt neue Herausforderungen. Menschen stehen vor ungewöhnlichen Situationen, altbekannt und doch in neuem Kleid. Nach dem Ähnlichkeitsprinzip benötigen Menschen Arzneimittel, die nicht alltäglich verordnet werden.

Post-Covid
Ischialgie

Männlich, 40 Jahre, wurde auf einer Geschäftsreise im Ausland krank und konnte einige Tage das Hotel wegen hohem Fieber und Durchfall nicht verlassen. Er hatte eine homöopathische Notfall-Apotheke dabei und nahm Aconit, Eupatorium perforatum und Arsenicum album ein. Zuhause angekommen war der PCR-Test positiv und musste in Quarantäne für eine Woche. Trotz anschließenden negativem Test fühlte er sich nicht bei Kräften, fühlte sich zerschlagen, müde und litt an Schlaflosigkeit. In der Arbeit konnte er sich nicht konzentrieren, machte Fehler, war ruhelos und gereizt.
Er stellte sich in der Praxis vor, als er sich wegen Schmerzen in der Pobacke kaum mehr bewegen konnte.
P.: Ich fühle mich ausgehöhlt und leer. In meinem Kopf ist dichter Nebel, ich komme an meinen Verstand nicht ran. Der ist wie eingepackt. Ich weiß nicht, was ich erzählen soll, ich vergesse sofort wieder was ich sagen wollte. Alles fühlt sich so schwer und dumpf an, müde, ausgelaugt, ausgehöhlt, ausgesaugt, alles so weit weg. Ich bin so erschöpft, alles strengt an und jetzt noch die Schmerzen. Ich friere, was ich sonst nicht kenne. Wärme tut gut, aber ich friere trotzdem. Die Wärme dringt nicht ein.
Im Moment bin ich in einer Lebenssituation, wo alles in der Luft hängt. In der Firma muss neu strukturiert werden, damit sie die Krise übersteht. Ich weiß nicht, wohin ich mich orientieren soll. Viele Kollegen sind auch krank und ich kann sie nicht erreichen, der Informationsfluss läuft nicht mehr.
Der Schmerz in der Pobacke ist wie ein schmerzhafter Streifen und zieht in den Oberschenkel. Sobald ich eine bestimmte Bewegung mache, fühle ich einen elektrischen Schlag, als ob es einen Kurzschluss gäbe.
Ich bin ungeschickt, lasse Dinge fallen und stolpere über meine eigenen Füße.
Was würde Ihnen gut tun?
Wärme bis in die kleinste Zelle, Wärme, die die Körperzellen wieder in Schwung bringt und die Trägheit vertreibt, die Müdigkeit und Schwäche vertreibt, die Leere füllt und den **Nebel vertreibt**.

Wegen Verlangen nach Wärme dachte ich an den Zunderschwamm, mit dem man das Feuer oder die Glut transportieren kann und gab ihm

Fomes fomentarius C 200 täglich 1 x 3 Globuli

Nach 2 Tagen Anruf: Keinerlei Besserung auf irgend einer Ebene
Verordnung Fom-f C 1000

Anruf: Immer noch Gleichstand, deshalb Verordnung
Ganoderma lucidum C 1000

Nächster Tag Anruf: Besserung von 50 % auf allen Ebenen, der Schmerz in der Pobacke ist vollkommen weg.

Es ging also nicht nur um die Wärme in die Zellen zu bringen, sondern auch das Licht mit dem Lichtbringerpilz Ganod-l.

Pilze greifen in den Zuckerstoffwechsel ein, in die Verbrennung von Kohlehydraten und das bringt auch die Wärme und die Energie in den Körper. Der Reishi ist aber noch zusätzlich der Lichtbringer, der Pilz der Unsterblichkeit.

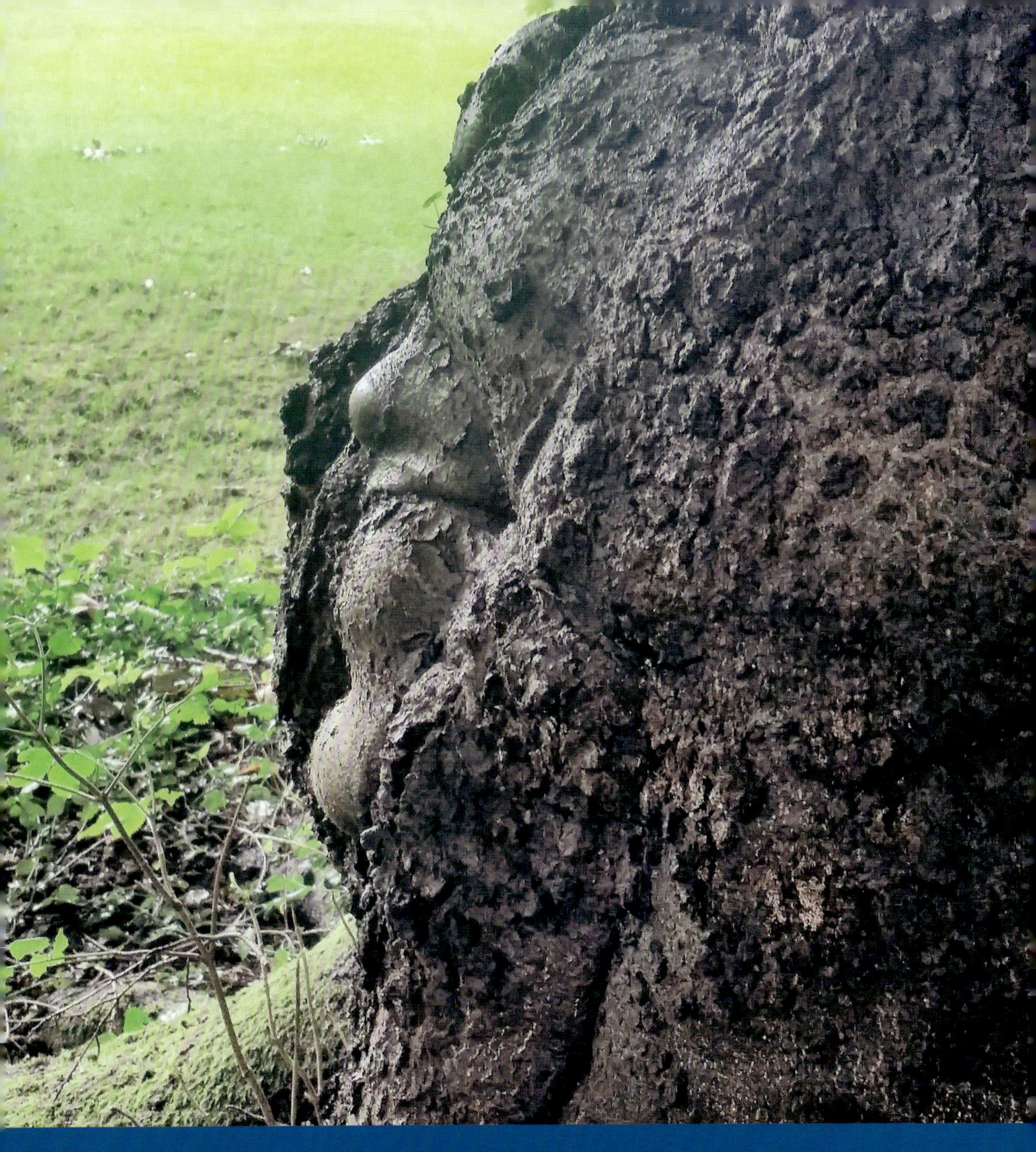

Anhang

Panische Angst vor dem Zahnarzt

Ein Fall von Agaricus, 1997

Ein Junge, 12 Jahre alt, bringt seine Eltern an die Grenzen ihrer Kräfte und Möglichkeiten der Überredungskunst, immer wenn sein Zahnarzttermin näher rückt.

Der Bub hat choreatische Zuckungen in den Armen, ist Linkshänder, sehr bequem mit schwacher Muskulatur, ermüdet schnell, ist ängstlich, korpulent, aber sehr clever, hat ein offenes Wesen und sehr direkt. Man könnte auch undiplomatisch sagen. Wenn er sich eine Verletzung zuzieht, bricht für ihn die halbe Welt zusammen, es ist immer eine riesige Tragödie, er weint und gibt einem das Gefühl, als ob er deshalb sterben müsse. Er verletzt sich auch leicht, denn er ist ungeschickt, lässt Dinge fallen, hat leichte Koordinationsstörungen und stolpert gerne über kleine Hindernisse. Der Mund steht meistens offen, atmet durch den Mund, weil er das Gefühl hat, die Nase sei verstopft, obwohl sie frei ist. Er ist sehr warm, wenn alle anderen Kinder mit Jacken rumlaufen, ist er mit T-Shirt und kurzer Hose unterwegs.

Er schnarcht im Schlaf. Geht spät ins Bett, weil er nicht einschlafen kann, er liest lange noch im Bett Comics. Weil er Angst vor der Dunkelheit hat, muss immer irgendwo ein Licht brennen.

Wegen schlechter Zähne steht ein Zahnarztbesuch an. Es wurden viele erfolglose Anläufe gestartet trotz Zahnarztwechsel. Es half nichts, weder das gute Zureden noch das Erklären der Notwendigkeit. Ein einziges Mal hat er sich nur kurz in den Mund schauen lassen, aber sich keine Behandlung machen lassen. Man entschloss sich deshalb zu einer Zahnbehandlung unter Narkose. Er hatte panische Angst davor, war ganz angespannt und ruhelos wie ein Tier im Käfig. Seine Mutter rief mich an, ob denn die Homöopathie in diesem Fall nicht ein Kügelchen hätte.

Nach den Schilderungen am Telefon riet ich ihr, ihm Aconit in der C30 zu geben. Dies half ihm insofern, dass er ruhiger und zugänglicher wurde. Mit etwas autoritärem Druck seitens des Vaters ließ er sich dann auch die Narkose geben. Es wurden ihm 3 Zähne plombiert.

Die Narkose hat er nicht vertragen, er musste nachher viel erbrechen und es war ihm hundeübel. Nun war der nächste Termin näher gerückt, um die restlichen Zähne zu behandeln. Die Panik kam wieder hoch. Er bebte und zitterte am ganzen Körper. Er steigerte sich in die Angst, als sollte er zur Schlachtbank geführt werden. Je näher der Termin rückte, umso schlimmer wurde es. Er war außer Rand und Band.

Seine Mutter war ratlos und am Ende ihrer Überredungskunst. Sie hatte schon häufig die Termine abgesagt, aber diesmal wollte sie es durchziehen. Sie wusste selbst, aufgeschoben ist nicht aufgehoben.

Sie rief mich verzweifelt an, um sich wieder Hilfe von der Homöopathie zu holen und schilderte seinen Zustand. Der erste spontane Eindruck ließ wegen der Heftigkeit an Nachtschattengewächse denken. Er rede unaufhörlich, sei sehr erregt. Er rede viel, höre ihr aber nicht zu, wenn sie etwas frage. Sie habe das Gefühl, sie rede gegen eine Wand. Er sei außer Rand und Band, tobe, lasse sich nicht anfassen. Er weigere sich, ins Auto einzusteigen und mitzufahren. Nach weiterem Nachfragen erzählte die Mutter weiter, dass er die letzten Nächte schon vom Zahnarzt geträumt habe. Häufig träume er auch, dass er verfolgt würde und er nicht davonlaufen könne, weil die Beine gelähmt seien. Er könne nicht schreien, weil er den Mund nicht öffnen könne. Wenn er erwacht, habe er das Gefühl, die Beine seien immer noch gelähmt und sie schmerzen. Deshalb wolle er auch nicht aus dem Bett steigen, da er meine, die Beine würden ihn nicht tragen. Dazu bekomme er noch Kopfschmerzen und wirke dann betäubt, ihm ist schwindelig. Er wirke wie fremdgesteuert und gar nicht er selbst.

Das Gefühl der Lähmung der Beine, das er mit in den wachen Zustand brachte, schien mir sonderlich und fand im Repertorium (Synth.): Wahnidee, er sei gelähmt: agar., cist., cycl., sacch-l., sang.

Als ich unter dieser Rubrik „Agaricus" las, fiel mir das Leitsymptom ein: Ein Patient braucht Agaricus, wenn er meint, in einem Teelöffel voll Wasser ertrinken zu müssen. Kleinste Probleme scheinen kaum bewältigt werden zu können.

Dazu gibt es die Rubrik: Wahnidee, Loch, Abgrund – ein kleines Loch erscheint wie ein schrecklicher Abgrund. Darin steht Agaricus allein.

Unter „Übertreiben" findet man: agar., calc., onos., plat., stram.

Unter der Traumrubrik fand ich: Erfolglose Anstrengungen – öffnen; den Mund zu.

Körperteile – Mund – öffnen des Mundes unmöglich. In beiden Rubriken steht nur allein Agaricus.

Unter der Rubrik: Betäubung, Schwindel, während – ist auch Agaricus mit dabei.

Unter „Redseligkeit, Geschwätzigkeit" fand ich noch: beantwortet aber keine Fragen: wieder Agaricus alleine.

Die Mutter holte sich von mir **Agaricus muscarius** C200 ab, davon gab sie ihm 1 Kügelchen in Wasser gelöst.

Nach 5 Minuten verlangte er selbst, endlich loszufahren, denn sie wären schon sehr spät. Auf dem Weg zum Zahnarzt im Auto fing er an zu gähnen und die Augen fielen ihm zu. Er war müde und wollte schlafen. Die Mutter hielt ihn mit Rütteln und Reden wach. Beim Zahnarzt ließ er sich in den Mund schauen, sagte, dass er keine Narkose wolle. Der Zahnarzt war etwas verunsichert über sein Verhalten nach den Erfahrungen der letzten Besuche und meinte, ob er seinen Zwillingsbruder geschickt hätte. Er ließ sich 3 Zähne plombieren ohne Narkose und weiteren Panikzuständen. Auch der darauffolgende Termin wurde ohne Panik, Sträuben und Spreizen wahrgenommen. Die weiteren Kügelchen wurden nicht mehr gebraucht.

Ich danke seinem Traumengel, der ihm diesen schönen Schlüsseltraum gegeben und ihm so zu einem angstfreien Zahnarztbesuch verholfen hat. Ich glaube nicht, dass ich ohne diesen Traum an Agaricus gedacht hätte.

Die Mutter ist jetzt bereit, ihn nun noch weiter behandeln zu lassen. Ich kann mir vorstellen, dass der Geist dieses wunderschönen Pilzes ihm auch gegen seine choreatischen Zuckungen und seinen Koordinationsstörungen helfen wird.

Pilzarzneien – Arzneimittel unserer Zeit?

Wir leben in einer Zeit von schnellen Veränderungen und viele Menschen bekommen dadurch Angst. Sie fühlen sich überrollt von den Schreckensmeldungen aus den Kriegsschauplätzen und den Flüchtlingen. Ohnmächtig fühlen sich die Helfenden aber genauso diejenigen, die den Strom der Hilfesuchenden zurückhalten wollen. Die einen können nicht genug geben, die anderen nicht genug abgrenzen und jene nicht genug versorgt werden. Es hat etwas mit Abgrenzen und Grenzenlosigkeit zu tun, mit sich ausbreiten und sein eigenes Terrain behaupten und verlassen müssen. Verschiedene Ideologien, Kulturen und Glaubensrichtungen prallen aufeinander und verlangen nach Respekt und Achtung voneinander.

Es passiert eine große Umwälzung. An alten Glaubenssätzen und Regeln wird gerüttelt und dadurch entsteht Verwirrung. Die gewohnten Stützen brechen weg und die neuen sind noch nicht geschaffen. Die Menschen reagieren darauf mit Hektik und oder Rückzug, werden depressiv und fühlen sich ausgelaugt, ausgehöhlt, andere gehen mit aggressiven Hetzkampagnen auf die Straße. Das Ziel wäre eine gute Symbiose zu finden und sich nicht als überrollter Wirt von vielen Parasiten zu fühlen.

Pilze verbinden: Sie sind das unsichtbare, verbindende Netz der Kommunikation und Annäherung. Pilzarzneien sind hilfreich bei abgebrochener Kommunikation. Wir haben eine moderne Sprachlosigkeit trotz Internet. Die Menschen fühlen sich alleine trotz vieler Facebookfreunde. Andererseits beobachten wir Beschwerden durch Überreizung, bedingt durch Informationsflut, die täglich auf den Menschen einprasselt. Burnout ist die Antwort auf die hohen Belastungen.

Pilzarzneien werden unseren Patienten helfen, in unserer vernetzten und grenzoffenen Zeit die eigene Individualität zu finden und oder zu behalten. Bei Angst vor Übergriffen und in der anonymen Masse des Fremdartigen und der Veränderungen unterzugehen, werden sie ihre Transformationskraft zu beweisen haben. Das Respektieren der Kultur und der Religion des anderen steht als große Lernaufgabe an, jedermann darf glücklich werden auf seine eigene Art. Dabei sind die Grenzen jedes Einzelnen zu wahren. Angst vor der Zukunft und Furcht vor Verlust des eigenen Besitzes, der eignen Kultur, sind häufig Auslöser von Zwistigkeiten bis hin zum Krieg unter den Völkern.

Diese Themen sind in jeder der Pilz – HAMSE (Homöopathische Arzneimittel-Selbst-Erfahrungen) aufgetreten.

Inzwischen wurden die neuen Pilz-Arzneimittel einige Male erfolgreich angewendet und ich möchte sie auch in Zukunft in meiner Praxis nicht mehr missen. Einige Freundinnen hatten gute Erfahrungen gemacht, als sie in schwierigen Lebenssituationen von Veränderung und Neuanfang die Baumpilzarzneien eingenommen haben, sie bekamen Mut und Angstfreiheit, berichteten von Zuversicht und Vertrauen in die Zukunft. Auch fühlten sie sich nicht mehr so dünnhäutig.

Anreiz, um eigene Studien und Beobachtungen zu machen, sollte folgende Geschichte bieten:

Der 9-jährige Sohn einer Freundin war hyperaktiv und für Erziehungsmaßnahmen kaum zugänglich. Mindestens einmal pro Woche wurde sie in die Schule zitiert, zur Lehrkraft oder ins Direktorat, wegen groben Vergehens ihres Sohnes. Dieser stand häufig länger ausgesperrt vor der Tür des Klassenzimmers, als er im Unterricht teilnehmen konnte, weil er untragbar für die Klassengemeinschaft sei. Bei einem Fortbildungskurs über Darmgesundheit unterhielt sie sich mit dem Dozenten, der ihr den Rat gab, eine ausgedehnte Stuhldiagnose von Darmbakterien, Pilzen und Parasiten machen zu lassen. Der Befund war katastrophal, Parasiten und Pilze positiv, die Ökologie vollkommen gestört. Darauf folgte eine intensive Therapie mit Entgiftung, Darmflora-Aufbau, Regulation des Bauch-Nervensystems, Diät und immer wieder Stuhlkontrolle. Nach circa einem halben Jahr kam der Sohn mit einem Zeugnis nach Hause, wo folgender Satz stand: Der ausgeglichene, hilfsbereite Schüler arbeitet konstruktiv und aufmerksam am Unterrichtsgeschehen mit ... Er hatte in Mathe eine eins, in Deutsch eine zwei ... Nach dem letzten Zeugnis hatte man schon überlegt, ihn in eine Sonderschule zu stecken.

Parasitenbefall und Dysbiose sind Zeichen der Psora.
Hahnemann: Die Psora ist jene wahre Grundursache und Erzeugerin fast aller übrigen unzähligen Krankheitsformen, welche unter den verschiedensten Namen in den Pathologien als eigene abgeschlossene Krankheiten figurieren. Es gehören dazu: Nervenschwäche, Hysterie, Hypochondrie, Manie, Melancholie, Geistesschwäche, Raserei, Fallsucht und Krämpfe aller Art, Knochenerweichung, Scrophulose, Skoliosis und Kyphosis, Knochenfäule, Krebs, Blutschwamm, Afterbeschwerden, Gicht ... (§ 80 Organon).

Welche Macht und welchen Einfluss auf Gemüt, Gefühle, Empfindungen, Freude und Lust haben die Mikroorganismen in unserem Körper?

Das Arzneimittel bei Wurmbefall „Cina" hat folgende Gemütssymptome: Überempfindlich, garstig, übellaunig, quengelig, unzufrieden ...

Die Darmnosode Proteus mirabilis: Wut mit plötzlichen Ausbrüchen, reizbar, Stressgefühle, verschlossen und neigt zum Einzelgängertum, Depression, Hysterie, mag es nicht, wenn man ihn ignoriert ...

Die parasitären Pilzarzneien zeigten in der HAMSE starken Einfluss auf das Gemüt, oft das Empfinden, mir wird was übergestülpt, wie unter einer fremden Macht zu stehen.

Übernehmen oder leben wir sogar die Charakterzüge unserer „Bewohner im Darm"? Werden wir von den Mikroben und Parasiten, die wir in unserem Körper beherbergen, geprägt? Was war zuerst da, die Henne oder das Ei?

Wie intensiv der Darm die Psyche des Menschen beeinflusst, berichtet Frau Dr. Campbell-McBride in ihrem Buch über „GAPS" (Gut and Psychologie Syndroms). Sie behandelte ihr autistisches Kind mit Nahrungsmitteln, die das ökologische Gleichgewicht der Darmflora positiv beeinflussten und konnte ihm damit wunderbar helfen, ein normales Leben zu führen und sogar zu studieren.

Parasiten im Darm, Missverhältnis der Bakterienökologie zugunsten von Toxin ausscheidenden und Spurenelemente verbrauchenden Kleinstlebewesen in uns beeinflussen nicht nur die körperliche Gesundheit, sondern auch Verhalten und Gemüt?

In der HAMSE tritt durch das Arzneimittel das Ich in den Hintergrund und der Prüfer erlebt, wie er ein für ihn fremdartiges Verhalten zeigt, körperliche Symptome fühlt und zwischenmenschliche Reaktionen auslöst, Reaktionen, die fremd für ihn sind, die nicht zu ihm gehören. Auf der anderen Seite: Richtige heilende Arzneimittel bewirken beim Kranken die **Ausprägung des Ich-Bewusstseins, der eigenen Individualität** und eine verbesserte zwischenmenschliche Ausrichtung.

Hahnemann, Organon § 9 über die Lebenskraft: ... In bewundernswürdig harmonischem Lebensgang hält sie all seine Teile, seine Gefühle und Tätigkeiten aufrecht, so dass der in uns wohnende Geist sich dieses lebendigen Werkzeugs frei **zum höheren Zwecke unseres Daseins** *bedienen kann.*

Nachwort

Danke an alle SchülerInnen, KollegenInnen und FreundeInnen, die bei den Verreibungen und HAMSE mitgewirkt haben, ihre Zeit, Aufmerksamkeit und Liebe zur Homöopathie mit mir geteilt haben.

Danke an viele mir nahe stehenden Personen für die Ermunterungen, dieses Buch zu schreiben und die Ermutigungen, es auch an die Öffentlichkeit zu bringen, für das Korrekturlesen und für die Agaricus-Beiträge.

Besonderen Dank möchte ich allen meinen LehrerInnen aussprechen, die mir ihr reichhaltiges Wissen von unschätzbarem Wert vermittelt und teilhaben lassen.

Liebe Frau Anne Schadde, Danke für Dein liebevolles Vorwort und für Dein großes Engagement für die Homöopathie.

Einen großen Dank möchte ich an Anne aussprechen, die die Ganoderma-HAMSE geleitet, alle Fakten gesammelt hat und einverstanden ist, dass diese HAMSE in diesem Buch veröffentlicht werden darf. Danke an alle Kolleginnen, die ihre Zeit und Aufmerksamkeit geopfert haben und die Arzneimittel-Symptome geliefert haben.

Ich wünsche allen Therapeuten bei der Anwendung der Pilzarzneien großen Heilerfolg.

Möge dieses Buch beitragen, die Zukunft in Heilung und höherem Bewusstsein zu betreten.

Dieses Buch widme ich allen, die die Liebe zur Homöopathie und Naturheilkunde mit mir teilen.

Anneliese Barthels

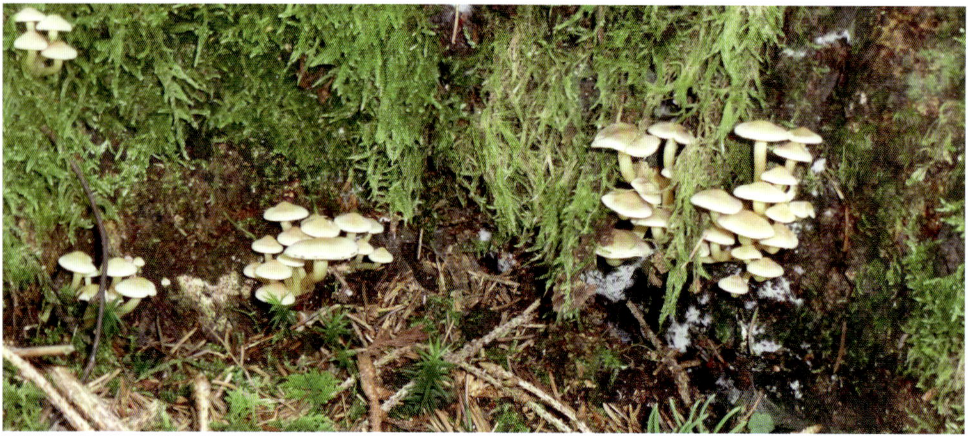

Hallimasch auf bemoostem alten Fichtenholz

Repertorium Piptoporus betulinus

Normale Schrift: Nur einwertige, nicht sehr häufige Symptome, 1 – 3 Prüfer

Kursive Schrift: Symptome wurden bei 4 – 6 Prüfern angezeigt.

Fett gedruckt: Symptome wurden bei über die Hälfte der Prüfer angezeigt

FETT UND GROSSBUCHSTABEN: SYMPTOME WURDEN BEI FAST ALLEN PRÜFERN ANGEZEIGT.

Beim Zusammenstellen der Symptome wurde versucht, so gut wie möglich die bereits vorhandenen Rubriken des Repertoriums zu übernehmen und keine neuen zu benennen.

Gemüt

Allein, Empf, allein auf der Welt zu sein

Allein, Empfindung allein zu sein, hilflos allein

Angst, verlassen zu werden

Angst allein zu sein

Ausgestoßen, abgestoßen, G. v.

Ausgestoßen, Outsider zu sein

Betäubungsgefühl, wie betrunken

Betäubungsgefühl, wie im Nebel

Chaotisch

Egoistisch, will, dass man sich nur um ihn kümmert

Empfindlich

Sprechen auf das, anderer

Geräusche

Licht

Erwartungsspannung mit Grübeln

Euphorie, wie verliebt, innige Liebe, abwechselnd Stumpfheit

Euphorie

Fehler, macht- findet es in Ordnung

Fehler beim Schreiben, stellt Buchstaben um

FRÖHLICH, LACHEN

Gedankenandrang Nachts

Gedankenandrang, deshalb schlechter Schlaf

Gedankenandrang

Gedanken kreisen um ein Problem – tagsüber

kreisen über seine Sinnlosigkeit im Leben

Gedanken abwesend, wie im Traum
Gedankenleere
Gedanken, zerstreut
Gedanken klar
  und analytisch
  längst Vergessenes kommt wieder in Erinnerung
Gedanken unklar, wie umnebelt
Gelassenheit
Gesellschaft Verlangen
Gesellschaft Abneigung, will alleine sein
Getragen, will getragen, gehalten werden
Grübeln
  über den Sinn des Lebens
  über die Zukunft
Hochmut
HOFFNUNGSLOSIGKEIT
  nach schlechten Nachrichten
  mit Selbstmorddrohung
  mit Schreien
  mit Grübeln
abwechselnd Zuversicht
Ideenreichtum
Kindlich, naiv
  schaut sich Kinderfilme an
  Klammert sich fest, lässt den Partner nicht weggehen
  Klammert sich fest, lässt den Therapeuten nicht los
  Will Streiche spielen
  Will versorgt werden
Konzentration gut
  und klare Gedanken
KONZENTRATION SCHWIERIG
  leichte Rechenaufgabe unmöglich
  vergisst was sie vor 5 Min. getan hat
  kann nicht lernen, macht wütend
  bei guter Stimmung
  macht unzufrieden
  aber das Gefühl, alles sei klar

Langsamkeit
in den Handlungen und Tätigkeiten
in der Reaktion
Lachen
über Missgeschick
grundlos
über lustige Pläne
Mitgefühl, starkes
Mitleid mit sich selbst
Reue, verteidigt sich grundlos
Philosophieren, will vieles hinterfragen
RUHELOSIGKEIT
bei Kribbeln hinter dem Kreuzbein
zappelig
Zappeligkeit, der Finger und Hände
in der Beschäftigung, alles ist zäh, erfolglos
sinnlose Beschäftigung
chaotische Beschäftigungen
Schlagen, Verlangen etwas mit dem Kopf durchzuschlagen
Schuld, Gefühl von sich schuldig gemacht zu haben
Selbstwertgefühl, Mangel an
Sprechen
Verlangen, von belanglosen Dingen und kommt nicht zum Punkt
Verlangen von Gefühlen und Emotionen zu sprechen
Verlangen viel zu plappern, hörte sich selbst gern dabei zu
G. v. er spreche die Unwahrheit
spricht unverblümt die Wahrheit, undiplomatisch, verletzend
benutzt verletzende Worte
Verlangen still zu sein
Stimmung schwankend
Stumpfheit, abwechselnd Euphorie, wie verliebt
Tatendrang, voller
weiss nicht, auf was
TRAUM, WIE IM
wie in einem Nebel,
geht erfolglos dagegen an
der Raum, die Partnerin, alles erscheint weit entfernt
wie im Nebel
abwechselnd klare Gedanken, Ideenreichtum

Traurigkeit
abwechselnd Freude
alles erscheint sinnlos
mit Zorn und Wut
Trost Verlangen, aber nicht >
Ungeduldig
Vergesslich
Vergisst was er gelesen hat
Vergesslich, hat aber das Gefühl, alles im Griff zu haben
Vergesslich, was sie vor kurzem getan hat, meint aber alles im Griff zu haben
Verlassenes Gefühl
Verletzen, Verlangen
jemand zu, ihm in die Kniekehlen zu treten
Verlangen jemand zu schlagen, mit dem Kopf
Verlangen jemanden mit Worten zu verletzen

WAHNIDEE
Loch sei im Brustkorb
allein auf der Welt zu sein
um ihn ist eine Nebelwand, kann niemand erreichen
ferngesteuert, fühlt sich wie
Energiewirbel, er sitze auf einem
Entfernt, alles erscheint weit entfernt
Fäden, er sei mit Fäden mit anderen verbunden oder vernetzt
Freunde würden sich von ihm abwenden
Hört Geräusche, Klopfen
Hört Rufen, nachts
Wahnideen über den Zustand des Körpers
Brustkorb, im, sei ein Loch
Flüssig, Körper sei flüssig und versickert im Boden
Gasförmig, der Körper dehnt sich gasförmig aus
Gefangen im Nebel, ist hoffnungslos, dagegen anzukämpfen
Grenzenlos, Körper sei ohne Grenzen und dehnt sich aus, gasförmig
Gesicht ist vergrößert
geht in die Breite
Gesicht löst sich gasförmig auf, < Augenschließen
Konzentriert, er sei, macht aber Fehler
Löst sich auf, der Körper, gasförmig
Löst sich auf, der Körper, in Nebel. Kommt und geht wellenförmig

Schief, Unterkörper fühlt sich schief an
Schweben, der Körper sei leicht und würde schweben
Schwellung, Zunge, fühlt sich vergrößert an
Verdreht, Hals sei
verschoben, Kiefer sei
verschoben, Oberkörper sei
verschoben, Unterkörper sei
Wind zieht durch ein Loch im Brustkorb
Zerstreut, der ganze Körper sei
schweben, er würde
verbunden, vernetzt, er sei mit anderen mit Fäden verbunden

Weinen

alte Verletzungen, bei Gedanken an
Hoffnungslosigkeit, mit
vergangenes Leid, über sein

Widersprechen Neigung zu widersprechen

kampfbereit

Widerborstig

Zerstreut

findet ihre Sachen nicht mehr. Meint es wäre ihr gestohlen worden
ist im Supermarkt ziellos, verhält sich auffällig, wie ein Dieb

Zorn

Wut, über sich
Wut und weiß nicht worauf
Wut, mit Traurigkeit
Wut mit Verfluchen
Wut mit fluchen
Wut auf seine Arbeit, Beschäftigung

Körpersymptome

Schwindel

Drehschwindel, schwummrig
Drehschwindel, sehe alles wie im Nebel

Kopf

Haare borstig, verfilzt
Haare trocken, Kurpackung bringt nichts

Kopfschmerzen li, morgens
Kopfschmerz am höchsten Punkt
Kopfschmerz drückend am Scheitel und an den Schläfen
Kopfschmerz pochend am höchsten Punkt
Kopfschmerz, drückend, Stirn
Kopfschmerz drückend, Hinterkopf und Scheitel

Augen
Müdigkeitsgefühl
Photophobie
Schmerzen brennend
Schmerzen am Lidrand
Trockenheitsgefühl
Zucken und Flackern, Oberlider bds.

Sehen
Farben erscheinen intensiver,
heller und intensiver, Licht erscheint
Hell, alles erscheint heller, klarer
Sieht bunte geometrische Muster, < Augenschließen

Nase
Niesen, häufig
Niesen heftig
Schnupfen, Absonderung mild
Schnupfen, Absonderung reichlich
Schnupfen, Absonderung wässrig

Gesicht
Farbe, Lippen, blau
Hautausschläge, Pickel
    Mitesser
Jucken, wie Insektenlaufen
    Wie wenn Haare ins Gesicht hängen würden
Schmerz vom li. Mundwinkel zum li. Auge, wie ein Faden ziehend
Schmerz, brennend, an der Lippe, g. v. bekomme Herpes, kam aber nicht
Schwellung der Lippen
Taubheitsgefühl
Taubheitsgefühl in den Lippen

Zucken am Auge li
Zucken und vibrieren im ganzen Gesicht
der li. Gesichtshälfte
li. Mundwinkel

Mund
Blutung, Zahnfleisch
Entzündung Zahnfleisch
Entzündung der Zunge
Entzündung der Schleimhäute
Entzündung mit Rissen innen
Geschmack metallisch, breitet sich aus
Missempfindungen, Prickeln, auf der Zunge
Pelziges Gefühl der Zunge
Schmerz vom li. Mundwinkel zum li. Auge, wie ein Faden ziehend
Schmerzen durch Entzündung und Rissen der Mundschleimhaut innen
Schmerzen im ganzen Mund wie verbrannt und wund
Schmerzen der Zunge, wie verbrannt

Hals
Fester Schleim im Hals, muss häufig räuspern
Lymphknoten, Schwellung
Schmerz, kratzig
Schmerzen beim Schlucken
Trockenheit

Magen
Aufstoßen, oft, heftig
Durst
trinkt oft und in kleinen Schlucken
trinkt viel Wasser

Hunger
Heißhunger, isst gedankenlos
nachts 2 Uhr mit Verlangen nach Deftigem
Kribbeln im Magen, wie aufgeregt, wie verliebt

Schmerz krampfhaft, < nachts, > Wassertrinken
Sodbrennen, Aufstoßen auch nach kleinen Mahlzeiten
Übelkeit, morgens, > trinken von kalten Wasser

Abdomen
Kribbeln im Nabel

Rektum
Obstipation, hartnäckig

Sexualität
Verminderte Libido

Blase
Urinieren, Nächtliches häufiges Wasserlassen merklich besser
Häufig und viel
Urin dunkel trotz viel trinken

Brust
Atmen, vergisst zu atmen
Atmen, Verlangen tief zu atmen
Atmung angehalten, versetzt
Druck auf dem Herzen

Herzschlag wird gespürt
kräftig
schnell
Herzklopfen mit Beklommenheit
Herzklopfen, wird in den Ohren gespürt
Herzklopfen, heftig, wie nach einer Kanne Kaffee
Herzklopfen heftig, wie in Erwartungsspannung
Herzklopfen, wie aufgeregt
Herzklopfen, wird am ganzen Körper gespürt
Herzklopfen, heftig mit Druck im Brustkorb
Husten anstrengend, mit zähem Schleim
Mammae, Schmerzen, wie wenn Milch einschießen würde
Mammae, Schwellung schmerzhaft, drückend, prall
Schmerzen, Brustbein, < Druck, wie entzündete Knochenhaut
Schmerzen, Brustbein, wie Prellungsgefühl
Schmerzen im Brustkorb, erstreckt sich in das Abdomen

Rücken

Schmerzen Cervikalregion

ausstrahlend in die li. Schulter

drückend, obere Cervikalregion

seitlich, < beim Dehnen

Schmerzen Kreuzbein

besser in der Prüfung

Schmerzen, Kreuzbein, Kribbeln, macht ruhelos,

Strecken, Verlangen, > Schmerzen im Rücken

Schmerzen Rücken sind weg

Extremitäten

Hitze der Füße

Jucken

Mit Brennen des re Unterarms

Fuß li, nachts 2 Uhr, Reiben mit kaltem, nassen Lappen >

Krämpfe,

rechter Unterarm

Wade rechts

Wade links

Krämpfe, Wade, erst re, dann li um 2.30 Uhr

Krämpfe, erstrecken sich von der Wade, Sprunggelenk, dann in die Füße

Krämpfe in den Füßen, < nachts 2.30 Uhr

Krämpfe mittlerer Zeh re

Sehr schmerzhaft

Lähmung der Daumengelenke, konnte sie nicht mehr abspreizen

Missempfindungen,

Kribbeln in den Fingerspitzen, Fingerkuppen

Kribbeln und Stechen in allen Zehen, wie winzige Nadeln

Müdigkeit, Schwere der Beine

Ödeme der Unterschenkel

SCHMERZEN

re. Zeigefinger, wie erfroren

zusammendrückend in beiden Waden

Kniekehle, wie abgeschnürt

Kniekehle, wie geschwollen,< Abwinkeln

Gelenke in den, besser nach der Prüfung

Hüfte li, einschießend, wie Messerstiche

krampfartig, Hüftgelenk und li Bein, erstreckt sich zur li. Schulter

Hüfte li, heftig,
Sprunggelenk, li außen, gehen >
Sprunggelenk, Krampfartig
Fußgelenk, wie verstaucht
Handgelenk rechts, wie verrenkt
ziehend im re. Großzehengrundgelenk
mittlerer Zeh re, krampfartig
Handgelenk, pochend, hämmernd
in den unteren Extremitäten, brennend
in den unteren Extremitäten, stechend
in den U`schenkeln nach Krämpfen
brennend re. Unterarm
Unterarm nach Krämpfen

Schweregefühl

kann sich kaum bewegen
will nur sitzen
abwechselnd Leichtigkeit

Taubheitsgefühl

im li. großen Zeh, wird durch nichts besser
im linken Fuß, massieren >

Zwicken an winziger Stelle

am Handgelenk
fein stechend Handrücken li.
auf dem re. Zeigefinger
fein stechend auf beiden Pulsstellen

Puls:

Schwach, oberflächlich, voll tastbar
oberflächlich, schwach

Träume

von Bekannten
Mann, der Befehle gibt
Mann, der anstachelt
Bekannten, Freunden, Familienmitgliedern
Träume märchenhaft
viele unbekannte Menschen
Fremden, die in meiner Wohnung nach ihrem Schlüssel suchen
sehr realistisch

Schwester wird von Hexen entführt
von Reisen
vom Tagesgeschehen
Angenehme
Viele, aber unerinnerlich
vom mittelalterlichen Schwertkampf

Schlaf
Erwachen früh
    unausgeschlafen
    durch eingebildete Geräusche
Gähnen häufig
Unerholsam, unerquicklich
Benötigt viel Schlaf
    muss viel Gähnen
Erwachen schwierig
Schlaflosigkeit durch schmerzhafte Beinkrämpfe
Schlaf gestört durch viele Träume, unerinnerlich

Haut
Hautausschlag in den Leisten nach Schwitzen
Hautausschläge, Pickel und Mitesser im Gesicht
Jucken, wandernde Orte, macht aggressiv
Missempfinden unter der Haut
    Kribbeln unter der Haut, als würden winzig kleine Perlen darunter laufen
    Kribbeln unter der Haut, wie winzige Nadeln
    Empfindung von Erfrierung

Allgemein
Gefühllosigkeit, wie betäubt
Frösteln bis in die Knochen
Hitze wie Hitzewallung
    Hitzegefühl
Hypotonie mit Schwindel
Missempfindung, der ganze Körper kribbelt
MÜDIGKEIT, SCHWÄCHE
    kann kaum stehen, gewohnte Zigarette <<
    > Bewegung
    > Essen

< *nach dem Essen*
tritt spontan auf
kann sich nicht anstrengen
mit Schwere
kann sich kaum auf den Beinen halten
bleiern, morgens beim Erwachen
wie nach schwerer Arbeit

Schweregefühl

abwechselnd Leichtigkeit

Speisen: Verlangen

nach Deftigem, nachts
süß, aber schmeckt zu süß
Verlangen süß

Speisen, Abneigung rohe Karotten

Strecken, Verlangen

Zittern, vibrieren am ganzen Körper, mit heftigem Herzklopfen

Repertorium Fomes fomentarius, Fom-f

Gemüt

Angst, Herzklopfen, mit
passieren, es könnte ein Unglück geschehen
schlechte Nachricht, sie könnte schlechte Nachricht bekommen
Benommenheit
Benommenheit und trotzdem emsige Arbeit, arbeitet altes auf
Beschäftigung, Verlangen
Verlangen effektiv zu arbeiten
BETÄUBUNG, BENOMMENHEIT
mit Müdigkeit
Chaotisch
Dankbarkeit, tiefer, Empfindung von
Empfindlich, Berührung, auf
auf Eindrücke
gesteigert
Grenzen, kann die eigenen Grenzen besser wahrnehmen
Schutz, wie ohne Schutz
GEDANKEN ABWESEND
Gedankenleere
kreisen, immer um das gleiche Thema
klar und konzentriert
zerstreut
Genährt, Verlangen genährt zu werden
Geschäftig
trotz Müdigkeit
ziellos
Geschwätzigkeit
Gesellschaft Abneigung, die könnten verletzen
Verlangen Gesellschaft
Gesten, mechanisch, automatische, macht
Getragen, Verlangen getragen zu werden
Gleichgültigkeit
Grübeln, Sorgen, über eingebildete
Hastig, eilig, aber ziellos
Hochmütig, Überlegenheitsgefühl

Kindlich
Klarheit der Gedanken
Konzentration gut
Kritisiert
Lähmung, wie gelähmt, erstarrt
Mitgefühl fehlt
Nachgiebig
Phantasien von Welken, Absterben und Tod
    Impulse, Phantasien, Streiche zu spielen
Philosophie, Fähigkeit zur Philosophie
Reizbarkeit
Ruhelosigkeit
    Innerlich
    Müdigkeit, mit
    treibt umher
Selbstbetrachtung, vermehrt, klar
Sorgen, voller, eingebildet
Sprechen, verletzend, beleidigend
Still, verlangen still zu sein, mag nicht reden
Stimmung ruhig, friedlich, ausgeglichen
Strenge, im Umgang mit anderen
Stur, Unnachgiebig
THEORETISIEREN und fachsimpeln
Traum, wie im, alles erscheint unwirklich
Übertreiben
    Kleinigkeiten werden als unüberwindlich gesehen
Verzagt
Wahnidee
    angreifen, schutzlos, bin den Angriffen ausgeliefert
    bedroht, fühlt sich bedroht und wehrlos
    bedroht, fühlt sich, von einer fremden Macht
    bedroht, fühlt sich, von fremder Magie gelenkt,
    Fremde Person steht neben mir
    Fremde Person steht neben mir und bedrängt mich
    gelenkt, von außen gelenkt und bestimmt zu werden
    geschehen, es wird ein Unglück geschehen
    Körper, aufgelöst, sei, grenzenlos
    Körper, auflösen, würde sich, und dehnt sich aus
    Körper, auflösen, würde sich, wird körperlos

Körper auflösen löst sich auf, wird unsichtbar, gasförmig
Körper fühlt sich leicht an
Person, andere Person steht neben mir, bedrängt
schutzlos zu sein
schutzlos, ist, hat keine Schutzhülle
schutzlos ist, jedes kann in sie eindringen und von ihr Macht ergreifen
schweben, er würde
schwerelos zu sein
sieht Lichtblitze
sieht Flammen
sieht Kugeln, lila
sieht Lichtstreifen, bei Geräuschen
unwirklich, alles erscheint unwirklich
verletzen, jemand wird sie verletzen und ist wehrlos
verletzt, verwundet zu sein
verletzt, Wunden, sie sei verletzt, hätte offene klaffende Wunden
wehrlos gegen Angriffe zu sein
Wind, kalter Wind wehe in einem warmen Zimmer
Zugluft, kalter Wind bläst im Zimmer

Zeit, duldet keine Zeitverschwendung
Zerstreut
Zorn über sich, über eigene Unzulänglichkeit
Zweifel an sich selbst
Zufriedenheit

Schwindel

Schwindel, beim Aufstehen vom Liegen, morgens
beim Blicken nach unten
schwankend, taumelnd

Kopf

Schweregefühl
Kopfschmerzen
links
drückend von innen nach außen
berstend
berstend, Auge, über dem rechten Auge

Augen
Müde, schwierig offen zu halten
Offen, schwierig offen zu halten
Photophobie
Schmerz brennend
Schmerz drückend, über den Augen
Staub, Gefühl von, in den Augen

Sehen
Farben, lila Kugeln, bei geschlossenen Augen
Flammen bei geschlossenen Augen, ausgelöst durch Geräusche
Kugeln, farbige, lila, bei geschlossenen Augen, ausgelöst durch Geräusche
Lichtblitze bei geschlossenen Augen, ausgelöst durch Geräusche

Ohren
Druck auf den Ohren, wie bei einer Talfahrt
Empfindlichkeit, Geräusche, werden nah und laut empfunden
Entzündung Ohrmuschel
Geräusche, werden nah und laut empfunden
Hitze, Ohrmuschel
Schmerz stechend, rechts
Schwellung Ohrmuschel, heiß und rot
Schwerhörigkeit

Nase
Jucken
Niesreiz
Trockenheit
Verstopfte Nase wird frei

Gesicht
Gesicht Farbe rot
Gesicht, Farbe rot beide Wangen
Gesicht Hitze

Mund
Bläschen, Gefühl von, auf der Zunge
Geschmack metallisch
Jucken Gaumen

Schmerz, Gaumen, brennend, hinter den Schneidezähnen
Schmerz Kiefer,
Schmerz linker Oberkiefer
Zähne zusammengebissen

Innerer Hals
Engegefühl, zusammenschnürend
Pulsieren, in der Schilddrüse mit Herzklopfen
Schmerz, drückend
Schmerz kratzig
Schmerz pulsierend
Staub, Gefühl von, im Hals, was Trockenheit verursacht
Trocken

Kehlkopf
Engegefühl
Räuspern
Schmerz, drückend, Schilddrüse
Schmerz pulsierend, Schilddrüse
Stimme heiser, amel Räuspern
Stimme kratzig, muss Räuspern

Magen
Durst vermehrt
Würgen
Übelkeit mit Schwindel

Abdomen
Schmerz links, unterer Bereich

Genitalien
Sexuelles Verlangen vermehrt

Blase
Urinieren selten

Atmung
Atmung erschwert

Brust
Druck, Gefühl von, mit schwerer Atmung
Herzklopfen
Herzklopfen, Angst, wie bei
Husten bessert sich
Hustenreiz, wie wenn Staub eingeatmet werden würde
Hustenreiz, durch Kratzen im Hals
Hypertoniekrise
Kälte, Eiseskälte, wird durch warme Anwendung nicht besser

Rücken
Kälte, Eiseskälte, oberer Rücken, warme Auflagen bessern nicht
Rückenschmerzen
- Brustwirbelsäule, unterer Bereich
  - vermehrt seit Verreibung
- Lendenwirbelbereich
  - einschießend von innen nach außen
  - elektrischer Strom, wie Stromstoß, bei jeder Bewegung
  - lähmend
- Zervikalregion
- lähmend
- ziehend

Extremitäten
Ruhelosigkeit, Beine, schmerzhaft
Schmerzen Beine
- Hüfte
- Oberschenkel außen
- Beine, erstreckt sich nach oben bis Kreuzbein
- Beine, links
- Knie, agg. Berührung
- Knie pochend
- Knie, unmöglich aufzutreten
- Knie, ziehend, in alter Verletzung
- Unterschenkel mit Ruhelosigkeit, erstreckt sich ins Kreuzbein
- Unterschenkel mit Ruhelosigkeit, nachts, 2 Uhr
- Zehe große, links, wie erfroren

Zehen groß, krampfhaft
Schwellung, Empfindung von, schmerzhaft
ödematös
Verkürzungsgefühl, Zehen groß
Gefühl von dünnen Drähten in der Großzehe links

Schlaf
Gähnen
Schlaflosigkeit mit Ruhelosigkeit
durch Ruhelosigkeit der Beine
mit Müdigkeit
trotz Schläfrigkeit
Schläfrigkeit tagsüber
Schlaf unerquicklich

Träume
Backen, Pizza backen mit Kindern
Beißen, wildes Tier (Leopard) beißt in die Schulter
Fremdartig, alles ist
Fremde Sprache, spricht im Traum englisch
Generationsprobleme
Generationen, über verschiedene
Haaren, von kurzen, abrasierten Haaren
Handlungen sind altersgemäß nicht passend
Handlungen kindisch
Hektik
Hunger, bekomme in der Hektik kein Essen ab
Limonade, bunte, wird angeboten
Menschen, alte Menschen
Oma heiratet
Party
Party mit Tanzmusik und Modeschow
Party, fühlt sich unwohl, Anwesende passen nicht zu ihrem Alter
Party, fühlt sich unwohl, ist in einer fremden Welt
Party, viele kleine Kinder anwesend
Spielkarten, Herz-Ober
Sprechen in Sprache englisch

Schuldig, fühlt sich schuldig
Wildes Tier (Leopard) an der Leine beißt

Haut
Ameisenlaufen, Missempfindungen
Jucken
    Flohbisse wie, stichelnd
    heftig, will kratzen bis es blutet
Juckreiz am ganzen Körper, agg Bettwärme
    bei Bettwärme, amel abdecken
    fein stechend

Allgemein
Anästhesie, spürt den Körper nicht
Ameisenlaufen, Prickeln, < jedes Geräusch
ERSCHÖPFUNG
Erschöpfung wird >
Hitze
    mit Schweiß
    intensiv plötzlich
    Mangel an Lebenswärme
        kann sich kaum erwärmen
Hypertonie
Hypotonie, schlimmer Aufstehen vom Liegen
Kälte, Eiseskälte Oberkörper, wird durch warme Anwendungen nicht besser
MÜDIGKEIT
    mit Schläfrigkeit
Schmerzen in alten Verletzungen
Schwäche plötzlich
Schwere mit Müdigkeit

Repertorium Coprinus comatus Copr-c

Gemüt

Abneigung Anstrengung
    Arbeit, eintönig
    Kontakt zu anderen
Allein, Verlangen alleine zu sein
Angriffslustig, kämpferisch
Benommenheit, wie berauscht
    Morgens
    wie nach Alkohol
    mit Kopfschmerzen
Beschäftigung bessert
Bewegung krampfhaft
Diplomatie fehlend
Egoistisch
Empfindlich
    auf äußere Eindrücke
    auf äußere Reize
    auf Enge
    auf Geräusche
    vermehrt
Freudlos, missmutig
Geborgenheit, Wärme, Empfindung, wie zu Hause
Gedanken über Alltag
    klar
    kreisen
    schweifen ab
    Selbstbetrachtung
    Tod, sich das Leben zu nehmen
    Träumerisch
    viele, unklar
    weit weg, entfernt
Hast, Eile
Hast, Eile, lässt Dinge fallen
Fehler, macht Fehler durch Unkonzentration
    Zeit, macht Fehler in der Zeit

Identität, Frage nach seiner Identität
Kämpferisch, angriffslustig
Kontakt fehlt zu den anderen
Kontakt verbessert sich
Kontrolliert andere
Kontrolliert sich
Konzentration schwierig
Kritisiert
Kritisiert sich
Langeweile
Langsamkeit
Lustlosigkeit, keine Motivation
Neugierig
Meditativ
Misantrop
Missmutig, freudlos
Reizbarkeit
möchte ihre Ruhe haben
Reue mit Scham
Scham
schläfrig, träumerisch
Selbstbetrachtung
Seufzen
Sinnlosigkeit, Empfindung von
Spontan, unüberlegt
Stimmung wechselhaft
Stumpf
Tagträume vom Schifahren
Schlittenfahrt, von
Schnee, von
Feuerstelle – Kupferkessel und brodelndem Trank
Trägheit, Schwere, Müdigkeit
Trägheit der Gedanken
Traum, wie im Traum
Traurigkeit, Depression
Übertreibt
Ungeduldig
Verlangen, bequem, sich es bequem zu machen
Verlangen, alte Muster zu lösen

Verlangen, Freude und Lust im Leben zu leben
Verlangen Rückzug
Verlangen unabhängig zu sein
Wärme, Geborgenheit, wie zuhause
Wahnideen
abgetrennt von der Welt zu sein
alleine zu sein
dick, sie sei zu dick
entfernt, alles um mich ist weit weg
fremd, bekannte Dinge erscheinen fremd
fremdbestimmt, er sei
isoliert von der Welt zu sein
Körper, über den Zustand des
Kreuz, ein schwarzes Kreuz befindet sich zwischen den Schulterblättern
Kreuz, schwarz, wird entfernt und ein Loch befindet sich jetzt dort
Loch, es ist im Herzen ein Loch, wo vorher sich ein schwarzes Kreuz befand
Loch im Herzen zu haben, es fehlt ein Stück
Perfekt, er sei
Probleme, kleine Probleme werden als riesig empfunden
schwer, er sei
Sog, in einem Sog hineingezogen zu werden
wehrlos, ungeschützt, er sei
zeitlos, in einem zeitlosen Raum zu sein
Wahrnehmung verbessert
Zeitlosigkeit, Empfindung von
Zorn, Wut
grundlos
grundlos, kontrolliert ihn
kontrolliert, Angst vor Kontrollverlust
Zweifel

Schwindel
Schwindel
Schwindel beim Schließen der Augen

Kopf
Hitze
kalten Füßen, bei
Hitzegefühl, aufsteigend

Kopfschmerz
Morgens
links
Benommenheit, mit
Schläfenbereich
Seite, links, über dem Ohr
Stirne
drückend, Stirne

Augen
Jucken
Augenlider
Innenseite der Augen, < links
Oberlider
Müdigkeitsgefühl in den Augen
Schmerz brennend
Schweregefühl der Augenlider, < rechts

Sehen
Sehen, die Bilder sind verzerrt
die Bilder sind doppelt

Nase
Absonderung plötzlich
wässrig
wechselnde Seiten, zuerst rechts, dann links
Geruch, Wahrnehmung von Gerüchen vermehrt
erdig
ekelhaft
getrockneter Fisch
muffig, modrig
Pilze, nach
salzig
Urin nach
Vanille. nach
Zitrone, nach

Jucken, innen
    Nasenflügel
    Nasenflügel links
    Nasenwurzel äußerlich
Kribbeln in der Nase
Trockenheit der Schleimhäute

Ohren
Empfindlichkeit auf Geräusche
Geräusche, pfeifend, im Ohr
    surren
Halsschmerzen ziehen ins Ohr
Schmerz, dumpf
Schmerz, drückend, links, hinter dem Ohr

Mund
Schlucken, Verlangen zu
Schmerz brennend in der Zungenspitze
    kratzend
Trockenheit
Trockenheit ohne Durst
Zahnschmerzen rechts oben
Zusammenbeißen der Zähne

Gesicht
Hitzegefühl
Jucken linke Seite
Schmerz drückend, zwischen den Augenbrauen
    stechend, zwischen den Augenbrauen

Innerer Hals
Druckgefühl
Räuspern, verlangen sich zu
Schmerzen
    abwechselnd mit Halsschmerzen
    abwechselnd mit Schmerz in den Zehen
    brennend, links, in der Gaumenmandel
        erstreckt sich in den Oberkiefer
        erstreckt sich zum Ohr

erstreckt sich zum Rachen
erstreckt sich über die Wange zum Auge
kratzig
erstreckt sich in die Nase
stechend
zieht ins Ohr
Schwellung
Trockenheit
reizt zum Husten
reizt zum Räuspern

Magen
Aufstoßen
Hunger
mit Schwäche, wie Unterzucker
Klumpen, Gefühl eines Klumpen im Magen
Schmerz, Stiche
Übelkeit
Verlangen zu Essen
Kaffee, süß
Warmes und Kräftiges
Völlegefühl nach dem Essen
Wärme

Abdomen
Enge unangenehm, muss Gürtel lockern
Gefühl unangenehm
Rumoren
Wärme im Oberbauch

Weibliche Genitalien
Jucken Scheide außen

Atmung
Erschwert, bei Zusammenschnürungsgefühl in der Brust
Last liegt auf der Brust, Gefühl von
Zwerchfell ist erstarrt, Gefühl von
Zusammenschnürungsgefühl

Brust
Hustenreiz
Schmerz, ziehend, rechts
Zusammenschnürungsgefühlt, < nachts, erwacht davon

Rücken
Schmerzen
  Zervikalregion
    Verspannung
  ziehend in den Schulterblättern
    erstreckt sich in die Rippenbögen
    erstreckt sich zum linken Arm
Steifheit, Zervikalregion
Verlangen sich aufzurichten
gerade zu sitzen

Extremitäten
Ameisenlaufen
  Mittelfinger
  Ringfinger
Jucken Unterarm rechts
Kälte, Eiseskälte der Hände
Kältegefühl, aufsteigend bis Hüfte rechts
  Schienbein rechts
  Füße
    abwechselnd Wärme
  Füße Oberseite
  Fuß rechts
Schmerzen
  abwechselnd mit Schmerzen in Hals und Zehen
  Schulter, links, Verspannung
  Oberarm
  Hand, Arbeit, während
  Daumen, während Arbeit
  Zeigefinger, während Arbeit
  stechend heftig, rechtes Hüftgelenk
    Auftreten <
    Erstreckt sich zum Oberschenkel
  Achillessehne

stechend, Großzehengrundgelenk
stechend, Zehen

Schlaf
Aufschrecken aus dem Schlaf, mehrmals
Gähnen
Müdigkeit und Schläfrigkeit am Tage, bei
Müdigkeit am Tage
Schläfrigkeit am Tage
Schlaf, unterbrochen, mehrmals, durch Aufschrecken
durch Druck am Herzen
durch Zusammenschnürungsgefühl in der Brust

Träume
Ärger, von
Schuhen, kommt mit fremden Schuhen nach Hause
Tod, eines geliebten Menschen
Unerinnerlich

Schweiß
Schweiß mit Hitze

Allgemein
Gähnen vermehrt
Hitze
Hitze bessert
Hitzewallungen mit Schwitzen
Kälte in Schauer mit Übelkeit
Müdigkeit
abwechselnd Antrieb und Energie
Schweregefühl, mit
Schläfrigkeit, schläft bei der Arbeit ein
Schmerz wandernd
Schweregefühl
abwechselnd Leichtigkeit
Schwäche, mit kaltem Schweiß
Wärme
Zerschlagenheitsgefühl wie Grippe

Repertorium Ganoderma lucidum

Geist – Gemüt – Psychische Symptome

Albernes Benehmen **–** *kindisch, kindlich, wie ein Kobold*
Aussenseiter

Ausgegrenzt
Gefühl von, nicht dazu zu gehören
Werde nicht gesehen, übersehen, wie nicht anwesend
BENOMMENHEIT, STUMPFSINN
BESCHWERLICH, ANSTRENGUNG, mühevoll
Betäubung – als sei ein Brett vor dem Kopf
Geistige Anstrengung <
Während Kopfschmerz
Empfindung, als ob weit weg
Versteht die Menschen nicht, die ihn ansprechen
Betrachtung – Meditation
CHAOTISCH
Egoismus – spricht in Begleitung nur von sich
Empfindlich – auf Geräusche
Auf die Meinung anderer
Auf die Menschenmenge und deren Nähe
Entfremdet, Entfremdung
von der Gesellschaft
Von der Menschheit
Ekstase
Faulheit, Trägheit – Abneigung gegen Arbeit
Gegen Hausarbeit
Gegen die gewohnte Arbeit, mit Schwere der Glieder
Fehler, macht – beim Sprechen
spricht Worte falsch aus
setzt Worte an der falschen Stelle ein
im Bezug auf die Zeit
Furcht – vor Gewitter
Gedächtnis – gutes reges Gedächtnis
Für vergangene Ereignisse
Gedanken – Andrang, Zustrom von Gedanken
Gedankenleere – starren vor sich hin
Gedankenlosigkeit

Klarheit der Gedanken

Schwinden der Gedanken

Tiefgründig

Versunken

GLEICHGÜLTIGKEIT – gegenüber der Zukunft

Hoffnungsvoll – abwechselnd mit Traurigkeit

INTUITIV

JAMMERN

KONFRONTIEREND – DISTANZLOS

KONZENTRATION – gutes Konzentrationsvermögen

Schwierig, kann sich schlecht konzentrieren

Langsamkeit

Magie

Milde, Sanftmut

Misstrauisch

Mutig, beherzt, unerschrocken – abwechselnd mit Entmutigung

Mystisch

Naiv, einfältig – obwohl sehr intelligent

Pessimist

Philosophie- Neigung zu philosophieren

Reizbarkeit

Ruhelosigkeit, Nervosität – Beschäftigung bessert

Sorgen – voller

Um die Zukunft

STARREN VOR SICH HIN – gedankenleer

Demenzähnlich

Versteht nichts, wenn angesprochen

Sturheit – unnachgiebig, will Recht behalten

TEILNAHMSLOSIGKEIT, APATHIE – mit allgemeiner Schwäche

Möchte still sitzen

Hat keine Wünsche

Hat keine Willenskraft

TEMPERAMENT – PHLEGMATISCH, GLEICHGÜLTIG, TRÄGE

Traurigkeit – mit Schwere des Körpers

Mit Trägheit

UNGESCHICKT – unfallgefährdet

Zerbricht Dinge

Stößt an Gegenstände an

Rempelt Menschen an
Verletzt sich
Unverschämt in Handlungen
Verantwortung übernehmen
VERLASSEN ZU SEIN, GEFÜHL VON
Fühlt sich alleine, alleingelassen
Fühlt sich ungeliebt von den Eltern und Freunden
Er habe keine Freunde
Verletzen – Verletzt die Gefühle anderer
Verwegenheit, Kühnheit
Verwirrung – zielloses Herumirren
Unverschämtheit – provoziert
Willen – schwach
Verlust der Willenskraft
Scheint unfähig eine konkrete Willensäußerung zu tätigen
WAHNIDEEN
Es wird in seinem Raum eingedrungen
Es wird in seinem Umfeld eingedrungen
Steht unter einem mächtigen Einfluss
Keinen Körper zu haben
Er befindet sich außerhalb seines Körpers
ER IST MACHTLOS
Meint in der Luft zu schweben
Fernab von sich zu schweben
Einen Mantel um sich zu haben, der nichts hereinlässt
Alles wie in Watte gehüllt
Hört regnen
Zorn, Ärger
TRÄUME
Alleinherrscherin mit Namen Amira
ALTE DINGE, VON ALTEN ZEITEN, ALTE THEMEN, *unangenehme*
BABY – sitzt auf geöffneter Festplatte
Lächelt fröhlich
Frühgeburt und trotzdem voll entwickelt
Lebloses Baby im Arm
Beschämung – bloß gestellt zu werden
Bunt
Diebstahl – Geld gestohlen
Freiheit gestohlen

Drachen – im Unterbauch
Fliegen – von Labor zu Labor
Frau, dunkelhäutig
Hexenverbrennung
Kämpfen um das Dasein
    Wird zum Kämpfen herausgefordert
Kleidern – von alten
Lähmung – fühlt sich beim Erwachen wie gelähmt
Lichtblitze – zuckend
Mann, Männern von – weiß gekleidet
Netze – filigran, aber tragen schwere Gewichte
Orientierungslosigkeit – *verirrt sich im Wald*
Schatulle – Inhalt ist Weisheit
Schlangen – harmlos und beißen nicht
Verteidigen – muss sich selbst verteidigen, niemand hilft ihm
Vögel – wecken aus dem Schlaf
Wahr – erscheinen nach dem Erwachen wahr
Würmern – auf einem Teller

Körpersymptome

Schwindel
alles wackelt
Anfallsweise
Blicken, beim Blicken nach oben
    Als ob man auf eine Spirale blickt
Fallen mit Bewegung nach links
Gehen, beim
Schaukelnd, wie auf einem Schiff
Schwanken morgens beim Erwachen
Schwebend, wie

Kopf
Kältegefühl, Frösteln, während Kopfschmerz
Migräne
Kälteschauer, erstreckt über Rücken abwärts
Kälteschauer, vom Scheitel ausgehend, erstreckt sich zur Stirn
Kälteschauer, erstreckt über Rücken abwärts
Schauder, erstreckt sich vom Scheitel zum Sakrum
Schmerz, linke Seite

Mit Lichtempfindlichkeit
Schmerz, pochend
pulsierend
Druck auf Zähne
Watte, als ob
Scheitelkopfschmerzen

Augen
Lichtblitze
Lichtempfindlichkeit
Jucken
trockene Augen
Schmerz brennend
Sehen Lichtblitze
Während Kopfschmerzen
Netz vor den Augen, schwimmend
verschwommen

Ohr
Belegt, wie beim Fliegen
Verstopft, Empfindung als ob
Völlegefühl
Hören wie durch Watte

Nase
Absonderung fließend
Entzündung, Sinusitis
Hautausschläge innen Bläschen
Herpes
Heuschnupfen
Kälte der Nasenspitze
Nasenbluten

Gesicht
Aussehen verträumt, verklärt
Herpes simplex Lippe
Juckreiz
Verklärter weicher Blick

Mund
Geschmack bitter
salzig
pelzig trockene Zunge
Täuschungen des Geschmackssinns
TROCKENHEIT

Hals
Rauheit, schmerzhaft
TROCKENER HALS, KRATZIG

Magen
Appetit vermehrt
Vermehrt nachts
Appetit fehlt
Durst extrem
Schmerz drückend
Erstreckt sich zum Rücken
Sodbrennen
Übelkeit bei Schwindel
Übelkeit mit Ekel

Abdomen
Aufblähung
Auftreibung schmerzhaft
Schmerzen anhaltend
Blähungsabgang, vor
Blähungsabgang bessert nicht
Drückend, auseinanderdrückend
Erstreckt sich aufwärts
Spannung, Druck auf dem Zwerchfell

Niere
Schmerzen schlimmer nachts

Weibliche Genitalien
Menses im Klimakterium

Menses stark, hellrot
Schmerz, brennend, vaginal
Trockenheit, Vagina

Kehlkopf und Luftröhre
Enge, Gefühl von
Zusammenschnürungsgefühl
Wie durch Band oder Reifen

Atmung
Engegefühl, wie kontrahiert

Husten:
Reizhusten
Hüsteln durch steten Reiz
Durch Trockenheit

Brust
Druck – Empfindung von- auf der Brust
Kribbeln, sticheln, Prickeln
Zusammenschnürungsgefühl

Herz-Kreislauf
Herzflattern, wie von Vogelflügeln
HERZRASEN
HERZKLOPFEN – *mit Zusammenschnürungsgefühl*

Rücken:
Hexenschuss, Lumbalbereich: einschiessende Schmerzen
SCHMERZEN ALLGEMEIN
Lumbalregion
Dorsalregion
Cervicalregion – erstreckt sich aufwärts
Schmerzen im Nacken, drückend, erstreckt sich zum Hinterkopf
Schulterblatt, rechts, stechend
Schulterschmerzen allgemein
Steifheit
Unbeweglichkeit, aufrecht stehen, kann nicht

Extremitäten
Eiseskälte der Extremitäten
Empfindlichkeit der Zehen auf Berührung
Entzündung Finger, Nagelbett
FRÖSTELN EINZELNER TEILE
schmerzhaft
HAUTAUSSCHLAG: BLÄSCHEN
Hand, juckend
Hautausschlag, palmar, juckend
Krämpfe, Muskelkrämpfe allgemein
Oberschenkel, Rückseite
Lähmung, Empfindung von
Beim Erwachen morgens, der Arme
Ödeme
Schmerzen, Gliederschmerzen
Wandernd, von einer Stelle zur anderen
Schwellung – ödematös, *allgemein* – Hände – Beine - Füße
SCHWEREGEFÜHL DER BEINE
MIT EMPFINDUNG VON MÜDIGKEIT - BLEIERN

Schlaf
Einschlafstörung
Erwachen durch Kälte und Frösteln
Halbschlaf, halb bewusst
Leicht, oberflächlich
Schlaflosigkeit
Schlechter Schlaf gebessert
unruhiger oberflächlicher Schlaf

Frost
Frieren im Schlaf

Schweiß
kaltschweissig

Haut
HAUTAUSSCHLÄGE BLÄSCHEN
Gruppenförmig
Ekzeme

HERPES ZOSTER

JUCKEN ÜBERALL

Psoriasis

TROCKENHEIT

Allgemein

Faulheit, zu nichts Lust

KÄLTE

Kälteschauer

EISIGE KÄLTE DES KÖRPERS, DER EXTREMITÄTEN

MATTIGKEIT

WIE NACH GRIPPE, WIE NACH INFLUENZA

Muss sich hinlegen

MÜDIGKEIT

lähmungsartig

Wärme bessert – sucht extreme hitzige Anwendung

Verletzungen durch Ungeschicklichkeiten Fußbruch, Stolpern, Stürzen

Adressen

Arzneimittelprüfung Betula von Brigitte Perius, PDF-Datei bei:

www.provings.info/index.html

Arzneimittelprüfung Betula von Jörg Wichmann

www.provings.info/index.html

Arzneimittelprüfung Birkenasche Cinis betulae esko

Christiane Drews
Heilpraktikerin – Klassische Homöopathie
christianedrews@yahoo.de

Hanne Wölfle
Heilpraktikerin – Klassische Homöopathie
hanne@woelfle-net.de

PDF – Datei unter www.provings.info/index.html

Arzneimittelprüfung Candida albicans von Marco Riefer

Buch über Prüfung Candida albicans von Marco Riefer im Eigenverlag

Arzneimittelprüfung Fagus sylvatica – Rotbuche- Februar/ März 2002

Koordinator: Dr. Peter Alex, PDF – Datei unter www.provings.info/index.html

Bezugsquelle für die Arzneimittel

Piptoporus betulinus = Pipt-b.,
Fomes fomentarius = Fom-f.,
Coprinus comatus = Copr-c:
Ganoderma-lucidum Ganod-l

Enzian-Apotheke
Inh.: Walter Schmitt
Verdistr. 54
81247 München
Tel.: 089 / 8112675
www.enzian-apotheke.de

Literatur

Bächtold-Stäubli Hanns/Hoffmann-Krayer „Handwörterbuch des deutschen Aberglaubens" Walter de Gruyter

Bernus Alexander v. „Das Geheimnis der Adepten" Hartmut & Roller Verlag

Boericke William „Handbuch der homöopathischen Arzneimittellehre" Narayana Verl

Castaneder Carlos „Reise nach Ixtlan" Fischerverlag

Enders Dr. Norbert CD 1–4 „Pilze–Begegnungen im Schattenreich" Verlag Homöopathie+ Symbol

Felder Pauline „Von der Heilkraft unserer Bäume" Yerbasana, 1992

Fust Elfie „Pilze und Mykosen" G + P Autorenverlag

Gebelein Helmut „Alchemie" Diederichs Gelbe Reihe

GFV „Vitalpilze für Ihre Gesundheit" Gesellschaft für Vitalpilzkunde e. V.

GFV „Vitalpilze" Gesellschaft für Vitalpilzkunde e. V.

Gilchrist Cherry „So werde ich Alchimist – die Praxis einer magischen Wissenschaft" rororo Verlag

Guzek Gaby / Lange E. „Pilze im Körper – krank ohne Grund?" Südwest Verlag

Hahnemann Samuel „Organon der Heilkunst", 6. Ausgabe Haug Verlag

Hieronymus-Faust / Mangialavori „Klassische Homöopathie I" Sylvia Faust Verlag

Kalbermatten R. u. H. „Pflanzliche Urtinkturen" AT Verlag

Knauss Harald „Die Urkraft der Bäume – mit Runen entschlüsselt" Ehlers Verlag GmbH, 2004

Koechlin Florianne „PflanzenPalaver – belauschte Geheimnisse der botanischen Welt" Lenos Verlag

Koechlin Florianne „Zellgeflüster – Streifzüge durch wissenschaftliches Neuland" Lenos Verlag

Koechlin F. / Battaglia D. „ Mozart und die List der Hirse – Natur neu denken" Lenos Verlag

Kranich Ernst-Michael „Urpflanze und Pflanzenreich – Metamorphosen von den Flechten bis zu den Blütenpflanzen" Verlag Freies Geistesleben

Labhardt / Lohmeyer „Faszination Pilze" BLV Verlagsgesellschaft München

Lelley, Prof. Dr. Jan I. „Die Heilkraft der Pilze, wer Pilze isst, lebt länger" ISBN 978-3-933969-78-1

Le Roux „Radioaktive Substanzen in der Homöopathie" Narayana Verlag

Lowenhaupt Tsing Anna „Der Pilz am Ende der Welt" Matthes &Seitz Berlin

Mac Repertory Homöopathie-Software

Müller K.J. „Wissmut" ISBN 978-3-934087-34-7

Murphy Robin „Klinische Materia Medica" Narayana Verlag

Pelikan Wilhelm „Heilpflanzenkunde I–III" Verlag am Goetheanum

Phatak „Homöopathische Arzneimittellehre" Urban & Fischer

Rätsch Christian „Abgründige Weihnachten" Riemann Verlag

Rätsch Christian „Pilze und Menschen" AT Verlag

Rätsch Christian „Meine Begegnungen mit Schamanenpflanzen" AT Verlag

Richter Joachim „ Der praktische Pilzführer" Mosaik Verlag GmbH München

Riefer Marco CD „Candida albicans" Verlag Homöopathie + Symbol

Sankaran Rajan „Einblicke ins Pflanzenreich I–III" ISBN 978-81-903378-3-0

Sankaran Rajan „Sankaran´s Tabellen" ISBN-81-903378-3-1

Schauer TH. / Carpari C. „Pflanzen- und Tierwelt der Alpen" BLV Verlagsges. Mü.

Scheffer, Mechthild, „Bach Blütentherapie", Hugendubel 1989

Schmaus Franz „1000jährige Erfahrung traditioneller Heilpilze" Eigenverlag

Schmid H. & Helfer W. „Pilze – Wissenswertes aus Ökologie, Geschichte und Mythos" IHW Verlag Sonderausgabe Thomae GmbH

Saxton John „Die Darmnosoden in der homöopathischen Praxis" Narayana Verlag

Schmieder K. C. „Die Geschichte der Alchemie" marixverlag

Scholten Jan „Homöopathie und die Elemente" ISBN 90-74817-07-6

Schroyens Frederik „Synthesis Edition 7" Similimum Verlag für homöop. Literatur

Schurz Josef „Vom Bilsenkraut zum LSD" Kosmos Bibliothek Bd 263

Sheldrake Merlin „Verwobenes Leben" Ullstein Verlag

Seideneder A. „Mitteldetails der homöopathischen Arzneimittel“

Spektrum der Homöopathie „Zauberreich der Pilze“ Ausgabe 1/2015 Narayana Verlag

Spektrum der Homöopathie „ Auf Leben und Tod / Radioaktive Mittel“ Ausgabe 1/2013 Narayana Verlag

Storl Wolf-Dieter „Von Heilkräutern und Pflanzengottheiten“ Aurum in Kamphauusen Verlag

Vermeulen Frans CD „Pilze“ Verlag Homöopathie + Symbol

Voisin Henri „Materia medica des homöopathischen Praktikers“ Haug Verlag

Weilhofen Dr. Jürgen „Ling Zhi, Shiitake & Co“ Sanoform Verlag

Wohlleben Peter „Das geheime Leben der Bäume“ Ludwig Verlag

Bildquellen

S. 18 © toscana – Fotolia

S. 46 © Ildi – Fotolia

S. 82 © geertweggen – Fotolia

S. 262 © James – stock.adobe.com

Alle anderen Abbildungen: Frau Barthels

Index

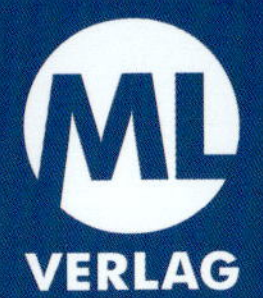

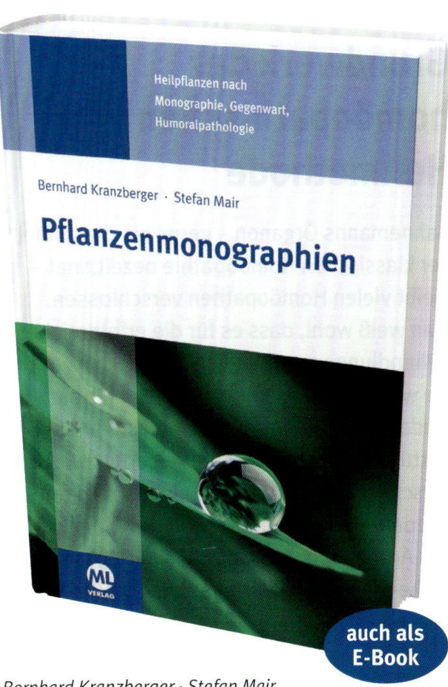

Bernhard Kranzberger · Stefan Mair
Pflanzenmonographien
1. Auflage 2015, Hardcover, 542 Seiten
ISBN 978-3-945695-05-0, ***59,95 Euro***

Die speziellen Charaktere von Heilpflanzen

Dieses Buch – von den Autoren als Nachschlagewerk konzipiert – besitzt seinen Wert als Leitfaden zur Beurteilung der allgemeinen wie speziellen Charaktere der Heilpflanzen.

Die Charakteristiken der Heilpflanzen, wie sie hier in drei Zeitebenen Darstellung finden, veranschaulichen eine lange Entwicklung von der Antike bis zur Neuzeit, wobei die Autoren es dem Leser überlassen zu entscheiden, welche der 3 Schichten der Naturerkenntnis vom pragmatischen Standpunkt aus vorzuziehen ist.

Die als „Wirkprofil" gekennzeichnete humoralmedizinische Interpretation systemisch-funktionaler Wirkung der Heilpflanzen – für moderne Denkweisen im allgemeinen etwas ungewohnt – ist in der phytotherapeutischen Literatur vernachlässigt. Wir Menschen können jedoch nur den für uns beobachtbaren Anteil der Natur als Projektion erkennen. Aufgabe der Wissenschaft ist es aber, die Natur zu beschreiben, was die klassischen Heilkräuterbücher auch getan haben. Es ist daher sehr zu begrüßen, dass die Autoren sich dieser Recherchierarbeit unterzogen haben.

Unser Bestellservice

09221 949-389

09221 949-377

www.ml-buchverlag.de

kundenservice@mgo-fachverlage.de

Mediengruppe Oberfranken –
Fachverlage GmbH & Co. KG
E.-C.-Baumann-Str. 5
95326 Kulmbach